全国高等教育自学考试指定教材

药理学（护专）

[含：药理学（护专）自学考试大纲]

（2013年版）

全国高等教育自学考试指导委员会　组编

主　编　董　志

编　者　（按姓氏笔画排序）

乔国芬　许建华　李　俊　李锦平　何　明
张丹参　张明升　林明栋　周　红　周岐新
弥　曼　郭春花　唐　玉　黄仁彬　董　志
蒋志文

主　审　娄建石
参　审　李晓辉

北京大学医学出版社

YAOLIXUE (HUZHUAN)

图书在版编目（CIP）数据

药理学：护专 / 董志主编. —北京：北京大学医学出版社，2023.9
ISBN 978-7-5659-2989-2

Ⅰ.①药… Ⅱ.①董… Ⅲ.①药理学-高等教育-自学考试-教材 Ⅳ.①R96

中国国家版本馆CIP数据核字（2023）第173844号

药理学（护专）（2013年版）

主　　编：	董　志
出　　版：	北京大学医学出版社
地　　址：	（100191）北京市海淀区学院路38号　北京大学医学部院内
电　　话：	发行部 010-82802230；图书邮购 010-82802495
网　　址：	http://www.pumpress.com.cn
E - mail：	booksale@bjmu.edu.cn
印　　刷：	北京信彩瑞禾印刷厂
经　　销：	新华书店
责任编辑：刘陶陶	责任校对：靳新强　　责任印制：李　啸
开　　本：	787 mm×1092 mm 1/16　　印张：18　　字数：427千字
版　　次：	2023年9月第1版　2023年9月第1次印刷
书　　号：	ISBN 978-7-5659-2989-2
定　　价：	42.00元

版权所有，违者必究
（凡属质量问题请与本社发行部联系退换）

组编前言

21世纪是一个变化莫测的世纪,是一个催人奋进的时代。科学技术飞速发展,知识更替日新月异。希望、困惑、机遇、挑战,随时随地都有可能出现在每一个社会成员的生活之中。抓住机遇,寻求发展,迎接挑战,适应变化的制胜法宝就是学习——依靠自己学习、终身学习。

作为我国高等教育组成部分的自学考试,其职责就是在高等教育这个水平上倡导自学、鼓励自学,为每一个自学者铺就成才之路。组织编写供读者学习的教材就是履行这个职责的重要环节。毫无疑问,这种教材应当适合自学者增强创新意识、培养实践能力、形成自学能力,也有利于学习者学以致用,解决实际工作中所遇到的问题。具有如此特点的书,我们虽然沿用了"教材"这个概念,但它与那种仅供教师讲、学生听,教师不讲、学生不懂,以"教"为中心的教科书相比,已经在内容安排、形式体例、行文风格等方面都大不相同了。希望读者对此有所了解,以便从一开始就树立起依靠自己学习的坚定信念,不断探索适合自己的学习方法,充分利用已有的知识基础和实际工作经验,最大限度地发挥自己的潜能,达到学习的目标。

欢迎读者提出意见和建议。

祝每一位读者自学成功。

全国高等教育自学考试指导委员会
2011 年 12 月

目 录

药理学（护专）自学考试大纲

出版前言 ··· (2)
Ⅰ 课程性质与设置目的要求 ··· (3)
Ⅱ 考核目标 ··· (4)
Ⅲ 课程内容与考核要求 ··· (5)
Ⅳ 关于大纲的说明与考核实施要求 ··· (38)
附录　试题类型举例 ·· (40)
后　记 ·· (41)

药理学（护专）

第一章　绪言 ·· (45)
第二章　药效学 ·· (47)
　第一节　药物的效应和作用 ·· (47)
　第二节　药物的治疗作用和不良反应 ··· (49)
　第三节　药物的作用机制 ··· (50)
　第四节　受体学说、药物与受体的相互作用 ···································· (51)
第三章　药动学 ·· (54)
　第一节　药物的体内过程 ··· (54)
　第二节　药动学的基本概念 ·· (58)
第四章　影响药物效应的因素及合理用药原则 ····································· (63)
　第一节　影响药物效应的因素 ··· (63)
　第二节　合理用药原则 ·· (65)
第五章　传出神经系统药物概论 ·· (66)
　第一节　传出神经系统的分类 ··· (66)
　第二节　传出神经系统的递质和受体 ··· (66)
　第三节　传出神经系统药物的作用方式和分类 ································· (68)
第六章　胆碱受体激动药 ·· (70)
　第一节　完全拟胆碱药 ·· (70)
　第二节　M胆碱受体激动药 ·· (70)
第七章　抗胆碱酯酶药和胆碱酯酶复活药 ·· (73)
　第一节　易逆性抗胆碱酯酶药 ··· (73)
　第二节　有机磷酸酯类中毒及胆碱酯酶复活药 ································· (74)
第八章　胆碱受体阻断药 ·· (76)
　第一节　阿托品类生物碱及人工合成代用品 ···································· (76)
　第二节　骨骼肌松弛药 ·· (79)

1

第九章 肾上腺素受体激动药 (81)
第一节 α、β受体激动药 (81)
第二节 α受体激动药 (83)
第三节 β受体激动药 (85)

第十章 肾上腺素受体阻断药 (87)
第一节 α受体阻断药 (87)
第二节 β受体阻断药 (88)

第十一章 局部麻醉药 (91)

第十二章 全身麻醉药 (92)
第一节 吸入麻醉药 (92)
第二节 静脉麻醉药 (93)
第三节 复合麻醉 (94)

第十三章 镇静催眠药 (96)
第一节 苯二氮䓬类 (96)
第二节 巴比妥类 (98)
第三节 其他镇静催眠药 (100)

第十四章 抗癫痫药和抗惊厥药 (102)
第一节 抗癫痫药 (102)
第二节 抗惊厥药 (105)

第十五章 抗帕金森病药 (107)
第一节 拟多巴胺类药 (107)
第二节 胆碱受体阻断药 (109)

第十六章 抗精神失常药 (110)
第一节 抗精神病药 (110)
第二节 抗躁狂药 (115)
第三节 抗抑郁药 (115)

第十七章 镇痛药 (117)
第一节 阿片生物碱类镇痛药 (117)
第二节 人工合成的镇痛药 (120)
第三节 阿片受体拮抗药 (121)

第十八章 中枢兴奋药 (122)
第一节 主要兴奋大脑皮质的药物 (122)
第二节 主要兴奋延脑呼吸中枢的药物 (123)
第三节 脑功能恢复药 (123)

第十九章 解热镇痛抗炎药 (125)
第一节 解热镇痛抗炎药的药理作用 (125)
第二节 水杨酸类 (126)
第三节 苯胺类 (127)
第四节 其他抗炎有机酸类 (128)
第五节 选择性抑制环氧合酶2（COX-2）药 (128)

第二十章　钙通道阻滞药 (130)
第一节　钙通道阻滞药的分类 (130)
第二节　钙通道阻滞药的共同特点 (130)

第二十一章　抗心律失常药 (134)
第一节　心律失常发生的电生理学机制 (134)
第二节　抗心律失常药的作用机制及分类 (135)
第三节　常用抗心律失常药 (136)
第四节　临床用药原则 (139)

第二十二章　治疗慢性心功能不全药 (140)
第一节　正性肌力药 (140)
第二节　其他药物 (144)

第二十三章　抗心绞痛药 (147)
第一节　硝酸酯类 (147)
第二节　β受体阻断药 (149)
第三节　钙通道阻滞药 (149)

第二十四章　抗动脉粥样硬化药 (151)
第一节　调血脂药 (151)
第二节　抗氧化药 (153)
第三节　多烯脂肪酸类 (154)

第二十五章　抗高血压药 (156)
第一节　抗高血压药物的分类 (156)
第二节　常用抗高血压药 (157)
第三节　临床用药原则 (162)

第二十六章　利尿药和脱水药 (164)
第一节　利尿药 (164)
第二节　脱水药 (168)

第二十七章　作用于血液及造血系统的药物 (170)
第一节　影响血凝过程的药物 (170)
第二节　抗贫血药 (173)
第三节　血容量扩充药 (174)

第二十八章　作用于呼吸系统的药物 (176)
第一节　镇咳药 (176)
第二节　祛痰药 (177)
第三节　平喘药 (178)

第二十九章　作用于消化系统的药物 (182)
第一节　治疗消化性溃疡药 (182)
第二节　助消化药 (185)
第三节　泻药和止泻药 (185)
第四节　止吐药和促胃肠动力药 (186)
第五节　利胆药 (187)

第三十章　子宫平滑肌兴奋药和抑制药 ·· (188)
第一节　子宫平滑肌兴奋药 ·· (188)
第二节　子宫平滑肌抑制药 ·· (189)

第三十一章　组胺和抗组胺药 ·· (191)
第一节　组胺 ··· (191)
第二节　抗组胺药 ·· (191)

第三十二章　性激素类药和避孕药 ··· (193)
第一节　雌激素类药和抗雌激素类药 ··· (193)
第二节　孕激素类药和抗孕激素类药 ··· (195)
第三节　雄激素类药和同化激素类药 ··· (196)
第四节　避孕药 ··· (196)

第三十三章　肾上腺皮质激素类药 ··· (198)
第一节　糖皮质激素类药 ··· (198)
第二节　盐皮质激素类药 ··· (202)
第三节　促皮质素及皮质激素抑制剂 ··· (203)

第三十四章　甲状腺激素和抗甲状腺药 ·· (205)
第一节　甲状腺激素 ·· (205)
第二节　抗甲状腺药 ·· (206)

第三十五章　胰岛素和口服降血糖药 ·· (209)
第一节　胰岛素 ··· (209)
第二节　口服降血糖药 ··· (210)

第三十六章　抗菌药物概论 ·· (214)
第一节　常用术语 ·· (214)
第二节　抗菌药物的主要作用机制 ··· (215)
第三节　细菌的耐药性 ··· (216)
第四节　抗菌药物的合理使用 ·· (216)

第三十七章　β-内酰胺类抗生素 ·· (219)
第一节　青霉素类 ·· (219)
第二节　头孢菌素类 ·· (222)
第三节　其他β-内酰胺类 ··· (224)

第三十八章　大环内酯类、林可霉素类和万古霉素类 ···················· (226)
第一节　大环内酯类抗生素 ··· (226)
第二节　林可霉素及克林霉素 ·· (228)
第三节　万古霉素类 ·· (228)

第三十九章　氨基糖苷类和多黏菌素类 ·· (230)
第一节　氨基糖苷类抗生素 ··· (230)
第二节　多黏菌素类 ·· (232)

第四十章　四环素类和氯霉素类 ··· (234)
第一节　四环素类 ·· (234)
第二节　氯霉素类 ·· (235)

第四十一章　人工合成抗菌药·····················(237)
　　第一节　喹诺酮类·····························(237)
　　第二节　磺胺类及甲氧苄啶·····················(240)
　　第三节　硝基呋喃类···························(243)
第四十二章　抗真菌药和抗病毒药·····················(244)
　　第一节　抗真菌药·····························(244)
　　第二节　抗病毒药·····························(246)
第四十三章　抗结核病药和抗麻风病药·················(250)
　　第一节　抗结核病药···························(250)
　　第二节　抗麻风病药···························(252)
第四十四章　抗疟药·································(254)
　　第一节　疟原虫的生活史和抗疟药的作用环节·····(254)
　　第二节　常用抗疟药物·························(255)
第四十五章　抗阿米巴病药和抗滴虫病药···············(258)
　　第一节　抗阿米巴病药·························(258)
　　第二节　抗滴虫病药···························(259)
第四十六章　抗血吸虫病药和抗血丝虫病药·············(260)
　　第一节　抗血吸虫病药·························(260)
　　第二节　抗血丝虫病药·························(260)
第四十七章　抗肠蠕虫药·····························(262)
　　第一节　抗蛔虫药·····························(262)
　　第二节　抗钩虫药·····························(263)
　　第三节　抗蛲虫药·····························(263)
　　第四节　抗绦虫药·····························(263)
第四十八章　抗恶性肿瘤药···························(264)
　　第一节　抗恶性肿瘤药的分类···················(264)
　　第二节　常用的抗恶性肿瘤药···················(265)
　　第三节　抗恶性肿瘤药应用的常见问题···········(270)
第四十九章　影响免疫功能的药物·····················(273)
　　第一节　免疫抑制剂···························(273)
　　第二节　免疫增强剂···························(275)
后　　记···(276)

全国高等教育自学考试

药理学（护专）自学考试大纲

全国高等教育自学考试指导委员会　制定

出版前言

为了适应社会主义现代化建设事业的需要，鼓励自学成才，我国在 20 世纪 80 代初建立了高等教育自学考试制度。高等教育自学考试是个人自学、社会助学和国家考试相结合的一种高等教育形式。应考者通过规定的专业考试课程并经思想品德鉴定达到毕业要求的，可获得毕业证书；国家承认学历并按照规定享有与普通高等学校毕业生同等的有关待遇。经过 30 多年的发展，高等教育自学考试为国家培养造就了大批专门人才。

课程自学考试大纲是国家规范自学者学习范围、要求和考试标准的文件。它是按照专业考试计划的要求，具体指导个人自学、社会助学、国家考试、编写教材、编写自学辅导书的依据。

随着经济社会的快速发展，新的法律、法规不断出台，科技成果不断涌现，原大纲中有些内容过时、知识陈旧。为更新教育观念，深化教学内容方式、考试制度、质量评价制度改革，使自学考试更好地提高人才培养的质量，各专业委员会按照专业考试计划的要求，对原课程自学考试大纲组织了修订或重编。

修订后的大纲，在层次上，专科参照一般普通高校专科或高职院校的水平，本科参照一般普通高校本科水平；在内容上，力图反映学科的发展变化，增补了自然科学和社会科学近年来研究的成果，对明显陈旧的内容进行了删减。

全国考委医药学类专业委员会组织制定了《药理学（护专）自学考试大纲》，经教育部批准，现颁发施行。各地教育部门、考试机构应认真贯彻执行。

全国高等教育自学考试指导委员会
2013 年 1 月

Ⅰ 课程性质与设置目的要求

一、课程性质与特点

药理学是研究药物与机体及生物体之间相互作用的规律和原理的一门科学，是为临床防治疾病、合理用药提供基本理论的重要基础课，着重阐明药物作用及临床用药的基本规律。药理学是指导临床安全、有效应用药物防治疾病的重要理论基础。

二、设置目的要求

药理学的主要任务就是阐明药物效应动力学和药物代谢动力学，研究药理学的目的是在于充分发挥药物的治疗效果，为临床防治疾病、合理用药提供基本理论和科学依据，为开发研究新药或新剂型提供试验资料，也有助于进一步了解机体的生理、生化过程的本质。学习中要掌握药理学的基本规律、各类药物中各代表药物及常用药物的药效学和药动学特点及其适应证、不良反应，并学会运用这些知识的能力。要密切联系其他医学基础理论知识，如生理学、生物化学、微生物学、免疫学；密切联系药物化学、药剂学、药物分析等药学基础理论知识。

三、与本专业其他课程的关系

药理学是基础医学与药学的主要课程之一，是一门联系基础医学与临床医学以及医学与药学的桥梁科学，故本课程既以医学基础课程，如生理学、生物化学、免疫学、病理生理学、微生物学等为基础，又与临床实践密切相关，需要有相关基础才能更好地学习、掌握和运用好药理学。

四、药理学的重点和难点

药理学涉及药物繁多，必须首先掌握药理学的基本概念、基本知识和基本理论，然后从各类药物的分类及代表药物入手，重点掌握各代表药物的主要药理作用、临床应用及不良反应，然后再掌握各代表药物的药动学特性及作用机制等内容，熟悉各类别中其他药物与代表药物相比不同的特性。

Ⅱ 考核目标

本大纲在考核目标中,按照"识记""领会""简单应用""综合应用"四个能力层次规定其应达到的能力层次要求。各能力层次为递进等级关系,后者必须建立在前者的基础上,其含义是:

识记:能够知道有关的药物名词、相关概念、定义的意义,并能正确认识和表述,是低层次的要求。

领会:是指在识记的基础上,能全面掌握各类药物中代表药物的药理作用、作用机制、体内过程,以及其他药物在作用方面的主要特点。这是较高层次的要求。

简单应用:在领会的基础上,能够掌握各类药物中代表药物的应用,包括临床应用、主要不良反应、禁忌证以及其他药物在这方面的特点,是高层次的要求。

综合应用:在简单应用的基础上,能够运用有关药理学的基本知识分析和解决有关理论和实际问题,这是最高层次的要求。

Ⅲ 课程内容与考核要求

第一章 绪言

一、学习目的与要求

掌握药物、药理学、药效学、药动学的概念；了解药理学在新药研究中的重要作用。

二、课程内容

药物的定义、药理学定义、药效学和药动学的定义。

三、考核知识点与考核要求

（一）药理学研究内容
识记：药理学、药物、药效学、药动学。
领会：药理学研究内容（药效学、药动学）。
（二）药效学和药动学的研究内容
简单应用：药效学和药动学的研究内容。
综合应用：能说明药效学和药动学是指导临床合理用药、防治疾病的基础及其重要意义。

第二章 药效学

一、学习目的与要求

掌握药物作用的基本规律、常见的药物不良反应、量-效关系、常用的药物安全评价指标；了解非特异性药物作用机制与特异性药物作用机制的差别。

二、课程内容

第一节 药物的效应和作用
（一）药物作用与药理效应
（二）药物剂量与效应关系
第二节 药物的治疗作用和不良反应
（一）药物的治疗作用
（二）药物的不良反应
第三节 药物的作用机制
第四节 受体学说、药物与受体的相互作用

（一）受体的概念
（二）受体的类型
（三）受体学说的几个概念
（四）作用于受体的药物分类
（五）受体的生理调节

三、考核知识点与考核要求

（一）药物的基本作用

识记：兴奋作用、抑制作用、对因治疗、对症治疗、极量、效价强度；副作用、毒性反应、变态反应、后遗效应；半数致死量、半数有效量、治疗指数、安全范围。

领会：药物作用的选择性、药物不良反应的区别；药物作用的量-效关系、量反应和质反应曲线；药物的构-效关系。

简单运用：药物效应的基本类型。

（二）药物作用机制

识记：受体和配体、受体激动药、部分激动药、受体拮抗药（竞争性拮抗药和非竞争性拮抗药）。

领会：药物作用机制（受体学说、药物作用和信号转导）。竞争性拮抗药与激动药合用对激动药量-效曲线的影响。

简单应用：药物与受体相互作用的基本概念，受体激动药和受体拮抗剂。

第三章 药动学

一、学习目的与要求

掌握药物跨膜转运的主要方式、药物体内过程概念及其影响因素；熟悉血药浓度的动态变化规律和主要药动学参数；了解房室模型、多次用药的药-时曲线。

二、课程内容

第一节 药物的体内过程
（一）药物的跨膜转运
（二）药物的吸收
（三）药物与血浆蛋白的结合
（四）药物的分布
（五）药物的生物转化
（六）药物的排泄

第二节 药动学的基本概念
（一）药物的时-量关系曲线
（二）药动学模型及药物消除动力学
（三）药动学的重要参数

（四）连续多次给药的血药浓度变化

三、考核知识点与考核要求

（一）药物的体内过程（重点）

识记：被动转运、主动转运；吸收、首过效应、肝肠循环、分布、生物转化、排泄。

领会：被动转运和主动转运的特点及影响因素；药物吸收、分布、生物转化、排泄的影响因素。

简单应用：给药途径的主要特点及其影响因素；细胞屏障的意义；肝药酶的特点及其意义；药物肾脏排泄的特点及其意义；肝肠循环的意义。

综合应用：药物首过效应及其意义；药物血浆蛋白结合及其意义；肝药酶诱导剂和抑制剂的临床意义。

（二）药动学基本概念（次重点）

识记：表观分布容积、生物利用度、一级动力学消除、零级动力学消除、半衰期、清除率。

领会：药-时曲线（时-量关系曲线）的意义、一级动力学消除的药物半衰期公式（$t_{1/2}=0.693/K$）。

简单应用：药物血浆 $t_{1/2}$ 的意义。

（三）房室模型（一般）

领会：一室模型、二室模型。

第四章 影响药物效应的因素及合理用药原则

一、学习目的与要求

熟悉医患关系、处方用药、药物类型、药物学、药效学等众多因素对药物效应的影响及合理用药原则。

二、课程内容

第一节 影响药物效应的因素

（一）医嘱方面的因素

（二）机体方面的因素

（三）药物方面的因素

第二节 合理用药原则

三、考核知识点与考核要求

领会：年龄、性别、机体状态、个体差异等因素对药效的影响。药物剂量、药物剂型、给药途径、反复用药对药效的影响。

第五章 传出神经系统药物概论

一、学习目的与要求

掌握传出神经按递质的分类，主要递质及其受体、传出神经系统的生理功能；熟悉传出神经系统药物的作用方式和分类。

二、课程内容

第一节 传出神经系统的分类
（一）按解剖学分类
（二）按神经末梢释放的递质分类
第二节 传出神经系统的递质和受体
（一）传出神经突触的结构与神经冲动的化学传递
（二）传出神经系统的递质
（三）传出神经系统的受体
第三节 传出神经系统药物的作用方式和分类
（一）传出神经系统药物的作用方式
（二）传出神经系统药物的分类

三、考核知识点与考核要求

（一）传出神经系统的分类、递质与受体、传出神经生理功能
识记：胆碱能神经、去甲肾上腺素能神经；胆碱受体、肾上腺素受体。
领会：传出神经系统的受体、受体分布及其生理功能。
（二）传出神经系统药物的作用方式和分类
识记：激动剂、拮抗剂（阻断剂），传出神经系统药物的两种作用方式；传出神经系统药物分类。

第六章 胆碱受体激动药

一、学习目的与要求

掌握毛果芸香碱对眼和腺体的作用和机制，毛果芸香碱的临床应用和注意事项。熟悉乙酰胆碱的 M、N 样作用。

二、课程内容

第一节 完全拟胆碱药
第二节 M 胆碱受体激动药

三、考核知识点与考核要求

（一）药物的概念和分类
识记：胆碱受体激动剂的概念和分类。M样作用和N样作用。
（二）毛果芸香碱
领会：毛果芸香碱对眼的药理作用和机制。
简单应用：毛果芸香碱的临床应用。

第七章　抗胆碱酯酶药和胆碱酯酶复活药

一、学习目的与要求

了解抗胆碱酯酶药的概念、分类；掌握新斯的明和毒扁豆碱的药理作用、作用机制，掌握毒扁豆碱在眼科的应用、新斯的明的临床应用及其不良反应；掌握有机磷酸酯类的毒理及胆碱酯酶复活药的作用机理和临床应用。

二、课程内容

第一节　易逆性抗胆碱酯酶药
第二节　有机磷酸酯类中毒及胆碱酯酶复活药
（一）中毒机制及症状
（二）急性中毒的解救原则
（三）胆碱酯酶复活药

三、考核知识点与考核要求

（一）药物的概念及分类
识记：抗胆碱酯酶药的概念、分类及药名。
（二）毒扁豆碱
领会：毒扁豆碱的药理作用及作用机制。
简单应用：毒扁豆碱的临床应用及不良反应。
综合应用：比较毛果芸香碱和毒扁豆碱对眼睛作用的异同。
（三）新斯的明
领会：新斯的明的药理作用和机制。
简单应用：新斯的明的临床应用及不良反应。
（四）有机磷中毒及胆碱酯酶复活药
领会：有机磷的毒理作用和胆碱酯酶复活药的作用及作用机制。
简单应用：碘解磷定和氯磷定的临床应用。

第八章 胆碱受体阻断药

一、学习目的与要求

通过本章学习，熟悉抗胆碱药分类；掌握阿托品作用、用途和不良反应；掌握山莨菪碱、东莨菪碱作用特点及主要应用；了解其他阿托品合成代用品作用特点及主要应用；熟悉肌松药分类、代表药及其机理。

二、课程内容

第一节　阿托品类生物碱及人工合成代用品
（一）阿托品类生物碱
（二）人工合成代用品
第二节　骨骼肌松弛药
（一）除极化型肌松药
（二）非除极化型肌松药

三、考核知识点与考核要求

（一）M受体阻断药

识记：胆碱受体阻断药、M受体阻断药、调节麻痹。

领会：阿托品的药理作用、临床应用、不良反应；东莨菪碱作用特点及其应用；山莨菪碱作用特点及其应用。

简单应用：阿托品与碘解磷定联合用于有机磷中毒的目的和意义。

（二）N_m受体阻断药

识记：N_m受体阻断药。

领会：除极化型肌松药琥珀胆碱作用机理、作用特点、主要应用；非除极化型肌松药常用药物筒箭毒碱的作用机制、作用特点和主要应用。除极化型与非除极化型肌松药在药理效应上的区别。

（三）合成类抗胆碱药

领会：山莨菪碱、东莨菪碱、后马托品、丙胺太林作用特点。

简单应用：山莨菪碱、东莨菪碱、后马托品、丙胺太林的临床应用。

第九章 肾上腺素受体激动药

一、学习目的与要求

掌握去甲肾上腺素、肾上腺素和异丙肾上腺素的药理效应、作用机理、临床应用及主要不良反应；熟悉间羟胺、麻黄碱、多巴胺的作用特点和应用；了解拟肾上腺素药物的分类及其构-效关系。

二、课程内容

第一节　α、β受体激动药
第二节　α受体激动药
第三节　β受体激动药

三、考核知识点与考核要求

（一）去甲肾上腺素、肾上腺素和异丙肾上腺素（重点）
识记：肾上腺素受体激动药、α受体激动药、β受体激动药。
领会：去甲肾上腺素和肾上腺素对心血管、支气管平滑肌的药理作用及其主要临床应用、不良反应、禁忌证；异丙肾上腺素对β肾上腺素受体作用特点，对心血管、支气管平滑肌的药理作用及其主要临床应用和不良反应。
综合应用：去甲肾上腺素、肾上腺素和异丙肾上腺素对肾上腺素受体及心血管药理作用的差异。

（二）间羟胺、麻黄碱、多巴胺（次重点）
识记：快速耐受性。
领会：间羟胺、麻黄碱、多巴胺的作用特点和主要临床应用。

第十章　肾上腺素受体阻断药

一、学习目的与要求

掌握α受体阻断药如酚妥拉明以及β受体阻断药如普萘洛尔的药理作用、临床应用、不良反应及禁忌证；了解长效α受体阻断药酚苄明和其他β受体阻断药的作用特点；了解α、β受体阻断药拉贝洛尔的作用特点及应用。

二、课程内容

第一节　α受体阻断药
第二节　β受体阻断药

三、考核知识点与考核目标

酚妥拉明、普萘洛尔
领会：酚妥拉明对心血管系统的作用、主要临床应用和不良反应，α受体阻断药对肾上腺素升压作用的翻转；普萘洛尔的β受体阻断作用（心血管及支气管平滑肌）、内在拟交感作用、重要临床应用和主要不良反应。

第十一章　局部麻醉药

一、学习目的与要求

掌握常用局麻药的应用及不良反应，了解局麻药的概念和分类。

二、课程内容

临床常用局部麻醉方式：表面麻醉、浸润麻醉、传导麻醉、硬膜外麻醉。

三、考核知识点与考核目标

（一）常用局麻药分类及其代表药作用、不良反应
识记：局部麻醉药。
领会：按化学结构的分类，酯类和酰胺类常用药物；局麻药的不良反应。
简单应用：延长普鲁卡因局麻时间的方法及其原因。
（二）局麻药应用方法
识记：表面麻醉、浸润麻醉、传导麻醉、硬膜外麻醉。

第十二章　全身麻醉药

一、学习目的与要求

掌握静脉麻醉药丙泊酚和硫喷妥钠的临床应用；熟悉吸入麻醉药物最小肺泡浓度（MAC）的意义，复合麻醉的概念和类型；了解全身麻醉药的概念和分类。

二、课程内容

第一节　吸入麻醉药
第二节　静脉麻醉药
第三节　复合麻醉
（一）麻醉前给药
（二）诱导麻醉
（三）基础麻醉
（四）合用肌松药
（五）神经安定镇痛术

三、考核知识点与考核要求

（一）药物的概念及分类
识记：全身麻醉药的概念和分类。
（二）吸入麻醉药

识记：吸入麻醉药的概念及药名。

领会：常用吸入麻醉药物的全身麻醉作用、作用机制及体内过程。

（三）静脉麻醉药

识记：静脉麻醉药的概念及药名。

领会：主要静脉麻醉药的药理作用和特点。

简单应用：硫喷妥纳的临床应用及主要不良反应。

（四）复合麻醉

识记：复合麻醉的概念及类型。

第十三章　镇静催眠药

一、学习目的与要求

掌握镇静催眠药分类及其代表药物名称，掌握苯二氮䓬类的药理作用、主要作用机制、临床应用及不良反应；熟悉巴比妥类的药理作用、主要作用机理、临床应用及不良反应；了解其他镇静催眠药名称。

二、课程内容

第一节　苯二氮䓬类
第二节　巴比妥类
第三节　其他镇静催眠药

三、考核知识点与考核要求

（一）苯二氮䓬类

识记：镇静催眠药。

领会：常用苯二氮䓬类药物名称，地西泮的药理作用及其临床应用、作用机制、主要不良反应。

简单应用：苯二氮䓬类与巴比妥类对睡眠时相影响的差异。

（二）巴比妥类

领会：巴比妥类药理作用及主要作用机制、临床应用、不良反应。

简单应用：巴比妥类量-效关系与临床应用关系。

（三）其他镇静催眠药

识记：水合氯醛、佐匹克隆。

领会：两药的主要作用特点和临床应用。

第十四章 抗癫痫药和抗惊厥药

一、学习目的与要求

掌握苯妥英钠、卡马西平、丙戊酸钠、乙琥胺的药理作用、临床应用及不良反应，熟悉抗癫痫药的临床选用；掌握硫酸镁的作用及临床应用；了解癫痫的临床常见分类。

二、课程内容

第一节 抗癫痫药
第二节 抗惊厥药

三、考核知识点与考核要求

（一）抗癫痫药

识记：癫痫的概念和分类。

领会：苯妥英钠（大仑丁）药动学特点，抗癫痫作用特点及其机理、临床应用和不良反应；苯妥英钠其他药理作用及其应用。卡马西平的抗癫痫作用及其临床应用（精神运动性发作首选药）。丙戊酸钠抗癫痫作用特点及临床应用。乙琥胺的临床应用。

简单应用：癫痫持续状态、癫痫大发作、癫痫小发作、精神运动性发作时，临床首选药物。

（二）抗惊厥药

识记：惊厥的概念。

领会：硫酸镁给药途径对药理作用影响；注射给药时的药理作用与临床应用。

第十五章 抗帕金森病药

一、学习目的与要求

掌握左旋多巴的药理作用及作用机制和不良反应；熟悉卡比多巴、司来吉兰、溴隐亭、金刚烷胺、安坦的作用及临床应用。

二、课程内容

第一节 拟多巴胺类药
第二节 胆碱受体阻断药

三、考核知识点与考核要求

识记：抗帕金森病药分类。

领会：左旋多巴、卡比多巴的药理作用及其临床应用、不良反应。金刚烷胺和安坦的作用机制及抗帕金森病特点。

第十六章　抗精神失常药

一、学习目的与要求

了解抗精神病药的分类，掌握氯丙嗪的药理作用、作用机制、临床应用和主要不良反应；熟悉抗抑郁药和抗躁狂药代表药的药理作用特点及其机制。

二、课程内容

第一节　抗精神病药
（一）吩噻嗪类
（二）硫杂蒽类
（三）丁酰苯类
（四）其他抗精神病药物
第二节　抗躁狂症药
第三节　抗抑郁症药

三、考核知识点与考核目要求

（一）抗精神病药
识记：抗精神病药、人工冬眠，抗精神病药按化学结构的分类。
领会：氯丙嗪的药理作用、作用机制、临床应用和主要不良反应；其他各类代表药，如氯普噻吨、氟哌啶醇、氯氮平、舒必利等的药理作用特点及应用。
综合应用：氯丙嗪引起锥体外系反应的机制及治疗药物；氯丙嗪和阿司匹林对体温影响的差异。
（二）抗躁狂药及抗抑郁药
识记：抗躁狂药、抗抑郁药。
领会：抗抑郁药分类，代表药丙咪嗪主要药理作用、临床应用及不良反应；碳酸锂抗躁狂作用及临床应用。

第十七章　镇痛药

一、学习目的与要求

了解镇痛药的概念与分类、阿片受体的分类与功能；掌握吗啡、哌替啶、美沙酮的药理作用、作用机理、临床应用及主要不良反应；了解纳洛酮药理作用及临床应用。

二、课程内容

第一节　阿片生物碱类镇痛药
第二节　人工合成的镇痛药

第三节　阿片受体拮抗药

三、考核知识点与考核目要求

（一）药物的概念和分类
识记：镇痛药、阿片、阿片受体拮抗剂的概念，药物分类及药名。
（二）吗啡和哌替啶
识记：麻醉性镇痛药、药物依赖性。
领会：吗啡和哌替啶的药理作用、作用机制和药动学特点。
简单应用：吗啡和哌替啶的主要临床应用和不良反应。
综合应用：吗啡和哌替啶的作用和应用的异同。
（三）可待因、喷他佐辛、芬太尼和纳洛酮
领会：可待因、喷他佐辛、芬太尼和纳洛酮的作用特点和应用。

第十八章　中枢兴奋药

一、学习目的与要求

了解中枢兴奋药的概念和药物分类，掌握主要兴奋大脑皮质药物、主要兴奋延髓呼吸中枢药物的药理作用、作用机制、临床应用及不良反应；了解促脑功能恢复药的药理作用及临床应用。

二、课程内容

第一节　主要兴奋大脑皮层的药物
第二节　主要兴奋延脑呼吸中枢的药物
第三节　脑功能恢复药

三、考核知识点与考核要求

（一）药物的概念和分类
识记：中枢兴奋药的概念和药物分类及药名。
（二）主要兴奋大脑皮层的药物
领会：咖啡因的药理作用及主要应用。
（三）主要兴奋延脑呼吸中枢的药物
领会：尼可刹米及洛贝林的药理作用、作用机制及体内过程特点。

第十九章　解热镇痛抗炎药

一、学习目的与要求

了解解热镇痛抗炎药的分类；掌握解热镇痛抗炎药的共同作用；掌握阿司匹林、对乙酰氨基酚的药理作用、临床应用及不良反应；了解其他解热镇痛抗炎药的作用和不良反应。

二、课程内容

第一节 解热镇痛抗炎药的药理作用
（一）解热作用
（二）镇痛作用
（三）抗炎抗风湿作用
（四）作用机制
第二节 水杨酸类
第三节 苯胺类
第四节 其他抗炎有机酸类
第五节 选择性抑制环氧合酶2（COX-2）药

三、考核知识点与考核要求

（一）药物的概念和分类
识记：解热镇痛抗炎药的概念、分类及药名。
（二）阿司匹林、对乙酰氨基酚和布洛芬
领会：阿司匹林、对乙酰氨基酚和布洛芬的药理作用、作用机制和体内过程。
简单应用：阿司匹林、对乙酰氨基酚和布洛芬的应用和主要不良反应。
综合应用：比较镇痛药和解热镇痛抗炎药的作用特点和应用。
（三）双氯芬酸、吲哚美辛、奈丁美酮
领会：双氯芬酸、吲哚美辛、奈丁美酮的主要作用特点。

第二十章 钙通道阻滞药

一、学习目的与要求

了解钙通道阻滞药的概念及分类，熟悉本类药物的药理作用及作用机制。掌握本类药物的临床应用和不良反应。

二、课程内容

第一节 钙通道阻滞药的分类
第二节 钙通道阻滞药的共同特点
（一）药理作用
（二）作用机制
（三）体内过程
（四）临床应用
（五）不良反应
（六）常用的钙通道阻滞药及其特点

三、考核知识点与考核要求

（一）钙通道阻滞药的概念及分类

识记：钙通道阻滞药的概念、分类及药名。

（二）钙通道阻滞药的共同特点

领会：钙通道阻滞药的药理作用和作用机制；硝苯地平、维拉帕米、地尔硫䓬的作用特点。

简单应用：钙通道阻滞药的临床应用。

第二十一章　抗心律失常药

一、学习目的与要求

掌握抗心律失常药的分类、各类代表药的药理作用、临床应用及主要不良反应；熟悉抗心律失常药的基本作用机制；了解心肌电生理的基本知识和心律失常发生机制。

二、课程内容

第一节　心律失常发生的电生理学机制
（一）冲动形成异常
（二）冲动传导异常

第二节　抗心律失常药的作用机制及分类
（一）作用机制
（二）抗心律失常药的分类

第三节　常用抗心律失常药
（一）Ⅰ类药——钠通道阻滞药
（二）Ⅱ类药——β受体阻断药
（三）Ⅲ类药——延长动作电位时程药
（四）Ⅳ类药——钙通道阻滞药

第四节　临床用药原则

三、考核知识点与考核要求

（一）抗心律失常药物的概念及分类

识记：抗心律失常药物的概念、分类及药名。

（二）常用抗心律失常药

领会：苯妥英钠、利多卡因、普萘洛尔及维拉帕米的药理作用、作用机制和体内过程。

简单应用：苯妥英钠、利多卡因、普萘洛尔及维拉帕米的临床应用及主要不良反应。

第二十二章　治疗慢性心功能不全药

一、学习目的与要求

掌握强心苷类、ACEI 类、利尿药、ARBs、β受体阻断药及血管扩张药治疗慢性心功能不全的药理作用、临床应用及主要不良反应；了解强心苷类的药动学特点及给药方法。

二、课程内容

第一节　正性肌力药
（一）强心苷类药
（二）非苷类正性肌力药
第二节　其他药物
（一）利尿药
（二）肾素-血管紧张素-醛固酮系统抑制药
（三）β受体阻断药
（四）血管扩张药

三、考核知识点与考核要求

（一）药物的概念、分类及药名
识记：治疗慢性心功能不全药物的概念、分类及药名。
（二）强心苷类药物
领会：强心苷类药物的药理作用、作用机制和体内过程。
综合应用：强心苷类药物的临床应用及不良反应防治。
（三）非强心苷类药物及其他药物
领会：非强心苷类药物的非正性肌力作用特点。
简单应用：卡托普利、氢氯噻嗪、硝普钠、肼屈嗪等。

第二十三章　抗心绞痛药

一、学习目的与要求

掌握三类抗心绞痛药的药理作用、作用机制、临床应用；了解影响心肌耗氧量的因素。

二、课程内容

第一节　硝酸酯类
第二节　β受体阻断药
第三节　钙通道阻滞药

三、考核知识点与考核要求

（一）药物的分类及药名
识记：抗心绞痛药的概念、分类及药名。
（二）硝酸酯类
领会：硝酸甘油的药理作用、作用机制及体内过程。
简单应用：硝酸甘油的临床应用及主要不良反应。
综合应用：硝酸酯类与普萘洛尔联合应用治疗心绞痛的药理学基础。
（三）单硝酸异山梨酯、普奈洛尔、硝苯地平、维拉帕米、地尔硫䓬
领会：单硝酸异山梨酯、普奈洛尔、硝苯地平的药理作用和作用机制。

第二十四章　抗动脉粥样硬化药

一、学习目的与要求

熟悉抗动脉粥样硬化药分类；掌握调血脂药洛伐他汀、考来烯胺、吉非贝齐、烟酸等的机制、临床应用及不良反应；了解高脂蛋白血症的分型及治疗原则。

二、课程内容

第一节　调血脂药
（一）降低 TC 和 LDL 的药物
（二）降低 TG 和 VLDL 的药物
第二节　抗氧化药
第三节　多烯脂肪酸类

三、考核知识点与考核要求

（一）药物的概念及分类
识记：抗动脉粥样硬化药物的概念、分类。
（二）非诺贝特及洛伐他汀
领会：非诺贝特及洛伐他汀的药理作用和作用机制。
（三）胆汁酸结合树脂类、抗氧化剂、多烯脂肪酸类
领会：胆汁酸结合树脂类、抗氧化剂、多烯脂肪酸类的作用特点。

第二十五章　抗高血压药

一、学习目的与要求

熟悉抗高血压药的分类；掌握利尿药、ACEI、ARBs、钙通道阻断药、β受体阻断药、肼屈嗪的药理作用、作用机理、临床应用和主要不良反应；了解其他抗高血压药物的作用特

点及临床应用。

二、课程内容

第一节　抗高血压药物分类
第二节　常用抗高血压药
（一）利尿药
（二）影响交感神经系统的药物
（三）肾素-血管紧张素-醛固酮系统抑制药
（四）钙通道阻滞药
（五）直接舒张血管药
第三节　临床用药原则

三、考核知识点与考核目要求

（一）药物的概念及分类
识记：抗高血压药物的概念、分类及药名。
（二）普萘洛尔、氢氯噻嗪、硝苯地平、卡托普利、氯沙坦
领会：普萘洛尔、氢氯噻嗪、硝苯地平、卡托普利、氯沙坦的药理作用、作用机制。
简单应用：普萘洛尔、氢氯噻嗪、硝苯地平、卡托普利、氯沙坦的临床应用及主要不良反应。
（三）可乐定、哌唑嗪、比那地尔、硝普钠
领会：可乐定、哌唑嗪、比那地尔、硝普钠的药理作用和作用机制。

第二十六章　利尿药和脱水药

一、学习目的与要求

熟悉利尿药分类，掌握呋塞米、噻嗪类、螺内酯的药理作用、临床应用和不良反应，了解肾脏泌尿生理，熟悉甘露醇的临床应用。

二、课程内容

第一节　利尿药
（一）利尿药的分类及作用部位
（二）常用利尿药
第二节　脱水药

三、考核知识点与考核要求

（一）药物的概念及分类
识记：利尿药和脱水药的概念、分类及药名。
（二）呋塞米、噻嗪类、螺内酯

领会：呋塞米、噻嗪类、螺内酯的药理作用、作用机制。
简单应用：呋塞米、噻嗪类、螺内酯临床应用和不良反应。
（三）氨苯蝶啶、氯塞酮、甘露醇
领会：氨苯蝶啶、氯塞酮、甘露醇的药理作用和作用机制。
简单应用：氨苯蝶啶、甘露醇的临床应用及主要不良反应。

第二十七章　作用于血液及造血系统的药物

一、学习目的与要求

掌握肝素、双香豆素、铁剂的药理作用、临床应用及不良反应；熟悉叶酸制剂、维生素B_{12}、维生素 K 的药理作用及临床应用；熟悉链激酶、尿激酶的药理作用及临床应用；了解机体凝血及抗凝血机制。

二、课程内容

第一节　影响血凝过程的药物
（一）抗凝血药
（二）促凝血药
（三）溶血栓药
第二节　抗贫血药
第三节　血容量扩充药

三、考核知识点与考核要求

（一）药物的概念及分类
识记：抗凝血药、抗贫血药及血容量扩张剂的概念、分类及药名。
（二）抗凝血药、纤维蛋白溶解药、止血药
识记：纤维蛋白溶解药（溶栓药）的概念及分类。
领会：肝素、华法林等双香豆素类药的药理作用、临床应用及不良反应；链激酶、尿激酶的药理作用及临床应用；维生素 K 的药理作用及临床应用。
简单应用：肝素、双香豆素类药过量致出血时应用硫酸鱼精蛋白、维生素 K 对抗的原因。
（三）：抗贫血药
识记：贫血的概念。
简单应用：铁剂的药动学特点、药理作用及临床应用；叶酸制剂、维生素B_{12}的药理作用及临床应用。
（四）右旋糖酐
领会：右旋糖酐的药理作用特点。

第二十八章 作用于呼吸系统的药物

一、学习目的与要求

掌握平喘药的分类、各类主要药物的药理作用、临床应用；熟悉祛痰药和镇咳药的分类、药理作用及临床应用。

二、课程内容

第一节 镇咳药
（一）中枢性镇咳药
（二）外周性镇咳药
（三）双重作用镇咳药
第二节 祛痰药
（一）痰液稀释药
（二）黏痰溶解药
第三节 平喘药
（一）拟肾上腺素药
（二）M-胆碱受体阻断药
（三）平滑肌松弛药
（四）过敏介质阻释药
（五）糖皮质激素类药

三、考核知识点与考核要求

（一）平喘药
识记：平喘药的概念及分类。
领会：沙丁胺醇、氨茶碱、糖皮质激素、色甘酸钠的药理作用、作用机制。
简单应用：沙丁胺醇、氨茶碱、糖皮质激素、色甘酸钠的临床应用。
（二）祛痰药和镇咳药
识记：祛痰药
领会：恶心性祛痰药氯化铵、黏痰溶解药乙酰半胱氨酸、黏液稀释药羧甲司坦等药的主要药理作用及不良反应；中枢性镇咳药可待因、外周性镇咳药苯佐那酯的药理作用及临床应用。

第二十九章 作用于消化系统的药物

一、学习目的与要求

掌握抗消化性溃疡药的分类、各类代表药的药理作用、临床应用，了解助消化药、止吐药及胃肠动力药、泻药的药理作用及临床应用。

二、课程内容

第一节 治疗消化性溃疡药
（一）质子泵抑制药
（二）H_2 受体阻断药
（三）抗酸药
（四）胃黏膜保护药
（五）抗幽门螺杆菌药
第二节 助消化药
第三节 泻药和止泻药
（一）容积性泻药
（二）接触性泻药
（三）润滑性泻药
（四）止泻药
第四节 止吐药和促胃肠动力药
（一）止吐药
（二）促胃肠动力药
第五节 利胆药

三、考核知识点与考核要求

（一）抗消化性溃疡药
识记：消化性溃疡病药物的概念及药物分类。
领会：西咪替丁、奥美拉唑、米索前列醇、枸橼酸铋钾的药理作用、作用机制。
（二）助消化药、止吐药及胃肠动力药、泻药
识记：胃肠动力药的概念及分类。
领会：主要助消化药的作用及用途；止吐药及胃肠动力药，如多潘立酮、昂丹司琼、西沙必利等的药理作用及临床应用；泻药分类及各类主要药物及其主要用途。

第三十章 子宫平滑肌兴奋药和抑制药

一、学习目的与要求

了解子宫平滑肌兴奋药物的概念、分类；熟悉本类药物的作用、临床应用和不良反应。

二、课程内容

第一节 子宫平滑肌兴奋药
第二节 子宫平滑肌抑制药
（一）$β_2$ 肾上腺素受体激动药
（二）其他子宫平滑肌抑制药

三、考核知识点与考核要求

识记：两类药物的概念、分类及药名。
领会：缩宫素、麦角新碱及前列腺素的药理作用和作用机制。

第三十一章　组胺和抗组胺药

一、学习目的与要求

掌握 H_1 受体阻断药和 H_2 受体阻断药的药理作用及临床应用；了解组胺的生理作用，组胺受体分类、分布及其效应。

二、课程内容

第一节　组胺
第二节　抗组胺药
（一）H_1 受体阻断药
（二）H_2 受体阻断药

三、考核知识点与考核要求

（一）组胺及抗组胺药物的概念及分类
识记：组胺及抗阻胺药物的概念、分类。
（二）抗组胺药
领会：异丙嗪、氯苯那敏、阿司咪唑、西咪替丁的药理作用和作用机制。

第三十二章　性激素类药和避孕药

一、学习目的与要求

了解本章药物的概念、分类及药名；熟悉性激素的生理作用和药理作用；雌激素、避孕素、雄激素的药理作用；同化激素类药物的作用；复方避孕药的作用。

二、课程内容

第一节　雌激素类药和抗雌激素类药
（一）雌激素类药
（二）抗雌激素类药
第二节　孕激素类药和抗孕激素类药
（一）孕激素类药
（二）抗孕激素类药
第三节　雄激素类药和同化激素类药

（一）雄激素类药
（二）同化激素类药
第四节 避孕药
（一）甾体避孕药
（二）男用避孕药
（三）外用避孕药

三、考核知识点与考核要求

识记：每类药物的概念、分类。
领会：每类药物主要代表药物的药理作用。

第三十三章 肾上腺皮质激素类药

一、学习目的与要求

掌握糖皮质激素的生理作用、药理作用、作用机理、临床应用、不良反应及应用注意事项；熟悉盐皮质激素、促皮质素的作用特点和主要临床用途。

二、课程内容

第一节 糖皮质激素类药
第二节 盐皮质激素类药
第三节 促皮质素及皮质激素抑制剂
（一）促皮质素
（二）皮质激素抑制药

三、考核知识点与考核要求

识记：糖皮质激素类药物的概念及药名。
领会：糖皮质激素类药物的生理作用、药理作用，如抗炎作用、免疫抑制作用、抗休克作用及其作用机理。
简单应用：糖皮质激素类药物的临床应用及主要不良反应。
综合应用：糖皮质激素类药物在严重感染性疾病应用时应该注意的事项。

第三十四章 甲状腺激素和抗甲状腺药

一、学习目的与要求

了解甲状腺激素合成、分泌及其调节；熟悉甲状腺激素的生理作用、临床应用；掌握抗甲状腺药分类，硫脲类药物的药理作用、临床应用及主要不良反应；熟悉碘及碘化物大小剂量应用时药理作用及临床应用差异；了解放射性碘的临床应用及不良反应。

二、课程内容

第一节 甲状腺激素
第二节 抗甲状腺药
（一）硫脲类
（二）碘及碘化物
（三）放射性碘
（四）β-肾上腺素受体阻断药

三、考核知识点与考核目标反应

（一）抗甲状腺药
识记：抗甲状腺药的概念及分类。
领会：硫脲类药物、碘及碘化物的药理作用和作用机制。
简单应用：硫脲类药物、碘及碘化物的大小剂量应用时药理作用及临床应用差异。
（二）甲状腺激素、放射性碘
识记：甲状腺激素的生理作用、临床应用。
领会：T_3、T_4的临床应用及主要不良反应。

第三十五章 胰岛素和口服降血糖药

一、学习目的与要求

掌握胰岛素的作用、作用机理、临床应用及不良反应；掌握磺酰脲类和双胍类的药理作用、作用机制及临床应用；熟悉α-葡萄糖苷酶抑制剂的作用特点；了解其他类型降糖药。

二、课程内容

第一节 胰岛素
第二节 口服降血糖药
（一）磺酰脲类
（二）双胍类
（三）α-葡萄糖苷酶抑制剂
（四）胰岛素增敏药
（五）餐时血糖调节剂

三、考核知识点与考核要求

（一）本类药物的概念、分类
识记：本类药物的概念、分类及药名。
（二）胰岛素
领会：胰岛素的药理作用及药动学特点、作用机制、临床应用及不良反应。

综合应用：胰岛素的临床应用及主要不良反应。

（三）磺酰脲类药（甲苯磺丁脲、格列苯脲）、双胍类、α-葡萄糖苷酶抑制剂阿卡波糖、胰岛素增效剂罗格列酮

领会：甲苯磺丁脲、格列苯脲、双胍类、阿卡波糖、胰岛素增效剂罗格列酮的药理作用及机制。

第三十六章　抗菌药物概论

一、学习目的与要求

掌握化学治疗及抗菌药物有关概念；熟悉抗菌药物的基本作用机制；了解细菌耐药性及其产生机制和抗菌药物应用的基本原则。

二、课程内容

第一节　常用术语
第二节　抗菌药物的主要作用机制
（一）干扰细菌的物质代谢
（二）抑制细菌细胞膜功能
（三）抑制细菌细胞壁合成
第三节　细菌的耐药性
第四节　抗菌药物的合理使用
（一）抗菌药合理应用的基本原则
（二）抗菌药物的联合应用

三、考核知识点与考核要求

（一）化学治疗及抗菌药物概念、抗菌药物的基本作用机制
识记：化学治疗、化疗指数、抗菌药物、抗菌谱、抗菌活性、抗生素后效应。
领会：机体、病原体、药物三者之间的相互关系。抗菌药物的作用机制。
（二）细菌耐药性和抗菌药物应用基本原则
识记：耐药性、获得性耐药性、交叉耐药性。
领会：耐药性与获得性耐药性概念，抗菌药物耐药性在细菌中间的传播方式及其机制。
综合应用：抗菌药物应用基本原则。

第三十七章　β-内酰胺类抗生素

一、学习目的与要求

掌握β-内酰胺类抗生素的分类、青霉素类的抗菌谱、抗菌作用机制、临床应用及不良反应；熟悉各代头孢菌素抗菌作用特点及常用药物；熟悉常用半合成青霉素的药理作用特点

及临床应用；了解亚胺培南的药理作用特点，β-内酰胺酶抑制剂克拉维酸、舒巴坦、他唑巴坦的药理作用及常用复方制剂。

二、课程内容

第一节　青霉素类

（一）天然青霉素

（二）半合成青霉素

第二节　头孢菌素类

第三节　其他β-内酰胺类

三、考核知识点与考核要求

（一）青霉素类

领会：β-内酰胺类抗生素的药动学特点、抗菌谱、抗菌作用机制。不良反应及其防治措施。半合成青霉素分类及作用特点，常用半合成青霉素，如青霉素V、氨苄西林、羧苄西林的药理作用特点。

综合应用：青霉素类、常用半合成青霉素的临床应用、不良反应及防治措施。

（二）头孢菌素类

领会：头孢菌素类分类及常用药物，各代头孢菌素抗菌作用特点及临床应用、作用机制。

（三）其他β-内酰胺类抗生素

领会：亚胺培南的药理作用特点，β-内酰胺酶抑制剂克拉维酸、舒巴坦、他唑巴坦的药理作用。

第三十八章　大环内酯类、林可霉素类和万古霉素类

一、学习目的与要求

掌握红霉素的药动学特点、抗菌作用、临床应用及不良反应；熟悉新大环内酯类阿奇霉素、克拉霉素、罗红霉素的药理作用特点；熟悉克林霉素的作用特点及临床应用；了解万古霉素、去甲万古霉素、替考拉宁的作用特点。

二、课程内容

第一节　大环内酯类抗生素

（一）红霉素

（二）阿奇霉素

（三）克拉霉素

（四）罗红霉素

第二节　林可霉素及克林霉素

第三节　万古霉素类

三、考核知识点与考核目标

（一）大环内酯类

领会：大环内酯类化学结构特点，红霉素的药动学特点、抗菌谱、作用机制。阿奇霉素、克拉霉素、罗红霉素的药理作用特点。

简单应用：大环内酯类的临床应用及主要不良反应。

（二）林可霉素类与其他抗生素

领会：克林霉素的药动学特点、抗菌作用特点及临床应用。

简单应用：克林霉素与红霉素、氯霉素不宜合用的原因。

（三）万古霉素、去甲万古霉素、替考拉宁

领会：万古霉素、去甲万古霉素、替考拉宁的抗菌作用特点、作用机制、主要临床用途。

第三十九章 氨基糖苷类和多黏菌素类

一、学习目的与要求

掌握氨基糖苷类抗生素的共同特点；熟悉链霉素、庆大霉素的抗菌谱特点、适应证、不良反应及其防治措施；了解阿米卡星、妥布霉素、卡那霉素的特点及临床应用；了解多黏菌素抗菌作用、作用机制及主要临床应用。

二、课程内容

第一节 氨基糖苷类抗生素

（一）氨基糖苷类抗生素的共性

（二）常用氨基糖苷类抗生素

第二节 多黏菌素类

三、考核知识点与考核要求

（一）氨基糖苷类

领会：氨基糖苷类的共同特点：药动学、抗菌谱、作用机制、耐药性、不良反应；链霉素、庆大霉素的抗菌谱、适应证、不良反应及其防治措施；阿米卡星、妥布霉素、卡那霉素的作用特点及临床应用。

综合应用：氨基糖苷类的耳毒性、肾毒性、神经肌肉阻断作用及与其他药物的相互作用、过敏反应防治措施。

（二）多黏菌素类抗生素

简单应用：多黏菌素类抗菌作用、作用机制及常用药物的主要临床应用。

第四十章 四环素类和氯霉素类

一、学习目的与要求

掌握四环素类抗生素抗菌作用特点、作用机制、临床应用和不良反应；熟悉氯霉素的抗菌作用特点、作用机制、主要临床应用及不良反应。

二、课程内容

第一节 四环素类
（一）四环素与土霉素
（二）多西环素
第二节 氯霉素类

三、考核知识点与考核要求

（一）四环素类
识记：二重感染的概念。
领会：四环素类常用药、四环素的药动学特点、抗菌谱特点、作用机制。多西环素的抗菌作用特点。
简单应用：四环素类的临床应用及不良反应。
（二）氯霉素
识记：灰婴综合征的概念。
领会：氯霉素抗菌谱特点、作用机理、主要临床应用及不良反应。

第四十一章 人工合成抗菌药

一、学习目的与要求

掌握氟喹诺酮类的抗菌作用、作用机制、临床应用及主要不良反应；掌握磺胺类抗菌谱、作用机制、主要不良反应及常用药物的临床应用；熟悉甲氧苄啶的抗菌作用特点及增效作用机制；了解呋喃类常用药作用特点及临床应用。

二、课程内容

第一节 喹诺酮类
（一）萘啶酸
（二）吡哌酸
（三）第三代喹诺酮类
（四）常用喹诺酮类药物
第二节 磺胺类及甲氧苄啶

（一）磺胺类

（二）甲氧苄啶

第三节 硝基呋喃类

（一）呋喃妥因

（二）呋喃唑酮

三、考核知识点与考核要求

（一）喹诺酮类和磺胺类

领会：氟喹诺酮类的共性及抗菌作用机制，常用药环丙沙星、氧氟沙星、依诺沙星的抗菌作用特点及应用；磺胺类抗菌谱、作用机制及主要不良反应，常用药物磺胺异噁唑、磺胺嘧啶的药动学特点、主要临床应用。

综合应用：复方新诺明的药物组成及其增效机制。

（二）甲氧苄啶

领会：甲氧苄啶的药动学、抗菌谱特点、作用机制及临床应用。

（三）其他

领会：喹诺酮类化构及分类，呋喃妥因及呋喃唑酮的临床应用。

第四十二章 抗真菌药和抗病毒药

一、学习目的与要求

掌握唑类、两性霉素B、卡泊芬净和特比萘芬的抗菌作用机制、临床应用及不良反应；熟悉抗艾滋病病毒药、抗流感病毒药、抗疱疹病毒药和抗乙型肝炎病毒药的作用机制及常用药物特点；了解几类药物的分类。

二、课程内容

第一节 抗真菌药

（一）多烯类

（二）氟胞嘧啶

（三）唑类抗真菌药

（四）特比萘芬

（五）卡泊芬净

（六）灰黄霉素

第二节 抗病毒药

（一）广谱抗病毒药

（二）抗艾滋病病毒药

（三）抗流感病毒药

（四）抗疱疹病毒药

（五）抗乙型肝炎病毒药

三、考核知识点与考核要求

（一）抗真菌药
领会：抗真菌药分类及各类主要药物，两性霉素B、酮康唑、特比奈芬的抗真菌作用特点、临床应用及不良反应。
简单应用：不同部位真菌感染的药物治疗。
（二）抗病毒药
领会：阿昔洛韦、齐多夫定、干扰素的药理作用及主要临床应用。

第四十三章　抗结核病药和抗麻风病药

一、学习目的与要求

掌握第一线抗结核病药异烟肼、利福平、乙胺丁醇的抗菌作用、作用机制、耐药性、临床应用及不良反应；熟悉抗麻风病药氨苯砜的抗菌作用及临床应用。

二、课程内容

第一节　抗结核病药
（一）常用抗结核病药
（二）结核病化学治疗的原则
第二节　抗麻风病药

三、考核知识点与考核要求

（一）抗结核病药
识记：抗结核病药分类、第一线抗结核病药的概念及药名。
领会：异烟肼、利福平、乙胺丁醇的抗菌作用、作用机制、耐药性、临床应用及不良反应。
综合应用：抗结核病药的应用原则。
（二）抗麻风病药
领会：氨苯砜的抗菌作用及临床应用；其他抗麻风病药物名称，如利福平、氯法齐明。

第四十四章　抗疟药

一、学习目的与要求

掌握氯喹、伯氨喹、乙胺嘧啶的药理作用、临床应用和主要不良反应；熟悉青蒿素、奎宁的药理作用特点和临床应用；了解疟原虫生活史。

二、课程内容

第一节　疟原虫的生活史和抗疟药的作用环节

（一）有性生殖阶段
（二）无性生殖阶段
第二节　常用抗疟药物
（一）主要用于控制症状的药物
（二）主要用于控制复发和传播的药物
（三）主要用于病因预防的药物

三、考核知识点与考核要求

（一）氯喹、伯氨喹、乙胺嘧啶

识记：金鸡钠反应的概念。

领会：氯喹的药动学特点、抗疟作用及其机制、主要临床应用及不良反应；伯氨喹的抗疟作用及临床应用；乙胺嘧啶的抗疟作用及其机制、主要临床应用及不良反应。

简单应用：氯喹、伯氨喹、乙胺嘧啶的主要临床应用及不良反应。

（二）青蒿素、奎宁

领会：青蒿素、奎宁的药理作用特点和临床应用。

第四十五章　抗阿米巴病药和抗滴虫病药

一、学习目的与要求

了解抗阿米巴病药和抗滴虫药的概念、分类及药物名称；熟悉常用抗阿米巴病药和抗滴虫药的药理作用、作用机制、临床应用。

二、课程内容

第一节　抗阿米巴病药
第二节　抗滴虫病药

三、考核知识点与考核要求

（一）抗阿米巴病药和抗滴虫药的概念、分类

识记：抗阿米巴病药和抗滴虫药的概念、分类及相应药名。

（二）甲硝唑、氯喹

领会：甲硝唑、氯喹的药理作用、作用机制及体内过程。

简单应用：甲硝唑、氯喹的临床应用及主要不良反应。

（三）依米丁

领会：依米丁的药理作用、作用机制及体内过程。

简单应用：依米丁的临床应用及主要不良反应。

第四十六章　抗血吸虫病和抗血丝虫病药

一、学习目的与要求

掌握常用抗血吸虫病及抗血丝虫病药的药理作用及临床应用。

二、课程内容

第一节　抗血吸虫病药
第二节　抗血丝虫病药

三、考核知识点与考核要求

（一）吡喹酮
领会：吡喹酮的药理作用、临床应用及不良反应。
（二）乙胺嗪
领会：乙胺嗪的药理作用、临床应用。

第四十七章　抗肠蠕虫药

一、学习目的与要求

了解本章药物的概念、分类及各类药物的名称；熟悉抗蛔虫药、抗钩虫药、抗蛲虫药和抗绦虫药的药理作用、作用机制、临床应用及主要的不良反应。

二、课程内容

第一节　抗蛔虫药
第二节　抗钩虫药
第三节　抗蛲虫药
第四节　抗绦虫药

三、考核知识点与考核要求

（一）药物的概念和分类
识记：抗蛔虫药、抗钩虫药、抗蛲虫药和抗绦虫药的概念、分类及药名。
（二）抗蛔虫药
领会：噻嘧啶、甲苯哒唑的药理作用及作用机制。
（三）抗钩虫药
领会：阿苯哒唑的药理作用、作用机制及体内过程。
（四）抗蛲虫药
领会：恩波吡维铵的药理作用、作用机制及体内过程。

（五）抗绦虫药
领会：氯硝柳胺的药理作用、作用机制及体内过程。

第四十八章 抗恶性肿瘤药

一、学习目的与要求

掌握抗恶性肿瘤药的分类和各类常用药物的药理作用、临床应用及主要不良反应；熟悉常用抗恶性肿瘤药的作用机制；了解抗恶性肿瘤药物的耐药机制及联合应用原则。

二、课程内容

第一节 抗恶性肿瘤药的分类
第二节 常用的抗恶性肿瘤药
（一）烷化剂
（二）抗代谢药
（三）抗生素类药
（四）植物类药
（五）激素类药
（六）其他类药
第三节 抗恶性肿瘤药应用的常见问题
（一）耐药性
（二）抗恶性肿瘤联合用药
（三）抗恶性肿瘤药的毒性

三、考核知识点与考核要求

（一）常用抗肿瘤药
识记：抗恶性肿瘤药按作用机制的分类，各类常用药物的药名。
领会：环磷酰胺、甲氨蝶呤、氟尿嘧啶、长春碱类、巯嘌呤、羟基脲、紫杉醇等药的主要药理作用、临床应用及不良反应。
（二）常用抗恶性肿瘤药的作用机制
领会：烷化剂环磷酰胺、抗代谢药甲氨蝶呤、长春碱类的作用机制。

第四十九章 影响免疫功能的药物

一、学习目的与要求

了解本章药物的概念、分类及相应药名；熟悉环孢素、左旋咪唑及干扰素的药理作用、作用机制、临床应用及不良反应。

二、课程内容

第一节　免疫抑制剂
第二节　免疫增强剂

三、考核知识点与考核要求

（一）本章药物的概念及分类
识记：本类药物的概念、药物分类及相应药名。
（二）免疫抑制剂
领会：环孢素、糖皮质激素、环磷酰胺、硫唑嘌呤、单克隆抗体的药理作用、临床应用及主要不良反应。
（三）免疫增强剂
领会：左旋咪唑及干扰素的药理作用、作用机制、临床应用及主要不良反应。

Ⅳ 关于大纲的说明与考核实施要求

一、药理学自学考试大纲的目的和作用

药理学课程自学考试大纲是按照护理专业自学考试计划的要求,结合自学考试的特点而制定的,对护理学个人自学、社会助学和课程考试命题进行指导和规定。

药理学课程自学考试大纲明确了药理学课程学习的内容及深度,规定了药理学自学考试的范围和标准,是护理学自学考试的教材和辅导书以及社会助学自学辅导的依据,是自学者掌握药理学课程内容、知识范围和程度的依据,也是药理学自学考试命题的依据。

二、药理学自学考试大纲与教材的关系

药理学课程自学考试大纲是药理学学习和考核的依据,药理学教材是学习掌握课程知识的基本范围,药理学教材的内容是考试大纲所规定的知识内容的扩展和发挥。

三、关于自学教材

《药理学(护专)》,全国高等教育自学考试指导委员会组编,董志主编,北京大学医学出版社出版,2013年版。

四、关于自学要求和自学方法指导

本大纲的课程基本要求是依据专业考试计划和专业培养目标而确定的。课程基本要求明确了课程的基本内容,以及对基本内容掌握的程度。基本要求中的知识点构成了课程内容的主体部分。因此,课程基本内容掌握程度、课程考核知识点是高等教育自学考试考核的主要内容。

为有效地指导个人自学和社会助学,本大纲已指明了课程的重点和难点,在章节的基本要求中也指明了章节内容的重点和难点。

本课程共4学分(含1学会实践环节考核)。

药理学作为一门基础专业课,内容繁琐,学习难度大,自学应考者在自学过程中应注意以下几点:

1. 在学习前应仔细阅读课程大纲的第一部分,了解课程的性质、地位和任务,熟知课程的基本要求,使以后的学习能紧紧围绕课程的基本要求。

2. 在学习某一章节前,应先认真阅读大纲中关于该章节的考核知识点、自学要求和考核要求,注意对各知识点的能力层次要求,以便在学习教材时做到心中有数,有的放矢。

3. 学习教材时应围绕大纲要求,吃透每个知识点,对基本概念必须深刻理解,基本药理作用、临床应用及不良反应必须牢固掌握。

4. 由于药理学涉及药物繁多,首先应从每章各类药物的分类及代表药物名称入手,重点掌握各代表药物的主要药理作用、作用机制、临床应用及不良反应,然后再掌握各代表药

物的药动学特性等内容，其次再熟悉各类别中其他药物与代表药物比较不同的特性，做到重点突出，层次分明。

五、对社会助学的要求

1. 应熟知考试大纲对课程所提出的总的要求和各章的知识点。掌握各知识点要求层次，并深刻理解各知识点的考核要求。

2. 对自学应考者进行辅导时，应以指定教材为基础，以考试大纲为依据，不要随意增删内容，以免与考试大纲脱节。

3. 辅导时应对自学应考者进行学习方法的指导，提倡自学应考者"认真阅读教材，刻苦钻研教材，主动提出问题，依靠自己学懂"的学习方法。

4. 辅导时要注意基础、突出重点，要帮助自学应考者对课程内容建立一个整体的概念，对自学应考者提出的问题，应以启发引导为主。

5. 注意对自学应考者能力的培养，特别是自学能力的培养，要引导自学应考者逐步学会独立学习，在自学过程中善于提出问题、分析问题、作出判断和解决问题。

六、对考核内容和考核目标的说明

本课程要求考生学习和掌握的知识点内容都作为考核的范围。课程中各章的内容均由若干知识点组成，在自学考试中成为考核知识点。因此，课程自学考试大纲中所规定的考试内容是以分解为考核知识点的方式给出的。由于各知识点在课程中的地位、作用以及知识自身的特点不同，自学考试将对各知识点分别按四个认知（或叫能力）层次确定其考核要求。

七、关于命题考试的若干规定

1. 本课程考试方式为闭卷、笔试，满分100分，60分为及格。

2. 本大纲各章所规定的基本要求、知识点及知识点下的知识细目，都属于考核的内容。考试命题既要覆盖到章，又要避免面面俱到。要注意突出课程的重点、章节重点，加大重点内容的覆盖度。

3. 命题不应有超出大纲中考核知识点范围的题目，考核目标不得高于大纲中所规定的相应的最高能力层次要求。命题应着重考核自学者对基本概念、基本知识和基本理论是否了解或掌握，对基本方法是否会用或熟练。不应出与基本要求不符的偏题或怪题。

4. 本课程在试卷中对不同能力层次要求的分数比例大致为：识记占20%，领会占30%，简单应用占30%，综合应用占20%。

5. 要合理安排试题的难易程度，试题的难度可分为：易、较易、较难和难四个等级。每份试卷中不同难度试题的分数比例一般为：2∶3∶3∶2。

考生必须注意试题的难易程度与能力层次有一定的联系，但二者不是等同的概念。在各个能力层次中对于不同的考生都存在着不同的难度。

6. 课程考试命题的主要题型一般有单项选择题、名词解释题、简答题、论述题等题型。各种题型的具体样式参见本大纲的附录（题型举例）部分。在命题工作中必须按照本课程大纲中所规定的题型命制试题。

附录 试题类型举例

一、单项选择题（在每小题列出的四个备选项中只有一个是符合题目要求的，请将其代码填写在题后的括号内。错选、多选或未选均无分。）

1. 氯沙坦与卡托普利相比治疗高血压的优点是
   A. 降低外周阻力 B. 增加肾血流量
   C. 不引起血管神经性水肿及咳嗽等不良反应 D. 抑制醛固酮释放
2. 干扰细菌细胞壁合成的抗菌药是
   A. 氨基糖苷类 B. β-内酰胺类
   C. 四环素类 D. 喹诺酮类

二、填空题

1. 吗啡中毒导致人类死亡的主要原因是_____。
2. 米帕明是治疗_____的首选药。

三、名词解释题

1. 半衰期
2. 二重感染

四、简答题

1. 简述抗菌药物的作用机制。
2. 简述主动转运与被动转运的特点。

五、论述题

请比较阿司匹林及哌替啶在镇痛作用及其机制方面的异同点。

后 记

《药理学（护专）自学考试大纲》是根据全国高等教育自学考试护理专业（专科）考试计划的要求，由全国高等教育自学考试指导委员会医药学类专业委员会组织制定。2012年8月全国考委医药学类专业委员会对本大纲组织审稿。

本大纲由重庆医科大学董志教授担任主编并亲自编写。天津医科大学娄建石教授担任主审，第三军医大学李晓辉教授参审。

对参与本大纲编写和审稿的各位专家表示感谢。

全国高等教育自学考试指导委员会

医药学类专业委员会

2013年1月

全国高等教育自学考试指定教材
护理专业（专科）

药 理 学（护专）

全国高等教育自学考试指导委员会　组编

第一章 绪言

学 习 目 标

1. 掌握 药物、药理学、药效学、药动学的概念;
2. 了解 药理学在新药研究中的重要作用。

药理学(pharmacology)是研究药物与机体(包括病原体)相互作用规律及其原理的一门学科,为临床合理用药,预防、诊断和治疗疾病提供基本理论依据。药物(drug)是指能用于临床预防、诊断及治疗疾病的物质。从广义上讲,凡是能够影响机体器官系统生理功能和/或细胞代谢活动的所有物质都属于药物。

药理学一般包括两个方面,一是药效学(pharmacodynamics,药物效应动力学),研究药物对机体的作用及规律;二是药动学(pharmacokinetics,药物代谢动力学),研究药物在体内的过程,即机体对药物处理的规律,包括药物的吸收、分布、生物转化和排泄。

药理学又是一门桥梁学科,它是以生理学、生物化学、病理学、病原生物学等学科为基础,为指导临床合理用药提供理论基础。

药理学的发展依赖于生命科学和化学科学的发展,药理学的学科任务是以科学实验为手段,将理论与实践相结合,在严格控制的条件下,根据不同的要求,分别在整体、器官、组织、细胞和分子水平,研究和观察药物与机体的相互作用和作用机制,为阐明生物机体的生物化学和生物物理现象,探索细胞生理、生化及病理过程提供有力的证据,同时也为发现和研究新药,发掘和提高祖国的医药宝库提供重要依据。

现代药物学的发展为新药研究开发提供了理论基础和技术条件,新药研究开发遵循安全有效、质量可控的原则。在新药的研究开发中,药物是否安全有效是药理学的工作,而质量可控则是药学学科的任务。新药研究开发是一个非常严格、复杂而艰辛的过程,各种药物虽然不尽相同,但药理毒理研究却是必不可少的内容。新药研究开发不仅需要可靠的科学实验结果,还必须遵守各国政府制定的有关新药研究开发和生产上市的法规。

随着现代科学技术的进步,药理学得到了迅速的发展,使药理学从原来的系统药理学、器官药理学发展为今天的生化药理学、免疫药理学、遗传药理学、分子药理学、临床药理学等。药理学研究已经达到了受体、受体亚基及分子水平。随着现代先进科学研究技术和手段的不断涌现,药理学将进一步为研究药物的作用机制、研究开发新药以及发掘祖国宝贵的医药学遗产、为人类的医疗卫生事业作出更大的贡献。

本章小结

药物是用于临床预防、诊断及治疗疾病的物质。药理学是研究药物与机体(包括病原体)相互作用规律及其原理的一门学科,包括药效学和药动学。

思考题

1. 简述药物及药理学的概念。
2. 药效学和药动学的内涵是什么?

第二章 药效学

> **学 习 目 标**
> 1. 掌握 药物作用的基本规律、常见的药物不良反应、量-效关系、常用的药物安全评价指标;
> 2. 了解 非特异性药物作用机制与特异性药物作用机制的差别。

药效学(pharmacodynamics,药物效应动力学)是药理学的一个组成部分,是研究药物对机体的作用及其规律的学科。其主要的任务是阐明药物的药理效应和作用机制。

第一节 药物的效应和作用

一、药物作用与药理效应

药物作用(drug action)是指药物与机体细胞间的初始作用,如肾上腺素与血管平滑肌细胞膜上的α受体结合;药理效应(pharmacological effect)是指药物的初始作用所引起的机体组织器官在功能和形态上的变化,是机体对药物反应的表现,如肾上腺素与α受体结合后引起血管平滑肌收缩,血压升高。

药理效应实际上是机体组织器官原有功能水平的改变。药物作用的基本方式有两种,功能的提高称为兴奋(excitation)、亢进(augmentation),功能的降低称为抑制(inhibition)、麻痹(paralysis)。过度兴奋转入衰竭(failure),是另外一种性质的抑制。

药物的作用多数是通过化学反应来实现的,化学反应的专一性使药物的作用具有特异性(specificity)。许多药物是通过与机体组织细胞上特异性的大分子物质(即受体)结合而产生作用的。特异性强的药物不一定引起选择性高的药理效应,如前所述阿托品特异性阻断M-胆碱受体,但由于其存在于多种组织中,它的选择性并不高,对心脏、血管、平滑肌、腺体及中枢神经功能等都有影响,且有的是兴奋作用,有的是抑制作用,性质都不一样。

药物作用还具有选择性(selectivity),有的药物只作用于一种组织器官,影响一种功能;而有的则可作用于多种组织器官,影响多种功能。前者选择性高,后者选择性低。特异性强和/或选择性高的药物其临床针对性较好。反之,效应广泛的药物副反应较多。

二、药物剂量与效应关系

药理效应在一定范围内随剂量增加而增大,这就是药物的剂量-效应关系(dose-effect relationship)。药理效应与血药浓度的关系密切,故在药理学研究中常用浓度-效应关系(concentration-effect relationship)。将药理效应作为纵坐标、药物剂量或药物浓度为横坐标作图则得到药物的量-效曲线。如将药物剂量或药物浓度改用对数值作图则呈典型的对称

S 形曲线，这就是一般所讲的量-效曲线（图 2-1）。

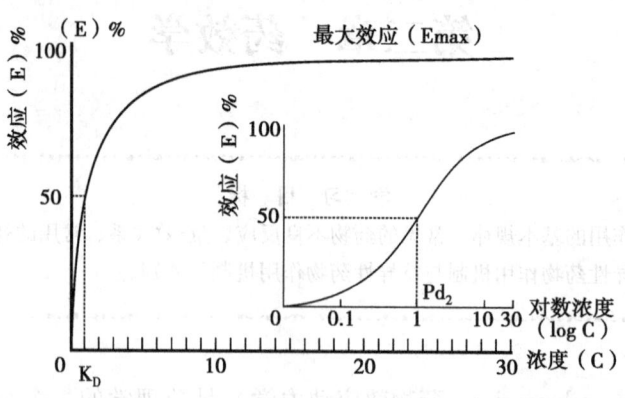

图 2-1　药物的量-效关系曲线

在量-效反应中，如果药理效应的强弱或大小能够量化，则称为量反应（graded response），如血压的升降、平滑肌的舒缩等，可用具体数量或最大反应的百分率表示。而某些药理效应只能用全或无、阳性或阴性来表示，则称为质反应（all-or-none response 或 qualitative response），如死亡与生存、惊厥与不惊厥等。以阳性反应的频数为纵坐标，药物剂量或浓度为横坐标，则得到质反应量-效关系的正态分布曲线。如果按照药物对数剂量或浓度对累加阳性率作图也呈典型对称 S 形量-效曲线（图 2-2）。

从上述两种量-效曲线可以看出药物反应与剂量或浓度的关系，即刚能引起药物效应的最小药量或最小药物浓度叫做最小有效剂量（minimal effective dose）或最小有效浓度（minimal effective concentration），亦称阈剂量或阈浓度（threshold dose or concentration）。如果反应指标是死亡则此时的剂量称为最小致死量（minimal lethal dose）。随着药物剂量或浓度的增加，药物效应相应增加，当效应增加到最大程度后，增加药物的剂量或浓度药物的效应不再继续增加，这时药物的最大效应称为效能（efficacy），它反映药物内在活性的大小。药物的效价强度（potency）是指能引起等效反应（一般采用 50% 效应量）的同类药物的相对浓度或剂量，它反映药物与受体的亲和力大小，其值越小则强度越大。

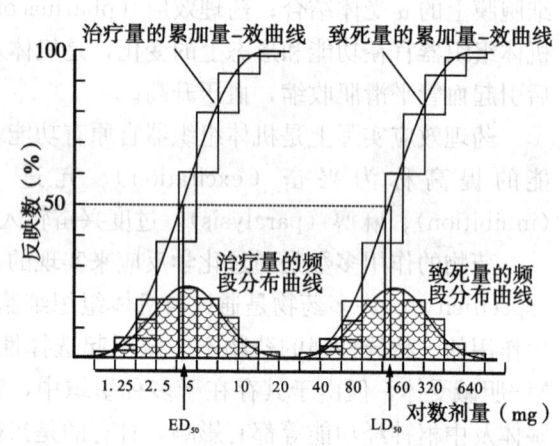

图 2-2　质反应频数分布曲线和累加量-效曲线

药物的效能与效价强度的含意是不同的，二者并不平行。在几种具有相同作用的同类药物中，效能最大的药物不一定效价强度也大。药物的效能值有较大实际意义，但不区分效能与效应强度而来区别药物的强弱是不对的，容易被误解。

在质反应的量-效曲线中，能引起 50% 的动物产生阳性反应的剂量称为半数有效量（median effective dose, ED_{50}），如用药物浓度表示，则称为半数有效浓度（EC_{50}）。能引起

50%的动物死亡的剂量称为半数致死量（median lethal dose，LD_{50}），如果效应指标为中毒或药物剂量变成浓度，则可改用半数中毒浓度（TC_{50}）、半数中毒剂量（TD_{50}）或半数致死浓度（LC_{50}）来表示。LD_{50} 和 ED_{50} 等可以通过动物实验，从质反应的量-效曲线上求出。

常以半数致死量（LD_{50}）和半数有效量（ED_{50}）的比值，即治疗指数［(TI) LD_{50}/ED_{50}］来表示药物的安全性，TD_{50}/ED_{50}、TC_{50}/EC_{50} 也表示药物的安全性，也称为治疗指数。一般治疗指数越大，药物越安全。但有时 TI 并不可靠，故现在认为较好的药物安全性指标是 $ED_{95} \sim TD_5$ 的距离，称为安全范围（margin of safety），其值越大越安全。

在药典或药物说明书上都规定了药物的常用剂量范围，对于剧毒类药物还规定了极量（包括单剂量、一日量及疗程量），临床医生用药不应超过极量，否则应承担法律责任。

第二节 药物的治疗作用和不良反应

药物作用的治疗效果包括治疗作用（therapeutic effect）和不良反应（adverse drug reaction）。药物的治疗作用和不良反应常常同时存在，因此，药物的作用具有双重性。选用药物时，必须充分考虑患者的病情、药物的安全性和有效性，权衡利弊，不可盲目选择。药物既能治病也能致病。

一、药物的治疗作用

治疗作用是指符合用药目的、能够防治疾病、有利患者康复的药物作用，包括对因治疗和对症治疗。

（一）对因治疗（etiological treatment）

对因治疗或称治本，用药目的在于消除原发致病因子，彻底治愈疾病的治疗称为对因治疗，如应用抗生素杀灭或抑制体内致病菌，应用特异性解毒药治疗某些重金属中毒等。

（二）对症治疗（symptomatic treatment）

对症治疗用药目的在于改善症状，挽救患者生命的治疗，称为对症治疗，或称治标。对症治疗虽不能根除病因，但是由于临床上有许多疾病的病因尚未明确或缺乏特效治疗药物，因而经常需要对症治疗，很多疾病甚至需要终生对症治疗。如对临床某些重危急症如休克、惊厥、心力衰竭、脑水肿等的处理多属对症治疗。因此，在临床工作中需要根据患者的病情，按照"急则治其标，缓则治其本"的原则，选择对症治疗或对因治疗，或两种治疗同时进行。

二、药物的不良反应

凡不符合用药目的，并给患者带来不适甚至痛苦的反应称为不良反应。药物不良反应的种类较多，常常是药物作用的延伸并可预知，但不一定都能避免。

（一）副作用（side reaction）

副作用是药物所固有的，是在治疗剂量下出现的与治疗目的无关的药理效应。这是由于药物作用的选择性低，影响多个组织器官，当某一药理效应被用作治疗作用时，其他效应就成为副作用。例如阿托品用于解除胃肠道痉挛时，会引起口干、心悸、便秘等副作用。副作用常常难以避免，但是多不太严重，常为功能性的变化，停药后可较快恢复。

（二）毒性反应（toxic reaction）

毒性反应是指在剂量过大或蓄积过多时发生的对机体组织器官的危害性反应，比较严重，常可以预知，也是应该避免发生的不良反应，包括急性毒性和慢性毒性两种。急性毒性多损害循环、呼吸及神经系统功能，常发生较快；而慢性毒性一般发生较缓，多损害肝、肾、骨髓、内分泌等器官功能。致癌（carcinogenesis）、致畸胎（teratogenesis）、致突变（mutagenesis）三致反应是药物的特殊毒性，也属于慢性毒性范畴。

（三）后遗效应（residual effect）

后遗效应是指停药后血药浓度已降至最低有效浓度（阈浓度）以下时还残存的生物效应。后遗效应可以是短暂而轻微的，如服用镇静催眠药次日清晨的宿醉现象；也可以是较长而严重的，如长期应用肾上腺皮质激素，停药后肾上腺皮质功能低下状态可持续较长时间。

（四）停药反应（withdrawal reaction）

突然停药后原有疾病或症状加剧称为停药反应，又称回跃反应（rebound reaction）。例如长期服用降压药物，突然停药后次日血压的急剧回升。

（五）变态反应（allergic reaction）

变态反应是一类免疫反应，也称过敏反应（hypersensitive reaction），其产生与药理效应和剂量无关，表现因人因药各异，反应严重度差异很大。可以出现从Ⅰ型到Ⅳ型的变态反应；从轻微的皮疹、发热至造血系统抑制；从肝肾功能损害至过敏性休克等。变态反应的致敏物质比较复杂，可以是药物本身，或是其代谢产物，也可能是药物制剂中的杂质。预防的办法之一是在用药前先做皮肤过敏试验，但仍有少数假阳性或假阴性反应。

（六）特异质反应（idiosyncratic reaction）

特异质反应是指少数特异体质的患者对某些药物反应特别敏感，产生超出常人的强烈的药理效应。这种反应与免疫反应无关，可能是一类与遗传异常有关的反应。

第三节 药物的作用机制

药物的作用机制（mechanism of action）是研究药物如何作用和怎样产生作用的问题。从药理学角度来说，药物作用机制主要包括以下几个方面：

一、改变细胞周围的理化环境

如应用抗酸药中和胃酸、应用甘露醇在肾小管内提高晶体渗透压而利尿等。

二、参与或干扰细胞代谢

补充机体缺乏的生命代谢物质如铁、维生素、激素及其他元素等。

三、影响生理物质的转运

机体内许多无机离子、代谢产物、神经递质、激素在体内的跨膜转运需要载体参与，干扰这一载体即可产生显著的药理效应。如利尿药因抑制肾小管 Na^+ 的重吸收而发挥排钠利尿作用。

四、影响酶的活性

细胞内酶的种类很多，分布极广，参与众多生理、生化和物质代谢活动。干扰酶的活性就会产生药理作用。有的药物抑制酶的活性，如新斯的明竞争性抑制胆碱酯酶、奥美拉唑不可逆性抑制胃黏膜 H^+-K^+-ATP 酶（抑制胃酸分泌）、尿激酶激活血浆溶纤酶原、苯巴比妥诱导肝药酶、解磷定能使被有机磷酸酯抑制的胆碱酯酶复活等，而有些药本身就是酶，如胃蛋白酶。

五、作用于细胞膜的离子通道

细胞膜上有许多无机离子通道，控制 Na^+、Ca^{2+}、K^+、Cl^- 等离子的跨膜转运，对维持细胞的兴奋性和功能有重要作用。药物可以直接干扰或阻断这些离子通道，从而影响细胞的生理、生化功能。

六、影响核酸代谢

许多抗癌药物是通过干扰癌细胞 DNA 或 RNA 代谢过程而发挥疗效的。临床常用的许多抗生素（包括喹诺酮类）也是通过影响细菌核酸代谢而发挥抑菌或杀菌效应的。

七、影响免疫机制

除免疫血清及疫苗外，免疫增强药（如左旋咪唑）及免疫抑制药（如环孢素）通过影响机体免疫机制而发挥疗效。

八、受体机制

受体是药物作用的主要靶点，详见下节。

第四节　受体学说、药物与受体的相互作用

一、受体的概念

受体（receptor）是一种大分子蛋白质，存在于细胞膜、细胞质或细胞核中。受体已被证实为客观存在的实体，且种类繁多，其本质多为大分子蛋白质，作用机制多已被阐明。受体可由一个或多个亚基或亚单位（subunit）组成。在受体结构中能与配体（ligand）特异性结合的部位叫做结合位点或受点（receptor site）。受体能识别和传递信息，与体内的神经递质、激素、自身活性物质或药物等配体结合后，能通过第二信使等信息放大系统，产生特定的生理、生化效应。每种受体在体内一般都有相应的内源性配体（endogenous ligand），而外源性药物则常是化学结构与内源性配体相似的物质。

二、受体的类型

根据受体蛋白质的结构、信息传导过程、效应性质、受体位置等特点，受体主要可分为下列 4 类：

(一) 含离子通道的受体

含离子通道的受体又称直接配体门控通道型受体,存在于快速反应细胞的膜上。受体激动时离子通道开放,细胞外离子进入细胞,使细胞膜去极化或超极化,从而引起兴奋或抑制效应。脑中γ氨基丁酸(GABA)受体情况亦类似,其他如甘氨酸、谷氨酸、天门冬氨酸受体都属于这一类型。

(二) G蛋白偶联受体

这一类受体数量最多,许多神经递质及激素的受体都需要G蛋白转导至细胞内的第二信使,最后产生生理效应。例如肾上腺素、多巴胺、5-羟色胺、M-乙酰胆碱、阿片类、嘌呤类、前列腺素及一些多肽激素等的受体都是G蛋白偶联受体。

(三) 含有酪氨酸激酶活性的受体

这类细胞膜上的受体与药物结合后,能促进酪氨酸残基的自我磷酸化而增强酶的活性,对细胞内的底物产生作用,促进其酪氨酸磷酸化,激活胞内蛋白激酶,从而增加DNA及RNA合成,加速蛋白合成,产生生理效应。这类受体包括胰岛素、胰岛素样生长因子、表皮生长因子、血小板生长因子等的受体。

(四) 细胞内受体

甾体激素和甲状腺素受体存在于细胞质内,与相应甾体结合形成复合物后,增加转录并促进某种活性蛋白质的合成。

三、受体学说的几个概念

药物与受体之间的相互作用主要表现为药物与受体结合形成复合物,以及该复合物解离之间的可逆的动态平衡。配体和受体的相互作用可用下式表示:

$$L + R \underset{K_2}{\overset{K_1}{\rightleftharpoons}} LR \longrightarrow E$$

(上式中L为药物或配体,R为受体,LR为药物-受体复合物,E代表效应)

药物与受体的相互作用有许多学说,包括占领学说(occupation theory)、速率学说(rate theory)、二态模型学说(two-state model theory)等。每一种学说都能解释受体和药物的部分作用,也能从一定角度解释药物与受体的相互作用规律,但又不能完全解释受体和药物的作用。受体学说都是以实验室的研究工作为基础而提出的,经过不断检验并逐步完善,并且仍然在不断地发展。总之,药物与受体的结合需要有亲和力,而要生产药理效应则必须有内在活性。没有内在活性只有亲和力的药物可以与受体结合,但是不能产生药理效应。

四、作用于受体的药物分类

(一) 激动药(agonist)

既有受体亲和力又有内在活性的药物称为激动药,它们能与受体特异结合并产生药理效应。根据内在活性系数α值的大小,可将激动药分为完全激动药(full agonist)和部分激动药(partial agonist)。完全激动药有较强的亲和力和内在活性($α=1$),而部分激动药有较强的亲和力但却只有较弱的内在活性($0<α<1$)。部分激动药单独存在时有较弱的激动药的作用,但是当它和完全激动药同时存在时却有对抗完全激动药的作用。

(二) 拮抗药 (antagonist)

拮抗药是指有较强的亲和力而无内在活性（$\alpha=0$）的药物。拮抗药又可以分为竞争性拮抗药（competitive antagonist）和非竞争性拮抗药（noncompetitive antagonist）两大类。竞争性拮抗药能与激动药竞争相同的受体，这种竞争性的结合是可逆的。因此，不管竞争性拮抗药的浓度有多大，只要通过增加激动剂的浓度与竞争性拮抗药竞争相同的受体，最终都能够达到原来激动剂的最大效应（效能）。而非竞争性拮抗药与受体结合后是相对不可逆的，因此，即使增加激动药的浓度也不能竞争和与被占领的受体结合，药物的效能减小。

五、受体的生理调节

受体的数量、亲和力及效应经常受到各种生理及药理因素的影响而改变，经常通过代谢转换处于动态平衡状态。连续用药后药效递减是常见的现象，一般称为耐受性（tolerance）、不应性（refractoriness）、快速耐受性（tachyphylaxis）等。由于受体原因而产生的耐受性称为受体脱敏（receptor desensitization）。胆碱能 N_n 受体在受激动药连续作用后若干秒内发生脱敏现象；具有酪氨酸激酶活性的受体可被细胞内吞（endocytosis）而数目减少，这一现象称为受体数目的向下调节（down-regulation）。受体与不可逆拮抗药结合后相当于失去一部分受体，如银环蛇咬伤中毒时，胆碱能 N_n 受对激动药脱敏。相反，在连续应用拮抗药后受体会向上调节（up-regulation），反应敏化。例如长期应用 β 受体拮抗药后，由于受体向上调节，突然停药时会出现反跳反应。

本章小结

药物作用和药物效应是有区别的，药物作用的基本方式包括兴奋和抑制；药物作用具有特异性和选择性；药物效应在一定范围内随药物剂量的增加而增加；药物作用的效果包括治疗作用和不良反应；大多数药物是与受体结合而产生作用的；药物与受体结合产生作用既要有亲和力，还要有内在活性。

思考题

1. 简述药物的基本作用、药物的治疗作用、不良反应、量-效关系。
2. 什么是激动药、拮抗药、部分激动药、竞争性拮抗药？

第三章 药动学

> **学习目标**
> 1. 掌握 药物跨膜转运的主要方式，药物体内过程概念及其影响因素；
> 2. 熟悉 血药浓度的动态变化规律和主要药动学参数；
> 3. 了解 房室模型、多次用药的药-时曲线。

药动学（pharmacokinetics，药物代谢动力学）是药理学的一个分支学科，主要研究机体对药物的处理，包括吸收（absorption）、分布（distribution）、代谢（metabolism）和排泄（excretion）四个过程以及体内药物浓度随时间变化的规律性。

第一节 药物的体内过程

药物的体内过程是指药物经各种途径进入机体到最终排出体外的过程。药物对机体的作用取决于药物的吸收和药物在体内的分布，而药物在体内作用的消除则取决于药物的代谢和排泄。

一、药物的跨膜转运

药物在体内的跨膜转运均需要通过各种细胞膜，如胃肠上皮细胞膜、血管壁上的内皮细胞膜、肾小管上皮细胞膜等，故药物的跨膜转运过程就是通过细胞膜的过程。药物的跨膜转运方式主要有被动转运（passive transport）和主动转运（active transport）两种。

（一）被动转运

被动转运又称下山转运（down-hill transport）。是指药物从细胞膜浓度高的一侧向浓度低的一侧转运，其转运的作用力来自于细胞膜两侧的药物浓度梯度。主要包括两种类型，即简单扩散（simple diffusion）和滤过（filtration）。大多数药物在体内的转运（吸收、分布和排泄）均属被动转运。

被动转运的特点为：①药物从浓度高向浓度低的一侧扩散渗透，当药物分子在细胞膜两侧的浓度相等时即达到动态平衡；②不需要载体；③不消耗能量；④分子量小、脂溶性较高、极性较小、非解离型药物易被转运，反之则不容易转运。

被动转运易受药物的溶解性和解离性的影响。因为细胞膜由脂质双分子所组成，因而脂溶性强的药物容易跨膜转运，而水溶性强的药物不易跨膜转运。药物的解离性是指水溶性药物在体液的 pH 改变的情况下可以解离生成离子型或非离子型。非离子型药物容易跨膜转运，而离子型药物由于携带有电荷不易跨膜转运。

临床所用药物多属弱酸性或弱碱性化合物，其离子化程度受其 pKa（酸性药物解离常数的负对数值）及其所在溶液的 pH 大小而定，这是影响药物跨膜被动转运的一个重要因素。弱酸性药物在 pH 低的环境中解离度小，经膜转运容易，在酸性溶液中易被吸收，在酸化的尿液中也易被再吸收；而弱碱性药物则与上述情况相反，在碱性溶液中易被吸收，在碱化的尿液中易被再吸收。

（二）主动转运

主动转运又称上山转运（up-hill transport）。是指药物从细胞膜浓度低的一侧向浓度高的一侧转运，使药物在机体的某些部位形成高浓度聚集。少部分药物和一些具有重要生理作用的离子如 Na^+、Ca^{2+}、K^+ 等的转运属于主动转运。

主动转运的特点有：①逆浓度转运，从浓度低的一侧向浓度高的另一侧转运（逆流或上山转运），当细胞膜一侧的药物转运完毕后转运即停止；②需要消耗能量；③需要载体，载体对药物有特异性和选择性；④具有饱和性；⑤当两个或两个以上的药物同时需要同一载体转运时，存在竞争性的抑制现象（competitive inhibition）。例如丙磺舒可以竞争性地与青霉素竞争肾小管上皮细胞膜上的载体，抑制青霉素从体内排泄，从而延长青霉素在机体内的有效浓度时间。

（三）其他转运方式

除被动转运与主动转运以外，体内的药物转运还可以通过易化扩散（facilitated diffusion）、胞吞（endocytosis）、胞饮（pinocytosis）、膜孔滤过（filtration through pores）和离子对转运（ion-pair transport）等方式进行。

二、药物的吸收

吸收是指药物从给药部位进入体循环的过程，血管内给药没有吸收过程。不同的给药途径有不同的吸收过程和特点。一般情况下，常用给药途径药物吸收的速度依次为：气雾吸入＞腹腔＞舌下含服＞肌内注射＞皮下注射＞口服给药＞皮肤给药。

（一）口服（per os）给药

口服给药是最安全、最简便和最常用的给药途径。小肠内 pH 接近中性，黏膜吸收面广，是主要吸收部位。影响药物吸收的因素较多，如药物的理化性质、胃的排空速率、胃液的 pH 大小和胃肠道的食物等。药物经消化道吸收后经门静脉进入肝脏，最后进入体循环。药物在吸收过程中部被肝脏和胃肠道的某些酶灭活代谢，使进入体循环的药物量减少，这种现象称为首过效应（first pass elimination，第一关卡效应）。舌下（sublingual）及直肠（per rectum）给药虽可避免首过消除，吸收也较迅速，但给药量有限，且有时吸收不完全。

（二）注射给药

静脉注射（intravenous injection，iv）使药物迅速进入体循环，没有吸收过程。肌内注射（intramuscular injection，im）及皮下注射（subcutaneous injection，sc）药物也可经毛细血管壁迅速吸收。注射液中加入少量缩血管药则可延长药物的局部作用。动脉注射（intra-arterial injection，ia）可将药物输送至该动脉分布部位发挥局部疗效。例如将溶解血栓的药物直接用导管注入冠状动脉以治疗心肌梗死。注射给药还可将药物注射至身体任何部位发挥作用，如局部麻醉。

（三）吸入给药

肺泡表面积大，药物到达肺泡后，吸收迅速。气体及挥发性药物（如全身麻醉药）可直接通过肺泡而进入体循环。吸入给药也能用于鼻咽部的局部治疗，如抗菌、消炎、祛痰、通鼻塞等。

（四）经皮（transdermal）给药

药物可通过皮肤吸收而到达局部或全身。近年来有许多促皮吸收剂如氮酮（azone）等，与药物制成贴皮剂如硝苯地平贴皮剂，以达到持久的全身疗效。对于容易经皮吸收的硝酸甘油也可制成缓释贴皮剂预防心绞痛发作。

三、药物与血浆蛋白的结合

药物进入循环后首先与血浆蛋白结合（plasma protein binding）。酸性药物多与清蛋白结合，碱性药物多与 α_1 酸性糖蛋白结合，还有少数药物与球蛋白结合。

药物因脂溶性各异而有不同的血浆蛋白结合率（血中与蛋白结合的药物与总药量的比值），且药物的血浆蛋白结合率随药物剂量进入体内增大而减少。药物与血浆蛋白的结合是可逆性的，结合后药理活性暂时消失。同时，因结合型药物分子变大，不能通过毛细管壁暂时"储存"于血液中而成为药物在体内的一种储藏形式。

药物与血浆蛋白结合特异性低，而血浆蛋白质的总量有限，故两个以上药物可与同一蛋白结合而发生竞争性抑制现象。如某药与血浆蛋白结合率达99%，当与另一药物竞争而置换使结合率下降1%时，则游离型（具有药理活性）药物浓度在理论上将增加100%，可能导致中毒。药物也可能与内源性代谢竞争与血浆蛋白结合，例如，磺胺药与胆红素竞争血浆蛋白结合，在新生儿可能导致核黄疸症。血浆蛋白过少（如营养不良或肝硬化）或变质（如尿毒症）时，药物血浆蛋白结合率下降，游离型药物浓度显著提高，容易发生毒性反应。

四、药物的分布

药物吸收后经过体循环到达机体组织器官的过程称为药物的分布。大部分药物在体内的分布属于被动转运。

吸收的药物从动脉向体循环血流量大的器官分布，再向血流量较小的器官输送，最终达到各组织器官间分布的动态平衡。如脂溶性高的静脉麻醉药硫喷妥钠先在血流量大的脑中分布而发挥麻醉效应，然后向脂肪组织等转移，使脑中的药物浓度迅速下降，麻醉效应很快消失。这种药物首先向血流量大的器官分布，然后向其他组织器官的转移现象称为药物的再分布（redistribution）。

药物进入机体经过一段时间后血药浓度趋向"稳定"，分布达到"平衡"，但各组织器官中的药物并不均等，血浆药物浓度与组织内浓度也不相等，这是由于药物与组织蛋白亲和力不同所致。血浆药物浓度高低可以反映靶器官药物结合量的多少，药物在靶器官的浓度高低决定了药物效应的强弱，故测定血浆药物浓度可以估算药物效应强弱。

药物的pKa及体液pH是决定药物分布的另一重要因素。细胞内液pH（约为7.0）略低于细胞外液（约7.4），弱碱性药物容易进入细胞内，在细胞内浓度略高，而弱酸性药物则不容易进入细胞内，在细胞外液浓度略高。根据这一原理，弱酸性药物苯巴比妥中毒时，用碳酸氢钠碱化血液及尿液可使脑细胞中药物迅速向血浆转移并加速自尿排泄，是重要救治措施之一。

血脑屏障（blood-brain barrier，BBB）是血-脑、血-脑脊液及脑脊液-脑三种屏障的总称，药物较难穿透，这就是药物在脑组织的浓度一般较低的原因。故一般情况下脑内的药物浓度总是低于血浆浓度，这是大脑的自我保护机制。只有脂溶性高、游离型分子多、分子量小的药物可以透过血脑屏障进入脑组织。但脑部有炎症时，血脑屏障的通透性可增加。

胎盘屏障（placental barrier）是胎盘绒毛与子宫血窦间的屏障。由于母体与胎儿间交换营养成分与代谢废物的需要，其通透性与一般毛细血管无显著差别。所有药物均能从母体通过胎盘进入胎儿体内，只是药物的量和进入的速度有差异而已。因而对妊娠妇女用药需特别小心。

五、药物的生物转化

药物在体内经过某些酶的作用其化学结构发生改变的现象称为药物的生物转化（biotransformation），又称为药物的代谢（metabolism）。

生物转化后，大多数药物的药理活性减弱或作用消失，即为灭活（inactivation）。少数药物经过生物转化后仍然具有药理活性或被活化而产生药理作用，也有的前体药物进入机体后需要经过生物转化才能成为有活性的药物。而有的药物经过生物转化后甚至产生有毒的代谢产物。

药物代谢通常包括两类反应：①Ⅰ相反应，包括氧化（oxidation）、还原（reduction）和水解（hydrolysis），主要是在肝药酶的作用下，引入或去除某些功能基团如羟基、羧基、巯基和氨基等，使原形药物成为极性增高的代谢产物；②Ⅱ相反应为结合反应，主要是在某些酶的作用下，代谢产物分子结构中的极性基团与体内的化学物质如葡萄糖醛酸、甘氨酸、牛磺酸、谷胱甘肽、谷氨酰胺、硫酸、乙酰基和甲基等结合，生成极性高、水溶性很强的代谢产物。Ⅱ相反应和部分Ⅰ相反应的代谢产物容易通过肾脏排泄。

生物转化是酶促反应，其催化酶主要有两大类：特异性酶与非特异性酶。特异性酶如胆碱脂酶（AChE）灭活乙酰胆碱（ACh）、单胺氧化酶（monoamine oxidase，MAO）转化单胺类药物等。非特异性酶是指肝细胞微粒体混合功能氧化酶系统（hepatic microsomal mixed-function oxidase system），简称肝药酶。

肝药酶由许多结构和功能相似的肝脏微粒体的细胞色素 P450（cytochrome P450）同工酶（isozyme）组成。肝脏微粒体的细胞色素 P450 酶系统是促进药物生物转化的主要酶系统，其基因和同工酶的多态性现象普遍，有很多亚型，目前已分离出 70 余种，主要参与药物代谢的Ⅰ相反应。

肝药酶有以下特点：①选择性低，能催化多种药物；②个体差异大，受各种原因的影响，肝药酶代谢活性的个体差异可高达一万倍以上；③此酶系统活性有限，在药物间容易发生竞争性抑制；④肝药酶的活性可因药物等因素的影响而改变，且易受药物的诱导或抑制。

能够增强肝药酶活性的药物称为肝药酶诱导剂（enzyme inducer）；反之，能够减弱或抑制肝药酶活性的药物称为肝药酶抑制剂（enzyme inhibiter）。例如苯巴比妥能促进滑面肌浆网增生，其中肝脏微粒体细胞色素 P450 酶系统活性增加，加速药物生物转化，这是其自身耐受性及与其他药物交叉耐受性的原因；西咪替丁抑制肝药酶活性，可使其他药物效应敏化。

六、药物的排泄

药物在体内最后的过程是排泄,是指药物及其代谢产物经过机体的排泄或分泌器官排出体外的过程。肾脏是主要排泄器官,其次是肺、胆道、肠道、唾液腺、乳腺和汗腺等。

(一) 肾排泄

肾是最重要的排泄器官,机体内的绝大多数代谢产物都是通过肾排出体外的。药物及其代谢产物先是经过肾小球滤过和(或)肾小管上皮分泌进入肾小管内。由于肾小球的通透性很高,绝大多数游离型药物和代谢产物都可以经过肾小球滤过。在肾小管中,随着原尿水分的重吸收,药物浓度逐渐上升,可显著高于血浆药物浓度。当超过血浆浓度时,有些极性低、脂溶性高的药物和代谢产物易经肾小管上皮细胞重吸收入血,排泄减少也较慢。而那些经过生物转化的极性高、水溶性代谢物不被再吸收而顺利排出。

药物在尿液中的被动转运可受尿液的 pH 改变的影响,改变尿液的 pH 的大小可以显著改变弱酸性或弱碱性药物的解离度,从而调节药物的重吸收程度。如弱酸性药物苯巴比妥中毒时,碱化尿液使酸性药物的解离度增加,减少药物的重吸收,加速排泄,这是药物中毒常用的解毒方法之一。

有些药物在近曲小管由载体主动转运入肾小管,排泄较快。肾小管的主动分泌有两个主动分泌通道,一是弱酸类通道,另一是弱碱类通道,分别由两类载体转运。同类药物间可能有竞争性抑制现象,例如丙磺舒抑制青霉素的主动分泌,使后者排泄减慢而提高血浆药物浓度,延长并增强药物疗效。

(二) 胆汁排泄

部分药物及其代谢产物以主动转运的方式从胆汁排泄,但不是药物排泄的主要途径。有些药物在肝细胞与葡萄糖醛酸等结合后排入胆汁中,随胆汁排泄达小肠后又被水解为游离药物,并被小肠上皮细胞重新吸收进入门静脉,称为肝肠循环(hepato - enteral circulation),使药物的作用时间延长。胆道引流的患者,药物的血浆半衰期将显著缩短,如氯霉素、洋地黄等。

(三) 肠道排泄

经肠道排泄的药物主要是口服未吸收的药物、随胆汁排泄到肠道的药物和由胃肠道上皮细胞主动分泌到肠道的药物。由于胃液酸度高,某些生物碱(如吗啡等)注射给药也可向胃液扩散,因而洗胃是该类药物中毒治疗和诊断的措施。

(四) 其他途径排泄

许多药物可以通过乳汁、唾液、汗液和呼出气等途径排泄。如碱性药物可以自乳汁排泄,哺乳婴儿可能受累。某些药物也可自唾液及汗液排泄,肺是某些挥发性药物的主要排泄途径之一,如乙醇可从呼吸道排出一部分。

第二节 药动学的基本概念

体内药量随时间而变化的过程是药动学研究的中心问题。体内不同组织器官和体液的药物浓度随时间变化而变化,这种动态的药物转运过程就称为药动学过程或速率过程。

一、药物的时-量关系曲线

给药后机体的血浆药物浓度随时间的变化而变化。以时间为横坐标,药物浓度为纵坐标所绘制的曲线图称为药物浓度-时间曲线图(concentration – time curve),又称为时-量关系曲线(图3-1)。

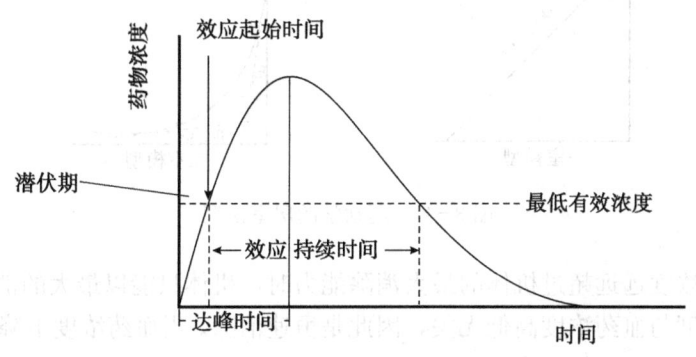

图3-1 典型时-量曲线图

由图可见,单次血管外给药后的时-量关系曲线图所反应的血浆药物浓度与时间之间的关系及其变化规律。药物在体内的吸收、分布、代谢和排泄没有严格的界限,只是在某一时段以某一过程为主而已。由时-量关系曲线与横坐标所形成的面积称为曲线下面积(area under the curve,AUC),其大小与药物吸收进入机体的药量成正比,反映进入体循环药物的相对分量。

二、药动学模型及药物消除动力学

(一)房室模型

在药动学中,房室模型(compartment models)是研究和应用较多的模型,它是在药动学中按照药物在体内转运的速率的差异性,以实验与理论相结合而设置的数学模型。由于药物进入血液循环后快速向组织分布,首先进入血注量大的肺、肾、心、脑等器官,然后再向其他组织分布,最后达到平衡(假平衡),因此设想机体由几个互相连通的房室(compartment)组成。目前常用的有一室模型(one compartment model)、二室模型(two compartment model)和非房室模型药动学分析(non – compartment pharmacokinetics)(图3-2)。

(二)药物的消除动力学

药物在体内随时间变化过程可用下列基本通式表达:$dC/dt = kC^n$。C为血药浓度,常用血浆药物浓度。k为常数,t为时间。由于C为单位血浆容积中的药量(A),故C也可用A代替:$dA/dt = kC^n$,式中$n=0$时为零级动力学(zero – order kinetics),$n=1$时为一级动力学(first – order kinetics),药物吸收时C(或A)为正值,消除时C(或A)为负值。

1. 零级消除动力学 单位时间内体内药物按照恒定的量消除,称为零级动力学消除,又称恒量消除。公式为:

$$dC/dt = -kC^n$$

当$n=0$时,$dC/dt = -k$

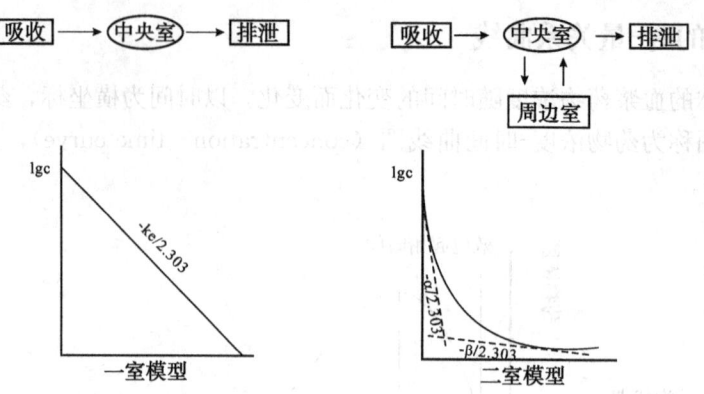

图 3-2 药动学的房室模型

当体内药物浓度远远超过机体的最大消除能力时，机体只能以最大的消除速率消除体内药物，其消除速度与血药浓度高低无关，因此是恒速消除。当血药浓度下降至机体最大消除能力以下时，则转为按一级动力学消除。按照零级动力学消除的药物，其 $t_{1/2}$ 不是一个恒定的值，可随血药浓度变化而变化。

2. 一级消除动力学 单位时间内体内药物按照恒定的比例消除，称为一级动力学消除，又称恒比消除。公式为：

$$dC/dt = -kC^n$$

当 $n=1$ 时，$-dC/dt = k_e C^1 = k_e C$，式中 k 用 k_e 表示为消除速率常数（elimination rate constant）。当机体的消除能力远远高于血药浓度时，药物从体内的消除按照一级动力学消除。进入体内的药物大多数是按照一级动力学消除的，药物的 $t_{1/2}$ 是恒定的。

三、药动学的重要参数

（一）生物利用度（bioavailability，F）

生物利用度是指血管外给药后，药物能够进入体循环的相对分量和相对速度。其公式为：

绝对生物利用度　　$F = AUC$（血管外给药）$/AUC$（血管内给药）$\times 100\%$

相对生物利用度　　$F = AUC$（供试药）$/AUC$（对照药）$\times 100\%$

绝对生物利用度是血管外给药的 AUC 与静脉给药的 AUC 的比值的百分率；而相对生物利用度是以相同给药途径来比较测试药物的 AUC 与对照标准药物的 AUC 比值的百分率。生物利用度是衡量药物制剂质量的一个重要指标。

（二）血浆清除率（plasma clearance，CL）

血浆清除率是药物自体内消除的一个重要指标，是肝、肾等的药物消除率的总和，即单位时间内多少容积血浆中的药物被全部消除干净，单位为 $L \cdot h^{-1}$。

其计算公式为：$CL = k_e Vd = C_0 Vd/AUC = A/AUC$

按照一级动力学消除的药物，Vd（表观分布容积）和 CL 都是很重要的药动学参数。Vd 可以由药物的理化性质所决定，而 CL 则由机体清除药物的主要组织器官的清除能力决定。因而

$$CL_{总} = CL_{肝} + CL_{肾} + CL_{其他组织}$$

可见药物的血浆清除率受多个器官功能的影响，当某个重要脏器如肝或肾的功能下降时，CL 值将下降，从而影响机体的血浆清除率。

(三) 表观分布容积 (apparent volume of distribution, Vd)

表观分布容积是指静脉注射一定量（A）药物达到动态平衡后，按测得的血浆药物浓度计算的体内药物总量应该占有体液的容积量。其计算公式为：

$$Vd = A/C_0 = FD/C_0$$

A 为体内已知药物总量，C_0 为药物在体内达到平衡时测得的药物浓度，F 为生物利用度，D 为给药量。根据 Vd 的大小可以推测药物在体内的分布情况。除少数不能透出血管的大分子药物外，多数药物的 Vd 值均大于血浆容积。

Vd 与 CL 的关系由下式表明：

$$CL = k_e Vd = C_0 Vd/AUC = A/AUC$$

(四) 血浆半衰期 (half life time, $t_{1/2}$)

$t_{1/2}$ 是指血浆药物浓度下降一半所需要的时间。按照一级动力学消除的药物，其一级动力学的速率公式为：

$$lgc_t = lgc_0 - 1/2.303 \times K_e$$

$t_{1/2}$ 的概念是当 $c_t/c_0 = 1/2$ 时，亦即 $c_t/c_0 = 2$ 代入上式得：

$$t_{1/2} = lg2 \times 2.303/K_e = 0.693/K_e$$

因此可知，按照一级动力学消除的药物，其 $t_{1/2}$ 是一恒定的值，不会因为血药浓度的高低而变化，体内的药物总量每个 $t_{1/2}$ 消除一半。

$t_{1/2}$ 的意义包括：① $t_{1/2}$ 反映机体清除药物的能力和消除药物的快慢；②按照一级动力学消除的药物，一次用药后，经过 5 个 $t_{1/2}$ 后体内的药物消除得所剩无几（<5%），可认为药物基本从体内排泄干净；而间隔一个 $t_{1/2}$ 给药一次，连续 5 个 $t_{1/2}$ 后体内药物浓度可以达到稳态水平；③肝肾功能不良的患者，其药物的消除能力下降，药物的 $t_{1/2}$ 将延长。

四、连续多次给药的血药浓度变化

在临床治疗中，常需连续重复多次给药以维持有效血药浓度。按照一级动力学消除的药物，开始恒速给药时药物吸收快于药物消除，体内药物蓄积，药物浓度逐渐增加。按计算约需 5 个 $t_{1/2}$ 达到血药稳态浓度（steady state concentration，C_{ss}），此时给药速度（RA）与消除速度（RE）相等。

静脉恒速滴注时血药浓度可以平稳地达到 C_{ss}。分次给药虽然平均血药浓度上升与静脉滴注相同，但实际上血药浓度上下波动，给药间隔时间越长波动越大。药物吸收达到 C_{ss} 后，如果调整剂量，则从调整剂量时开始需再经过 5 个 $t_{1/2}$ 方能达到需要的 C_{ss}。

有些药物或在病情危重需要立即达到有效血药浓度时，可于开始给药时采用负荷剂量（loading dose, D1），每隔一个 $t_{1/2}$ 给药一次时采用首剂加倍剂量的 D1 可使血药浓度迅速达到 C_{ss}。

理想的给药方案应该是使 $C_{ss\text{-}max}$ 略小于最小中毒血浆浓度（minimal toxic concentration，MTC），而 $C_{ss\text{-}min}$ 略大于最小有效血浆浓度（MEC）（图 3-3）。

临床用药可根据药动学参数如 Vd、CL、k_e、$t_{1/2}$ 及 AUC 等计算剂量及设计给药方案以

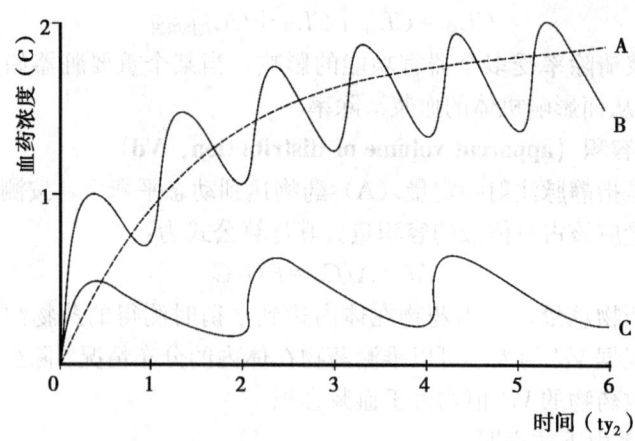

图 3-3 连续恒速给药时的时-量曲线

约经 5 个半衰期血药浓度达到稳态。给药间隔越短血药浓度波动越小。给药剂量越大,血药浓度越高。

A. 静脉滴注,Dm/$t_{1/2}$
B. 肌内注射,Dm/$t_{1/2}$
C. 肌内注射,1/2Dm/2$t_{1/2}$ Dm 维持剂量

达到并维持有效血药浓度。除了少数 $t_{1/2}$ 特长或特短的药物和按照零级动力学消除的药物外,一般可采用每一个 $t_{1/2}$ 给予半个有效量(half dose at half life interval)并将首次剂量加倍是有效、安全、快速的给药方法。

本章小结

药动学研究药物的吸收、分布、代谢和排泄四个过程;药物的跨膜转运有被动转运和主动转运;药物能与血浆蛋白结合,能在酶的作用下发生化学结构改变;肝药酶可被诱导或抑制;药物的消除动力学包括一级动力学和零级动力学。

思考题

1. 简述药动学的吸收、分布、代谢和排泄四个过程。
2. 简述被动转运和主动转运、肝药酶的特点。
3. 一级动力学和零级动力学有哪些特点?

第四章　影响药物效应的因素及合理用药原则

> **学 习 目 标**
> 熟悉　医患关系、处方用药、药物剂型、药动学、药效学等众多因素对药物效应的影响以及合理用药原则。

第一节　影响药物效应的因素

影响药物效应因素中，存在"医护（患者）-用药"和"药物-药效"，即患者遵照医护的医嘱用药、药物与机体的相互作用这两个问题。患者是否遵医嘱以及各种剂型的药物到达靶位后，药物与机体产生药动学和药效学相互作用等因素都可影响药物的效应。

一、医嘱方面的因素

患者遵医嘱用药是药物产生治疗效应的最基本因素。正确指引患者遵医嘱和观察药物作用是护理的核心内容。患者的心理活动与药物疗效关系密切，如无药理活性的安慰剂对有心理诱因的慢性病如头痛、血压升高、神经官能症等能获得50%甚至更高比率的"疗效"；在患者有疑虑时安慰剂可引起"不良反应"。

医护的言行能起安慰剂"效应"作用，也能产生"不良反应"甚至信任危机而拒绝遵医嘱，导致疗程中断或终止。因此，正确规范的医疗言语和操作，可给患者带来极大的安慰和心理上的信赖，这不仅可缓解病痛压力，还可以增强患者的治疗信心和遵医嘱的依从性。

二、机体方面的因素

（一）年龄

儿童机体各系统尚未发育完全，对药物常比成年人敏感。如新生儿用氯霉素可致灰婴综合征，儿童用四环素可引起变色或畸形的"四环素牙"、用氨基糖苷类可引起"耳毒性"等，用药宜特别谨慎；老人肝、肾和其他器官生理功能衰退，对药物的清除率下降，可至 $t_{1/2}$ 延长，药效增强或毒性增大；对药物敏感性增加甚至出现严重反应，如用中枢神经药物易引起精神错乱，用心血管药物易致血压下降及心律失常，用非甾体抗炎药易致胃肠出血，用 M 受体阻断药易导产生尿潴留、大便秘结以及青光眼发作等不良反应。此外，因记忆力减退，老人用药的依从性较差，在联合用药时，应详细指导用法并进行监护，防止错误使用造成药物无效或产生毒性。

（二）性别

男、女性对一般药物效应相似，但对女性月经、怀孕和分娩期宜慎重。如月经期和临产前用抗凝血药易引起子宫出血过多。妊娠期药物通过胎盘可影响胎儿,应禁用致畸胎药物。临产妇,应慎用影响子宫收缩药或抑制新生儿呼吸的吗啡等药物。哺乳妇用从乳汁分泌的药应暂停哺乳。

(三) 遗传因素

遗传因素对药动学的影响表现为药物代谢的快慢,如快速(和缓慢)灭活型;而对药效学的影响是引起机体对药物的反应异常,如6-磷酸葡萄糖脱氢酶缺乏者服用磺胺等药物后易发生溶血反应。

(四) 病理因素

患者的病理状态常影响药物效应。如在中枢神经系统抑制时,能耐受较大剂量的中枢兴奋药;反之,在中枢兴奋时用较大剂量的中枢抑制药才能产生效应。肝、肾功能低下时,药物的清除率降低、$t_{1/2}$延长、血药浓度增加、效应增强甚至产生严重不良反应。此外,药物可加重或诱发疾病,如阿司匹林、糖皮质激素可诱发或加重溃疡病。对于精神抑郁、情绪低落的患者,利血平、糖皮质激素及中枢抑制药可能导致其悲观厌世甚至自杀的倾向或行动,处方用药时应慎重并加强用药监护。

三、药物方面的因素

(一) 药物剂型和给药途径

与产生效应的速度相关,如:静脉注射＞气雾吸入＞舌下含服＞肌内注射＞皮下注射＞口服给药＞皮肤给药。急救常用注射给药,门诊常用口服剂型。药物可有多种剂型,而相同的剂型常有多种剂量规格,适用于不同治疗目的。用药必须按照药典规定的剂量,处方用药不可超过规定的最大用量(极量)。生物类药物剂量如青霉素、抗毒素(血清)、干扰素等易导致过敏反应,使用前需常规做皮肤过敏试验。

肠溶制剂可避免对胃刺激或被胃酸分解失效。缓释剂型可较长时间维持有效血药浓度和持久药效长效。在使用肠溶制剂或缓释剂型时常需保持药物剂型的完整性,如嚼碎或研碎服用则药效减低、无效甚至产生不良反应。

(二) 联合用药及药物相互作用

临床上常联合用药产生协同作用起杀灭病原体、根治疾病或防止耐药性产生等效果。也可产生拮抗作用以减少不良反应或解救药物中毒。但不合理的多药联用也常导致药物间不良的相互作用而降低疗效,加重不良反应甚至产生药源性疾病。在联合用药时可产生药物相互作用:如注射剂应注意配伍禁忌。合用肝药酶抑制药和肝药酶诱导药时,可改变肝药酶的活性,使药物的血药浓度升高或降低而影响其效应。

(三) 药物对机体反应性的影响

在用药过程中,药物对机体的反应性改变可产生致敏反应、耐受性(耐药性)以及产生药物依赖性。

长期用受体拮抗或受体激动药会引起受体上调或下调,如长期应用β受体阻断药之后受体上调,突然停药使原病情加重,如血压剧升、心绞痛发作甚至导致急性心肌梗死或猝死。因此宜逐渐减量停药,避免停药反跳。

第二节 合理用药原则

合理用药是为了根治疾患，控制症状、促进康复并对提高生存质量和延长寿命有益，基本原则有：

1. 明确诊断，慎重用药　选药时需要权衡疗效与不良反应，从用药指征和药物经济学等角度综合考虑患者用药的适应证、禁忌证和经济承受能力。

2. 选择合适的给药方案　选用"高效、低毒、价廉和易用"的药物，规范用药疗程。合并用药应有明确的依据，避免浪费药物或滥用诱发药源性疾病。

3. 因人制宜，用药个体化　用药宜因人、因地、因时和病情调整，注意个体差异，加强用药监护，并优化治疗方案做到个体化治疗。

4. 对因对症治疗并重　重视根治病因和缓解症状，还要注重维持生命的支持疗法。如治疗感染中毒性休克，用抗感染、抗休克和维持呼吸循环等综合疗法。

5. 及时调整药物治疗方案　确定诊断和开出处方仅是治疗的开始，在治疗过程中，医生、护士和患者应随时沟通，遵医嘱用药并严密观察药物的疗效和不良反应，及时调整药物和剂量，以获得安全有效的治疗。

本章小结

影响药物的因素较多，包括医嘱的、机体的和药物的，临床用药时必须认真分析这几个方面的因素，认真坚持合理用药的原则，才能达到用药的目的。

思考题

1. 哪些因素可以影响药物的作用？
2. 合理用药的原则有哪些？

第五章 传出神经系统药物概论

> **学习目标**
> 1. 掌握 传出神经按递质分类、主要递质及其受体以及传出神经系统的生理功能；
> 2. 熟悉 传出神经系统药物的作用方式和分类。

第一节 传出神经系统的分类

一、按解剖学分类

传出神经系统包括自主神经系统及运动神经系统。自主神经系统包括交感神经和副交感神经，主要支配心脏、平滑肌、腺体等效应器；运动神经系统支配、调控骨骼肌的活动。

二、按神经末梢释放的递质分类

根据传出神经末梢释放的递质不同，可将传出神经主要分为两大类：

（一）胆碱能神经（cholinergic nerve）

胆碱能神经兴奋时其末梢释放乙酰胆碱（acetylcholine，ACh）。包括：①全部交感神经和副交感神经的节前纤维；②全部副交感神经的节后纤维；③运动神经；④极少数交感神经节后纤维，如支配汗腺、骨骼肌血管的部分神经。

（二）去甲肾上腺素能神经（adrenergic nerve）

去甲肾上腺素能神经兴奋时其末梢释放去甲肾上腺素（noradrenaline，NA），绝大多数交感神经的节后纤维属于此类神经。

第二节 传出神经系统的递质和受体

一、传出神经突触的结构与神经冲动的化学传递

突触包括突触前膜、突触间隙和突触后膜三部分，在突触前膜内侧的轴浆内含有大量的突触囊泡。突触后膜和前膜上有受体和代谢递质的酶。交感神经末梢分为许多细微的神经分支，这些神经分支都有连续的膨胀部分呈稀疏串珠状，称为膨体，内有线粒体和突触囊泡等亚细胞结构。突触囊泡内含有高浓度的神经递质 NA 和 ACh。当神经冲动到达神经末梢时，在突触释放化学传递物质，即神经递质。神经递质通过突触间隙，作用于次一级神经元或效应器突触后膜上的受体，产生相应的生物效应。不同神经纤维兴奋时，其末梢释放的神经递

质不同（图 5-1）。

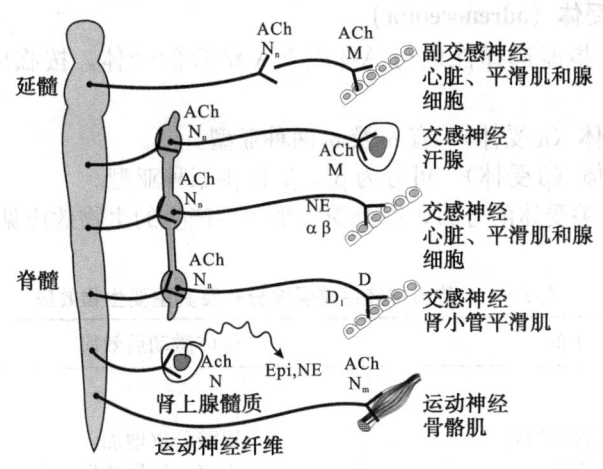

图 5-1 传出神经系统示意图

二、传出神经系统的递质

（一）乙酰胆碱（ACh）

ACh 为胆碱能神经的递质，主要在胆碱能神经末梢，由胆碱和乙酰辅酶 A 在胆碱乙酰化酶催化下合成，然后转移到突触囊泡中贮存。当动作电位到达神经末梢时，突触囊泡内的 ACh 释放至突触间隙，与突触后膜上的受体结合，产生效应。同时，释放的 ACh 在数毫秒内即被突触间隙中的胆碱酯酶（acetylcholinesterase，AChE）水解而终止效应。

（二）去甲肾上腺素（NA）

NA 主要在去甲肾上腺素能神经末梢合成，贮存于突触囊泡中。当神经冲动到达神经末梢时，突触囊泡中的 NA 释放到突触间隙，与突触后膜上受体结合产生相应效应。在突触间隙，NA 作用的消除主要靠突触前膜主动转运泵摄取到神经末梢内，进入突触囊泡贮存备用，这种摄取称为摄取 1。摄取量为释放量的 75%～90%，剩余未进入突触囊泡的 NA 被胞质液中线粒体膜上的单胺氧化酶（monoamine oxidase，MAO）代谢。非神经组织如心肌、血管和肠道平滑肌等也能摄取 NA，这种摄取方式称为摄取 2，经此种摄取后的 NA 在细胞内很快被儿茶酚氧位甲基转移酶（catechol-O-methyl transferase，COMT）和 MAO 代谢。另有极少部分 NA 还可以从突触间隙扩散到血液，然后在肝、肾等组织被 COMT 和 MAO 代谢。

三、传出神经系统的受体

传出神经系统的相关受体根据与之结合的递质主要分为两大类。

（一）胆碱受体（cholinoceptor）

胆碱受体是指能选择性地与 ACh 结合的受体。分为两类：

1. 毒蕈碱型受体（M 胆碱受体） 此型受体对毒蕈碱较为敏感，主要分布在副交感神经节后纤维所支配的效应器细胞膜上。

2. 烟碱型受体（N 胆碱受体） 此型受体对烟碱较为敏感，该型受体分为 N_n 和 N_m 两种亚型。

(二) 肾上腺素受体 (adrenoceptor)

肾上腺素受体是指能选择性地与 AD 或 NA 结合的受体。按临床药物作用主要分为两类：

1. α肾上腺素受体（α受体） 有 α_1 及 α_2 两种亚型。
2. β肾上腺素受体（β受体） 可分为 β_1、β_2 和 β_3 三种亚型。

传出神经系统相关受体的分布，以及受体激动后产生的生物效应见表 5-1。

表 5-1 传出神经系统受体分布及其主要生物效应

受体	分布	受体激动后效应
胆碱受体		
M 受体	胃壁细胞	胃酸分泌增加
	心脏	心率、传导减慢，收缩力减弱
	血管	扩张
	内脏平滑肌	收缩
	外分泌腺	分泌增加
	瞳孔括约肌、睫状肌	收缩
N 受体		
N_n 受体	神经节	兴奋
	肾上腺髓质	肾上腺素分泌
N_m 受体	骨骼肌运动终板	骨骼肌收缩
肾上腺素受体		
α受体		
α_1 受体	皮肤、黏膜、内脏血管平滑肌	收缩
	瞳孔开大肌	扩瞳
α_2 受体	突触前膜	负反馈调节，抑制 NA 释放
β受体		
β_1 受体	心脏	心率、传导加快，收缩力增强
	支气管平滑肌	舒张
β_2 受体	冠脉、骨骼肌血管	舒张
	肝脏	肝糖原分解增加，促糖异生
β_3 受体	脂肪组织	脂肪分解

第三节 传出神经系统药物的作用方式和分类

一、传出神经系统药物的作用方式

(一) 直接作用于受体

药物与受体结合后，通过激动或阻断受体产生效应。

(二) 影响神经递质

1. **影响递质的生物合成** 如宓胆碱（hemicholinium）能抑制 ACh 的生物合成。
2. **影响递质的转化** 如胆碱酯酶抑制药通过抑制胆碱酯酶活性，产生间接拟胆碱作用。
3. **影响递质的释放和贮存** 如间羟胺可促使 NA 的释放；利血平通过耗竭突触囊泡内 NA 发挥作用。

二、传出神经系统药物的分类

作用于传出神经系统的药物，根据其对受体的影响及产生的相应药理作用分类如下（表 5-2）：

表 5-2 传出神经系统药物分类及代表药物

拟似药	拮抗药
拟胆碱药	抗胆碱药
①胆碱受体激动药	①M 受体阻断药（阿托品）
M、N 受体激动药（卡巴胆碱）	②N_n 受体阻断药（美加明）
M 受体激动药（毛果芸香碱）	N_m 受体阻断药（筒箭毒碱）
N 受体激动药（烟碱）	
②胆碱酯酶抑制药（新斯的明）	
拟肾上腺素药	抗肾上腺素药
①α、β 受体激动药（肾上腺素）	①α、β 受体阻断药（拉贝洛尔）
②α 受体激动药（去甲肾上腺素）	②α 受体阻断药（酚妥拉明）
③β 受体激动药（异丙肾上腺素）	$α_1$ 受体阻断药（哌唑嗪）
$β_1$ 受体激动药（多巴酚丁胺）	③β 受体阻断药（普萘洛尔）
$β_2$ 受体激动药（沙丁胺醇）	$β_1$ 受体阻断药（醋丁洛尔）

本章小结

按神经末梢释放的递质不同，传出神经分为胆碱能神经和去甲肾上腺素能神经；传出神经的递质有乙酰胆碱和去甲肾上腺素，受体有胆碱受体和肾上腺素受体及多种亚型；传出神经系统药物通过作用于受体或影响递质发生作用。

思考题

1. 试述传出神经系统药物的基本作用方式？
2. 根据传出神经末梢释放的递质不同，可将传出神经分为几类？

第六章 胆碱受体激动药

学习目标
1. 掌握　毛果芸香碱的药理作用、用途及应用注意事项。
2. 熟悉　乙酰胆碱的 M、N 样作用。

胆碱受体激动药是作用与乙酰胆碱类似的一类药物，根据作用方式的不同，可分为直接激动胆碱受体的拟胆碱药和间接作用的抗胆碱酯酶药。

胆碱受体激动药（cholinoceptor agonists）通过与胆碱受体结合，直接激动胆碱受体，产生与乙酰胆碱类似的直接拟胆碱作用。根据胆碱受体激动药的作用方式，可分为两类：完全拟胆碱药和 M 受体激动药。

第一节　完全拟胆碱药

乙酰胆碱（acetylcholine，ACh）　ACh 是中枢和外周胆碱能神经的内源性神经递质，作用十分广泛，不良反应较多，目前主要作为药理实验研究的工具药，无临床应用价值。但熟悉 ACh 的药理作用将有助于对胆碱受体激动药作用的理解。

【药理作用】ACh 可直接激动 M 受体和 N 受体，兼有 M 样作用和 N 样作用。

1. M 样作用　又称毒蕈碱样作用。小剂量 ACh 静脉注射可激动外周全部 M 受体，产生与节后胆碱能神经纤维兴奋时相似的效应，即 M 样作用。如瞳孔括约肌和睫状肌收缩，瞳孔缩小；腺体（泪腺、汗腺、支气管腺体、消化腺等）分泌增加；平滑肌（支气管平滑肌、胃肠平滑肌等）兴奋收缩；心血管系统功能抑制，心率减慢、心肌收缩力减弱、血管舒张、血压下降等。

2. N 样作用　又称烟碱样作用。静脉注射剂量稍大时，ACh 除激动 M 受体外，还可激动神经节的 N_n 受体、肾上腺髓质嗜铬细胞的 N_n 受体和运动终板的 N_m 受体，产生与全部自主神经节和运动神经兴奋相似的 N 样作用。由于许多传出神经的效应器是由胆碱能神经和肾上腺素能神经双重支配，且常以其中一类神经支配占优势，故全部自主神经节兴奋的表现较为复杂。其中，胃肠、膀胱平滑肌和腺体为胆碱能神经占优势，而心肌和小血管则以肾上腺素能神经占优势。当稍大剂量的 ACh 激动自主神经节的 N_n 受体时，不仅表现有胃肠和膀胱平滑肌收缩、腺体分泌增加等作用，而且还表现为心脏兴奋、血管收缩、血压升高。ACh 还能激动骨骼肌运动终板上的 N_m 受体，而使骨骼肌收缩。

第二节　M 胆碱受体激动药

毛果芸香碱（pilocarpine，匹鲁卡品）　毛果芸香碱是从毛果芸香属植物中提取的生物碱，其水溶液稳定，现已能人工合成。

【药理作用】毛果芸香碱可选择性激动 M 受体，产生 M 样作用，对眼和腺体作用最为明显。

1. 眼　毛果芸香碱溶液滴眼，可引起瞳孔缩小、眼内压下降和调节痉挛等方面的改变（图 6-1）。

（1）缩瞳：瞳孔大小的变化与虹膜内两种平滑肌（瞳孔括约肌和瞳孔开大肌）的舒缩有关。毛果芸香碱通过激动瞳孔括约肌上的 M 受体，使瞳孔括约肌收缩，表现为瞳孔缩小。

（2）降低眼内压：房水是由睫状体上皮细胞生成，房水可以使眼球内具有一定压力，称为眼内压，眼内压的维持依赖于房水的生成和正常循环。如房水生成过多或回流障碍，则使眼内压升高，眼内压持续升高可致青光眼。毛果芸香碱通过缩瞳作用使虹膜向瞳孔中心拉紧，虹膜根部变薄，前房角间隙变大，房水易于通过小梁网进入巩膜静脉窦，引起眼内压下降。

（3）调节痉挛：眼睛通过改变晶状体的屈光度，使其聚焦适于视远物或近物的过程称为视力调节。毛果芸香碱通过激动 M 受体，使睫状肌的环状纤维向眼中心方向收缩，导致悬韧带松弛，晶状体靠自身弹性变凸，屈光度增加，从而使远距离物体不能成像在视网膜上，此时眼持续处于视近物清楚、视远物模糊的状态，称为调节痉挛。

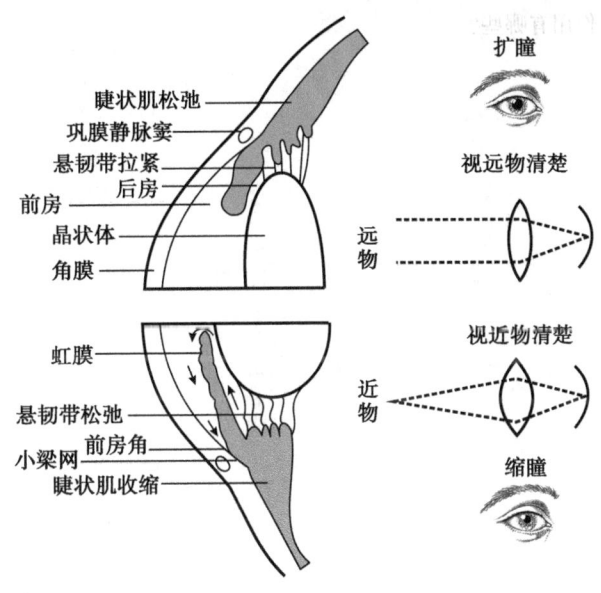

图 6-1　药物对眼的作用

上图：M 受体阻断药的作用；
下图：M 受体激动药的作用，箭头表示房水循环方向。

2. 腺体　毛果芸香碱通过激动 M 受体，使腺体分泌增加，以汗腺和唾液腺分泌增加最为明显，泪腺、胃腺、胰腺等分泌也可增加。

【临床应用】

1. 青光眼　青光眼为常见的眼科疾病，可分为闭角型青光眼和开角型青光眼。毛果芸香碱对闭角型青光眼疗效较好，用药后通过缩瞳作用，使前房角间隙扩大，改善房水循环，迅速降低眼内压，消除青光眼的症状。毛果芸香碱对开角型青光眼的早期也有一定疗效，用药后通过缩瞳作用牵拉、扩张巩膜静脉窦周围的小血管，并通过收缩睫状肌使小梁网结构发生改变，有利于房水回流，导致眼内压降低，缓解或消除青光眼症状。

2. 虹膜炎 缩瞳药（如毛果芸香碱）与扩瞳药（如阿托品）交替使用，防止虹膜炎造成的虹膜与晶状体的粘连。

3. 缩瞳 拮抗扩瞳药引起的畏光等副作用。可用于术后或验光检查眼底。

4. 其他 缓解口腔黏膜干燥症的症状。可用于长期应用 M 受体阻断如阿托品类、抗精神病药等或进行鼻咽部、喉部的放疗后引起的口腔黏膜干燥症。也用于抗胆碱药阿托品中毒的解救。

本章小结

胆碱受体激动药分为完全拟胆碱药和 M 受体激动药两类；乙酰胆碱有 M 样作用和 N 样作用；毛果芸香碱可引起缩瞳、眼内压降低和调节痉挛，以及腺体分泌增加，主要用于青光眼的治疗。

思考题

1. 叙述毛果芸香碱对眼睛的作用及临床应用。
2. 乙酰胆碱的 M 样作用有哪些？

第七章 抗胆碱酯酶药和胆碱酯酶复活药

学习目标

1. 掌握 新斯的明和毒扁豆碱的药理作用、作用机制，新斯的明的临床应用和不良反应，毒扁豆碱在眼科的应用；
2. 掌握 有机磷酸酯类的毒理及胆碱酯酶复活药的作用机制和临床应用；
3. 了解 抗胆碱酯酶药的概念、分类。

胆碱酯酶（AChE），主要存在于胆碱能神经元、神经肌肉接头等组织中，是体内迅速水解乙酰胆碱（ACh）的专一性酶。抗胆碱酯酶药也能与AChE结合，但结合较ACh牢固、水解较慢，因而抑制AChE活性，使胆碱能神经末梢释放的ACh灭活减少而堆积，激动M受体及N受体，因此也称间接拟胆碱药。

根据药物与AChE结合后解离速度的快慢，分为易逆性抗胆碱酯酶药和难逆性抗胆碱酯酶药两类。

第一节 易逆性抗胆碱酯酶药

（一）新斯的明（neostigmine）

新斯的明脂溶性低，不易透过血脑屏障，故无明显的中枢作用；不易透过角膜屏障，一般不作为缩瞳药使用。

【药理作用】新斯的明可与ACh竞争和AChE的结合，使AChE暂时失去活性。新斯的明的作用具有选择性，对心血管、腺体等作用较弱；对骨骼肌的兴奋作用最强，作用机制为：①抑制胆碱酯酶；②直接激动骨骼肌运动终板上的N_m受体；③促进运动神经末梢释放ACh。

【临床应用】

1. 重症肌无力 重症肌无力属自身免疫性神经肌肉传递功能障碍性疾病。新斯的明对骨骼肌具有选择性作用，给药后可迅速改善重症肌无力的症状。
2. 术后腹气胀和尿潴留 新斯的明能兴奋胃肠平滑肌及膀胱逼尿肌，松弛括约肌。
3. 阵发性室上性心动过速 新斯的明可使心率减慢。
4. 肌松药中毒解救 适用于非除极化型肌松药（如筒箭毒碱）过量中毒的解救。
5. 阿托品中毒解救 可对抗阿托品中毒引起的外周症状。

【不良反应】治疗量时不良反应较少，过量可产生恶心、呕吐、腹痛、心动过缓、肌束颤动等症状。中毒量可致胆碱能危象等。禁用于机械性肠梗阻、尿路梗阻、肌麻痹及支气管哮喘患者。

(二) 毒扁豆碱 (physostigmine, 依色林)

毒扁豆碱是从西非毒扁豆种子中提取的一种生物碱，药用人工合成品。

【药理作用与临床应用】毒扁豆碱通过抑制 AChE，使神经末梢释放的 ACh 的灭活减少而发生作用。可透过血脑屏障，产生中枢神经系统作用。主要用于眼科治疗青光眼，作用较毛果芸香碱快、强而持久，一次用药作用可维持 1～2d。

【不良反应】滴眼后可致头痛、视物模糊等。滴眼时也应压迫内眦。

第二节 有机磷酸酯类中毒及胆碱酯酶复活药

有机磷酸酯类属难逆性抗胆碱酯酶药，包括内吸磷 (1059)、对硫磷 (1605)、敌敌畏 (DDVP)、乐果等农业杀虫剂，以及沙林、索曼等化学战争毒气。

一、中毒机制及症状

有机磷酸酯类可经消化道、呼吸道、黏膜及皮肤吸收，具有强烈毒性。

【中毒机制】有机磷酸酯类进入机体后，其中的磷原子与 AChE 酯解部位丝氨酸上的羟基形成共价键，生成难以水解的磷酰化胆碱酯酶，使 AChE 失去水解 ACh 的能力，致 ACh 在体内蓄积，引起一系列中毒症状：轻度中毒有 M 样症状；中度时出现 N 样症状；重度中毒时伴有中枢神经系统症状。如果中毒时间较长，或未及时应用胆碱酯酶复活药，则可生成更加稳定的单烷氧基磷酰化胆碱酯酶，这种现象称为"老化"，此时即使应用胆碱酯酶复活药，也不能使酶的活性恢复。须待新生的 AChE 形成，才能逐渐恢复水解 ACh 的活性。

【急性中毒症状】

1. M 样症状 ①眼：瞳孔缩小、视物模糊；②腺体：流涎、大汗淋漓和通气障碍；③呼吸系统：支气管平滑肌痉挛，出现胸闷、呼吸困难；④消化系统：恶心、呕吐、腹痛、腹泻和大便失禁；⑤泌尿系统：小便失禁等；⑥心血管系统：心率减慢，血压下降等。

2. N 样症状 心率加快，血压升高；肌束颤动，常先从眼睑、颜面等处小肌肉开始，逐渐发展至全身，继而转为肌无力，甚至出现肌麻痹。

3. 中枢症状 一般表现为先兴奋后抑制，如失眠、躁动、不安、幻觉，甚至抽搐、惊厥、中枢抑制，可导致循环衰竭和呼吸停止。

二、急性中毒的解救原则

1. 迅速清除毒物 为防止毒物继续吸收，经皮肤吸收中毒者，应用温水或肥皂水清洗染毒皮肤；对经消化道中毒者，一般可用 2% 碳酸氢钠或 1% 盐水反复洗胃，直至洗出液中不含有机磷酸酯类味，然后再用硫酸镁导泻。

2. 应用 M 胆碱受体阻断药 当发生急性中毒时，除采取一般对症治疗（如吸氧、人工呼吸、补液、抗休克等）处理外，应及早、足量、反复注射阿托品以缓解有机磷酸酯类中毒症状和体征，其剂量视病情轻重而定。一般可给至出现轻度阿托品化（如出现瞳孔扩大、颜面潮红、心率加快、口干、轻度躁动不安等）表现后维持 24～48h，再酌情逐渐减量。

3. 应用胆碱酯酶复活药 应及时、足量使用胆碱酯酶复活药以恢复胆碱酯酶的活性。

三、胆碱酯酶复活药

(一) 氯磷定 (pralidoxime chloride)

氯磷定水溶性高，水溶液稳定，可静脉注射或肌内注射给药。

【药理作用与作用机制】 氯磷定具有复活胆碱酯酶的作用，其机制：①氯磷定与磷酰化胆碱酯酶结合，形成氯磷定-磷酰化胆碱酯酶复合物，然后裂解形成磷酰化氯磷定和游离的胆碱酯酶，酶活性恢复；②氯磷定与体内游离的有机磷酸酯类结合，形成磷酰化氯磷定，从而阻止游离的有机磷酸酯类进一步与胆碱酯酶结合；③氯磷定还可直接与胆碱酯酶结合，从而减少有机磷酸酯类与胆碱酯酶的结合。

【临床应用】 临床主要用于中度和重度有机磷酸酯类中毒的解救，可静脉、肌内或皮下注射给药。可迅速对抗肌束震颤，但对体内堆积的 ACh 无直接对抗作用，故应与阿托品联合应用，及时控制症状。对已"老化"的磷酰化胆碱酯酶无效或疗效差，因此，应及早使用。

【不良反应】 有恶心、呕吐、心动过速等。注射速度过快可出现眩晕、视力模糊等。剂量过大，可引起神经肌肉接头阻滞，甚至导致呼吸抑制。

(二) 碘解磷定 (pralidoxime iodide，派姆)

碘解磷定为最早用于临床的胆碱酯酶复活药。其药理作用和临床应用与氯磷定相似，仅能静脉给药，不良反应较多，故目前已较少应用。

本章小结

抗胆碱酯酶药通过抑制 AChE 活性而产生作用。新斯的明对骨骼肌的兴奋作用最强，临床用于重症肌无力等的治疗。毒扁豆碱主要用于治疗青光眼。有机磷酸酯类抑制 AChE 而引起毒性，有 M 样、N 样等中毒症状，可通过清除毒物，应用阿托品和胆碱酯酶复活药进行解救。

思考题

1. 试叙述新斯的明的临床应用及其药理学依据？
2. 为什么中度或重度有机磷酸酯类中毒时，必须合用阿托品和碘解磷定？

第八章 胆碱受体阻断药

学 习 目 标

1. 掌握 阿托品作用、用途与不良反应，山莨菪碱、东莨菪碱作用特点及主要应用；
2. 熟悉 肌松药分类、代表药及其机制；
3. 了解 其他阿托品合成代用品作用特点及主要应用。

胆碱受体阻断药能与胆碱受体结合，阻断乙酰胆碱（ACh）或胆碱受体激动药与胆碱受体结合，从而产生抗胆碱作用，故又称为抗胆碱药。根据抗胆碱药对 M 受体和 N 受体选择性的不同，可分为 M 胆碱受体及 N（N_n、N_m）胆碱受体阻断药。

第一节 阿托品类生物碱及人工合成代用品

一、阿托品类生物碱

阿托品是本类代表药。阿托品、东莨菪碱和山莨菪碱是由茄科植物（如颠茄、洋金花）提取得到的生物碱。目前，药用有多种阿托品的人工合成代用品。

（一）阿托品 (atropine)

【体内过程】阿托品口服吸收迅速，$t_{1/2}$ 为 2～4h，阿托品也可经黏膜吸收。吸收后广泛分布于全身组织。阿托品通过房水循环排出较慢，故滴眼后其作用可持续数天至一周。

【作用机制】阿托品与 M 胆碱受体具有亲和力而无内在活性，故与受体结合而不能激动 M 胆碱受体，可竞争性拮抗 ACh 或其他 M 胆碱受体激动药对 M 胆碱受体的激动作用。阿托品对外源性给予的 ACh 拮抗作用强，对内源性释放的 ACh 拮抗作用较弱，大剂量时可阻断 N_n 受体。

【药理作用】阿托品作用于 M 胆碱受体，但对 M 胆碱受体的亚型（M_1，M_2，M_3）选择性较低，故作用广泛，但不同效应器上的 M 胆碱受体对阿托品的敏感性不同，故阿托品对各效应器的作用强弱随剂量大小而不同。

1. 阻断 M 胆碱受体

（1）抑制腺体分泌：腺体对阿托品作用敏感，敏感性由高到低依次为唾液腺、汗腺、泪腺、支气管腺体等。应用小剂量即可出现腺体分泌减少，引起口干、皮肤干燥和呼吸道分泌物减少；随剂量增大，抑制作用更为增强，大剂量时可因为汗腺分泌的抑制而使体温升高。较大剂量尚可减少胃液分泌，但因胃酸分泌除受迷走神经调节外，还受体液因素（如促胃液素）的调节，故对胃酸分泌的影响较小。

（2）扩瞳、升高眼内压和调节麻痹：阿托品可阻断瞳孔括约肌上的 M 胆碱受体，使去甲肾上腺素能神经支配的瞳孔开大肌功能占优势，导致瞳孔散大。由于瞳孔扩大使虹膜退向周边部，因而前房角间隙变窄，阻碍房水回流进入巩膜静脉窦，导致眼内压升高，故禁用于青光眼或眼压升高倾向者。阿托品还可阻断睫状肌上的 M 胆碱受体，使睫状肌松弛，悬韧带拉紧，晶状体固定在扁平状态，眼的调节能力受抑，屈光度降低，视远物清楚，视近物模糊，称为调节麻痹（图 6-1）。

（3）解除内脏平滑肌痉挛：阿托品通过阻断内脏平滑肌上的 M 胆碱受体，松弛内脏平滑肌，其作用强度取决于平滑肌的功能状态和不同内脏平滑肌对阿托品的敏感性。治疗量时，对正常活动的平滑肌影响较小，但对过度活动或痉挛的平滑肌，阿托品的松弛作用较为显著。

（4）解除迷走神经对心脏的抑制：较大剂量阿托品（1～2 mg）可阻断心脏 M 胆碱受体，解除迷走神经对心脏的抑制作用，使心率加快。心率加快的程度取决于迷走神经对心脏抑制的程度，在迷走神经张力高的青壮年，心率加快作用明显，而对幼儿和老人，影响则很小。

2. 扩张血管 治疗剂量阿托品对血管和血压无明显影响，大剂量阿托品能扩张外周及内脏血管，解除小血管痉挛，特别是对处于痉挛状态的皮肤血管有明显解痉作用。表现为皮肤潮红、温热，尤以面颈部较为显著。因此，在微循环小血管痉挛时，大剂量阿托品具有明显的解痉作用，可改善微循环，增加重要脏器的血液灌流，迅速缓解组织缺氧状态。阿托品的血管扩张作用机制尚未阐明。

3. 兴奋中枢神经系统 阿托品能通过血脑屏障，兴奋中枢。随着剂量的增加，可出现烦躁不安、多言、谵妄、幻觉、定向障碍、运动失调和惊厥等，严重中毒时可由兴奋转入抑制，出现昏迷及呼吸麻痹而死亡。

【临床应用】

1. 缓解内脏绞痛 适用于各种内脏绞痛。抑制胃肠平滑肌痉挛的作用最好，缓解胃肠绞痛；也可改善膀胱刺激症状；也用于治疗遗尿症；但对胆绞痛、肾绞痛等剧痛效果较差，常需与镇痛药吗啡或哌替啶合用以增强疗效。

2. 抑制腺体分泌 临床主要用于全身麻醉前给药，可减少全麻药特别是吸入性全麻药刺激引起的唾液腺和支气管腺体分泌；也可用于严重盗汗和流涎症（如金属中毒和帕金森病）。

3. 眼科应用 滴眼扩瞳用于检查眼底、儿童验光以及与缩瞳药交替使用以预防虹膜睫状体炎引起的粘连。因阿托品作用时间较长，目前常用短效的托吡卡品作为替代药。儿童验光仍需用阿托品，以充分阻断睫状肌调节，精确检测屈光度。

4. 抗缓慢型心律失常 用于治疗窦性心动过缓、房室传导阻滞等缓慢型心律失常。

5. 抗休克 用于感染中毒性休克的治疗。由于阿托品副作用较多，目前多用山莨菪碱。

6. 其他 还用于解救有机磷酸酯类中毒，以及 M 受体激动药中毒。

【不良反应及禁忌证】阿托品作用广泛，其不良反应与剂量相关。常见不良反应有口鼻咽喉干燥、出汗减少、皮肤干燥潮红；视近物模糊、心悸、排尿困难、便秘等，还可出现中枢不同程度的兴奋症状，如多语、焦躁不安、谵妄等。还可产生幻觉、运动失调、定向障碍和惊厥等，严重者可由中枢兴奋转入抑制，出现昏迷和呼吸麻痹等，甚至呼吸衰竭。

【中毒解救】阿托品中毒解救措施主要为对症治疗。如为口服中毒，应立即洗胃、导泻，以促进体内毒物排出。缓慢静脉注射拟胆碱药（新斯的明、毒扁豆碱、毛果芸香碱等）可迅速对抗阿托品的中毒症状。中枢兴奋症状明显时，可选用地西泮或短效巴比妥类，但不可过量。呼吸抑制可采用人工呼吸及吸氧。

（二）山莨菪碱（anisodamine，654）

山莨菪碱是从茄科植物山莨菪中提出的生物碱，为左旋体（简称654）。其天然品称为654-1，人工合成品（为消旋体）称为654-2。山莨菪碱口服吸收较差，多采用肌内注射给药，注射后迅速经肾排泄。

山莨菪碱能阻断M胆碱受体，其对抗ACh所致平滑肌痉挛及心血管系统抑制作用与阿托品相似而稍弱，大剂量可用于解除小血管痉挛，增加组织血流灌注量，改善微循环。抑制腺体分泌、扩瞳作用较弱，因不易透过血脑屏障，故极少引起中枢兴奋症状。目前作为阿托品的替代品，主要用于胃肠痉挛和感染中毒性休克的治疗。不良反应与阿托品相似，但较轻。

（三）东莨菪碱（scopolamine）

东莨菪碱是从茄科植物洋金花、颠茄和莨菪等提出的一种左旋生物碱。

东莨菪碱的外周抗胆碱作用与阿托品相似，但作用选择性强。其抑制腺体分泌、扩瞳及调节麻痹作用均较阿托品强，对胃肠平滑肌及心血管系统作用较阿托品弱。对中枢神经系统的作用与阿托品不同，中枢抑制作用较强，一般治疗量即有明显的镇静作用，较大剂量可产生催眠作用，剂量更大甚至可引起意识消失，进入浅麻醉状态。东莨菪碱对呼吸中枢具有兴奋作用。临床用于麻醉前给药，除有镇静作用外，还可兴奋呼吸中枢、减少唾液和支气管腺体分泌。也可防治晕动病、抗震颤麻痹症等。不良反应与阿托品相似，禁用于青光眼。

二、人工合成代用品

由于阿托品作用广泛、不良反应多，通过改变其化学结构，合成了一些作用与阿托品相似，但选择性更高，副作用更少的代用品。此类药主要分为两类，即合成扩瞳药和合成解痉药。

1. 合成扩瞳药

（1）后马托品（homatropine）：后马托品作用与阿托品相似，特点是散瞳和调节麻痹作用较阿托品出现快，作用持续时间较短。临床主要用于散瞳查眼底和屈光检查等。儿童验光仍需用阿托品，是由于后马托品对儿童调节麻痹作用不完全。

（2）托吡卡胺（tropicamide）：托吡卡胺作用与阿托品相似，但散瞳和调节麻痹作用强、起效快，恢复时间短，为目前散瞳查眼底和屈光度检查首选药。

2. 合成解痉药

（1）丙胺太林（propantheline，普鲁本辛）：丙胺太林口服吸收差，不易透过血-脑屏障，较少发生中枢作用。对胃肠平滑肌的M胆碱受体选择性较高，治疗量时对胃肠平滑肌的解痉作用强而持久，较大剂量能减少溃疡病患者的胃酸分泌，如与H_2组胺受体阻断药合用，可以减小丙胺太林的剂量，同时也减少其副作用。对汗腺、唾液腺及胃液分泌也有不同程度的抑制作用，并具有较弱的神经节阻断作用，中毒剂量也可阻断神经肌肉接头，引起呼吸肌麻痹。临床上主要用于胃、十二指肠溃疡的辅助治疗，还可用于胃肠痉挛、妊娠呕吐、多汗症及遗尿症等的治疗。

(2) 贝那替秦（benactyzine，胃复康）：贝那替秦脂溶性高，口服易吸收，易透过血-脑屏障，有镇静作用。除有较强胃肠平滑肌解痉作用外，还可抑制胃酸分泌，能减轻胃及十二指肠溃疡患者胃痛、恶心、呕吐及消化不良等症状。能抑制胃液分泌过多和胃运动过度而使胃肠功能趋于正常。适用于伴有焦虑症的溃疡病患者，也可用于治疗胃酸过多、肠蠕动亢进或膀胱刺激症状。青光眼患者禁用。

第二节 骨骼肌松弛药

骨骼肌松弛药（肌松药），又称 N_m 胆碱受体阻断药。

一、除极化型肌松药

除极化型肌松药能激动骨骼肌运动终板的 N_m 胆碱受体，因其不易被 AChE 破坏，故可使终板膜及其邻近肌细胞膜产生与 ACh 相似但较持久的除极化作用，导致运动终板的 N_m 胆碱受体对 ACh 反应性降低，因而产生肌松作用。

琥珀胆碱（suxamethonium，司可林）

【体内过程】静脉注射后迅速被血液和肝脏中的假性胆碱酯酶（非特异性胆碱酯酶）水解为琥珀酸和胆碱，有 10%～15% 的药量可到达作用部位。代谢产物和少量原形药从尿中排出。

【药理作用】琥珀胆碱作用快，持续时间短，其作用特点：①静脉注射后可先出现短暂的肌束颤动，以胸、腹部肌肉尤为显著；②肌肉松弛从颈部开始，逐渐依次波及肩胛、腹部、四肢，以及面部、舌、咽喉和咀嚼肌，最后累及呼吸肌；③一次给药肌松作用维持时间短，约 5 min 内作用消失；④与胆碱酯酶抑制药有协同作用，过量中毒不能用新斯的明解救。

【临床应用】静脉注射适用于短时间操作的一些检查，如气管插管、气管镜、食道镜、胃镜检查等；静脉滴注适用于较长时间手术的肌松需要。

【不良反应与注意事项】可致肌梭受损，部分患者可出现肩胛部、胸腹部肌肉疼痛，一般 3～5d 可以恢复。可导致血钾升高，故血钾较高的患者如烧伤、广泛软组织损伤、偏瘫、脑血管意外和肾功能障碍等伴有高血钾患者禁用。琥珀胆碱可使眼内压升高，故禁用于青光眼患者。有遗传性血浆假性胆碱酯酶缺陷和有机磷酸酯类中毒的患者对琥珀胆碱高度敏感，易发生中毒，应禁用。

二、非除极化型肌松药

非除极化型肌松药又称竞争性肌松药，能与 ACh 竞争运动终板上的 N_m 胆碱受体，阻断 ACh 与 N_m 胆碱受体结合引起除极化作用，使骨骼肌松弛，抗胆碱酯酶药可拮抗其作用。

筒箭毒碱（d-tubocurarine）

筒箭毒碱是防己科植物中提取的生物碱，副作用较多，目前临床已少用。

筒箭毒碱与 ACh 竞争运动终板 N_m 胆碱受体，使骨骼肌松弛。肌松作用从眼部肌肉开始，然后依次为四肢、颈部、躯干，继而累及肋间肌，剂量过大可累及膈肌，导致全部呼吸肌麻痹；对胆碱酯酶抑制药有拮抗作用；有神经节阻断及促进组胺释放等作用。临床上主要作为麻醉辅助药,常与全麻药合用,用于胸腹部手术和气管插管等,以获得满意的肌松效果。治疗量时,可致心率减慢、血压降低等。禁用于重症肌无力、支气管哮喘、严重休克患者。过量中毒可用新斯的明抢救。

本章小结

阿托品主要阻断M胆碱受体,对腺体、眼睛、平滑肌、心脏、血管、中枢等有广泛的作用和用途,也引起多种不良反应。山莨菪碱可代替阿托品应用于临床,东莨菪碱主要用于麻醉前给药等。两类肌松药作用机制不同,琥珀胆碱主要用于气管插管、胃镜检查等,筒箭毒碱主要与全麻药合用。

思考题

1. 叙述阿托品的临床应用及其药理学基础。
2. 比较山莨菪碱和东莨菪碱的特点。
3. 比较琥珀胆碱和筒箭毒碱的肌松作用机制和作用特点有何异同?

第九章 肾上腺素受体激动药

> **学习目标**
> 1. 掌握 去甲肾上腺素、肾上腺素和异丙肾上腺素的药理效应、作用机理、临床应用及主要不良反应;
> 2. 熟悉 间羟胺、麻黄碱、多巴胺的作用特点和应用;
> 3. 了解 拟肾上腺素药物的分类及其构-效关系。

肾上腺素受体激动药(又称拟肾上腺素药)能与肾上腺素受体结合,产生与交感神经兴奋相似的效应,故又称拟交感胺类药。本类药物如肾上腺素、多巴胺、去甲肾上腺素和异丙肾上腺素等有儿茶酚胺的结构,作用强大而短暂;相应的替代药大多数为非儿茶酚衍生物,与代表药作用相类似,但较弱而持久。根据药物对受体亚型的选择性分为三类:①α、β受体激动药;②α受体激动药;③β受体激动药。

第一节 α、β受体激动药

(一) 肾上腺素 (Adrenaline, AD)

药用品为盐酸肾上腺素,化学性质不稳定,见光或在中性、碱性溶液中易氧化变色而失效。

【药理作用】肾上腺素对 α 和 β_1、β_2 受体均有强大的激动作用,表现为兴奋心血管,舒张支气管平滑肌和促进能量物质分解代谢等。整体综合作用与交感神经兴奋的效应相似。

1. 兴奋心脏 心脏窦房结、传导系统和心肌的 β_1 受体激动时兴奋心脏,效应为心率加快,传导加速,心肌收缩力加强,心输出量增加,收缩压增高。因心肌做功增加,耗氧量显著增加,易引起心律失常,如心动过速、室性早搏甚至心室纤颤。

2. 影响血压 对血压的影响与给药剂量和激动受体类型相关,是主要影响心血管兴奋程度和血压升降因素。兴奋心脏的 β_1 型效应使收缩压增高,较强兴奋皮肤黏膜 α_1 受体使血管收缩,较弱兴奋骨骼肌 β_2 受体使血管舒张,整体效应为舒张压不变或下降,脉压加大。较大剂量单次静脉注射时,激动 β_1 受体强烈兴奋心脏使收缩压增高;α 型效应是显著收缩 α_1 受体密度高的皮肤黏膜、肾脏和消化器官等血管平滑肌而使舒张压上升;激动 β_2 受体使骨骼肌血管舒张血流增速而导致舒张压下降;综合表现为血压的先升后降(图 9-1)。如预先给 α 受体阻断药,再给 AD 则只有 β_1 和 β_2 受体激动导致降压效应,称为肾上腺素升压作用的翻转。

3. 舒缩血管 激动 β 受体,心脏和骨骼肌血管舒张,使供血、供氧和供能增加;强烈心脏兴奋使其局部代谢产物腺苷增加,促进冠脉舒张而增加心肌血供量。肝血管舒张血流量增加，有利于肝糖原分解和应激时各种物质的代谢或灭活。α型效应收缩皮肤、肾和内脏血管，升高舒张压，由于对大脑和肺血管收缩作用微弱，有时由于血压升高而被动地舒张。

4. 舒张支气管和膀胱平滑肌　激动 $β_2$ 受体，支气管舒张，通气量增加；还能抑制肥大细胞释放组胺等过敏性介质，缓解支气管哮喘。激动 β 受体使膀胱逼尿肌舒张，激动 α 受体使膀胱三角肌和括约肌收缩，由此可引起排尿困难和尿潴留。

5. 促进代谢　能提高机体的基础代谢，在治疗剂量可使耗氧量增加约 25%。能升高血糖和促进脂肪分解，为机体提供葡萄糖和脂肪等能量物质。

【临床应用】

1. 过敏性休克　为治疗过敏性休克的首选药物。对其他速发型变态反应性疾病如荨麻疹、血管神经性水肿也有效。

2. 心脏骤停　用于各种心脏骤停的急救。应在进行有效的心脏按压、人工呼吸的同时，用 AD 静脉注射或心室腔内注射。

3. 支气管哮喘　AD 曾经是支气管哮喘发作的首选药物，但目前已经较少用。选择性 $β_2$ 受体激动药，舒张支气管作用强，兴奋心脏的副作用轻微，更加安全有效（见第二十八章）。

4. 与局麻药配伍及局部止血　与局麻药配伍可收缩血管，减少因局麻药吸收而产生的毒性并延长局麻药的作用时间。但禁用于肢体末端的局麻，以防 AD 过度收缩血管引起缺血坏死（见第十一章）。配制局麻药中含 AD 浓度为 1∶100 000，一次用量不能超过 0.3 mg。鼻黏膜或齿龈出血，用含 0.1% AD 的棉球填塞局部止血。

5. 青光眼　2% 滴眼液可收缩睫状体血管，减少房水生成降低眼压，用于治疗开角型青光眼。

【不良反应】

1. 中枢神经系统（CNS）紊乱　可引起 CNS 的不良反应，如：焦虑、恐惧、不安、头痛及颤抖。

2. 高血压　剂量过大时致血压急剧升高，有引起脑血管破裂导致中风的危险。

3. 心律失常　心脏过度兴奋可使心肌耗氧量增加，能引起心肌缺血和心率失常，甚至心室纤颤。

4. 肺水肿　过量使用时可以引起肺水肿。

【禁忌证】禁用于高血压、脑动脉硬化、器质性心脏病、甲亢、糖尿病等患者。

（二）多巴胺（dopamine）

多巴胺的药理作用类似 AD。是去甲肾上腺素生物合成的前体，也是多巴胺能神经的递质。

【药理作用】多巴胺能激动 α 和 β 受体以及多巴胺（D）受体。

1. 心脏　激动心脏 $β_1$ 受体产生 $β_1$ 型效应，还能促进去甲肾上腺素能神经释放 NA，使心肌收缩力加强，心输出量增加。较少引起心悸和心律失常。

2. 血管和血压　低剂量时主要作用于 D_1 受体，使肾脏、肠系膜和冠脉的血管舒张。较高剂量作用于心脏 $β_1$ 受体，可增加收缩压和脉压。由于心输出量增加，而肾和肠系膜血管舒张而阻力下降，其他血管阻力基本不变，总外周阻力变化不大（图 9-1）。

3. 肾脏　激动肾血管 D_1 受体，使血管舒张，肾血流量、肾小球滤过率增加，具有排钠利尿作用。大剂量时α型效应显著，肾血管收缩使肾血流量减少。

【临床应用】用于多种原因引起的休克，尤其对伴有肾功能不全、心排出量降低、周围血管阻力增高而已补足血容量的休克患者疗效较好。用于急性肾功能衰竭，常与利尿药合用，可增加肾小球滤过率及排钠利尿，使血中非蛋白氮含量下降。

【不良反应】一般较轻，偶见恶心、呕吐。如用量过大或滴注太快时，可出现心动过速、心律失常或肾血管收缩而导致肾功能下降等。

(三) 麻黄碱 (ephedrine)

为中药麻黄的生物碱。药用人工合成品，化学性质稳定，口服易吸收，易透过血脑屏障，中枢兴奋作用强。为非儿茶酚胺类，拟肾上腺素作用较弱而持久。

【药理作用】麻黄碱与 AD 相似，能直接激动α和β受体。此外，还能通过促进肾上腺素能神经末梢释放 NA 而间接激动α和β受体。

1. 心血管　激动心脏血管的受体产生β型效应和α型效应，收缩压升高比舒张压明显，脉压增大。升压作用缓慢，可维持 3~6 h。

2. 支气管　舒张支气管平滑肌，起效缓慢，但效应弱而作用持久。

3. CNS　具有较显著的 CNS 兴奋作用，较大剂量可兴奋大脑和皮层下中枢，引起精神兴奋、不安和失眠等。

4. 快速耐受性　间接激动受体的药物短期内反复用药，作用逐渐减弱，称为快速耐受性 (tachyphylaxis)。用药在 3 次/日以内，一般不会出现快速耐受性，如停药数小时即可恢复药效。

【临床应用】

1. 支气管哮喘　预防性给药可用于阻止哮喘发作，或用于轻度哮喘发作。
2. 鼻黏膜充血　用 0.5%~1%溶液滴鼻，可明显改善鼻塞症状。
3. 升高血压　用于防治硬脑膜外和蛛网膜下腔麻醉等引起的低血压。
4. 用于缓解荨麻疹和血管神经性水肿的皮肤黏膜症状。

【不良反应及禁忌证】由于对 CNS 的兴奋作用可出现兴奋不安和失眠等，晚间服用时宜加用镇静催眠药以防止失眠。禁忌证同 AD。

第二节　α受体激动药

(一) 去甲肾上腺素 (noradrenaline，NA)

为肾上腺素能神经末梢释放的递质，在肾上腺髓质有少量分泌。药用人工合成品，化学性质与 AD 相似。

【药理作用】主要激动α受体，对心脏 $β_1$ 受体也有较弱激动作用，但对 $β_2$ 受体几乎无作用。

1. 血管　小动脉和小静脉收缩。激动 $α_1$ 受体产生α型效应，使外周阻力明显增加，内脏器官血流量减少。由于心脏兴奋，心肌的代谢产物（如腺苷）增加，冠脉舒张和血流量增加；此外，强大升高血压效应可提高冠脉的灌注压，使心肌血流量增加。

2. 心脏　激动 $β_1$ 受体兴奋心脏，但作用较 AD 弱。在整体情况下，收缩压急剧升高常引起减压反射而使心率减慢。另外，α型效应使血管强烈收缩使外周阻力增加，心输出量常不变或反而下降。剂量过大时，强烈兴奋心脏使自律性增加而引起心率失常，但相对比 AD 少见。

3. 血压　小剂量静脉滴注，心脏兴奋，收缩压升高，此时血管收缩尚不明显，故舒张压升高不多而脉压加大。较大剂量时，因血管强烈收缩，外周阻力增加，致使收缩压和舒张压均明显升高，脉压变小，组织的灌流量也减少（图9-1）。

4. 其他　对机体代谢的影响和对 CNS 的作用都较 AD 弱。在大剂量时才升高血糖。

【临床应用】

1. 休克　可用于各种休克，尤其在休克早期血压骤降时提升用于血压。用小剂量的 NA 静脉滴注，暂时维持收缩压在 90 mmHg，以保证心、脑等重要器官的血液供应。也用于休克在补足血容量后，血压仍不能回升者或外周阻力明显降低及心输出量减少者。NA 用于各种休克是暂时的应急措施，为其他急救赢得宝贵时间。

2. 上消化道出血　食道静脉扩张破裂出血及胃出血，可用 NA 1～3 mg，适当稀释后口服，在食管或胃内因局部作用收缩黏膜血管而止血。

3. 药物中毒性低血压　CNS 抑制药中毒可引起低血压，静滴 NA，可使血压回升，维持于正常水平。在 α 受体阻断药如氯丙嗪中毒时应选用 NA，而不宜用 AD 提升血压。

【不良反应】

1. 局部组织缺血坏死　静脉滴注 NA 浓度过大、时间过长或药液漏出血管外，可使局部血管强烈收缩，如滴注或注射部位皮肤苍白、疼痛，应立即停止注射，用 α 受体阻断药酚妥拉明或局麻药普鲁卡因作局部浸润注射，以舒张血管，防止组织缺血坏死。

2. 急性肾衰竭　用药时间过久或剂量过大均可使肾血管强烈收缩，血流量减少，产生少尿、无尿和肾实质损伤。

【注意事项和禁忌证】一般不可与氯仿、环丙烷、氟烷、恩氟烷等麻醉药同时使用，以免诱发心律失常。高血压、动脉粥样硬化症、器质性心脏病、少尿、无尿、严重微循环障碍以及孕妇禁用。

（二）间羟胺（metaraminol）

间羟胺又名阿拉明（aramine），为人工合成品，化学性质较稳定，为非儿茶酚胺类，作用较弱而持久。与 NA 作用相似，激动 α 受体，对 β_1 受体作用较弱。另外，还有促进 NA 释放的间接作用，反复应用可产生快速耐受性。临床上作为 NA 的代用品，用于低血压和休克早期、手术后或脊椎麻醉后的休克。

（三）去氧肾上腺素（phenylephrine）

去氧肾上腺素也称为苯肾上腺素，又名新福林（neosynephrine），为人工合成品。为 NA 类似药，主要激动 α_1 受体，对 β 受体作用很弱。属非儿茶酚胺类，作用较弱而持久。在注射给药时升高血压引起减压反射，可终止室上性心动过速。临床上用于治疗阵发性室上性心动过速，局部用于鼻黏膜充血治疗或扩瞳检查眼底。用药的注意事项与 NA 类同，大剂量时可引起高血压性头痛和心律失常。

（四）甲氧明（methoxamine）

甲氧明为人工合成品，主要与 α 受体相结合，而且对 α_1 受体的作用优于 α_2 受体。临床也用于终止阵发性室上性心动过速的发作或缓解外科手术麻醉时出现的低血压。

第三节 β受体激动药

(一) 异丙肾上腺素 (isoprenaline, ISOP)

异丙肾上腺素又称喘息定，常用其盐酸盐或硫酸盐，为人工合成品。

【药理作用】ISOP为非选择性β受体激动药，对$β_1$和$β_2$受体有很强的激动作用，对α受体几乎无作用（图9-1）。

1. 兴奋心脏　对心脏$β_1$受体具有比AD强大的激动效应，使心脏收缩迅速而有力，加快心率和传导，可缩短收缩期和舒张期。

2. 舒张血管和影响血压　激动$β_2$受体，使骨骼肌血管、冠状血管舒张，对肾血管和肠系膜的舒张作用较弱。小剂量时，心脏兴奋和外周血管舒张，收缩压升高而舒张压略微下降，脉压增大，冠脉流量增大。大剂量时，静脉和微循环血管明显扩张，有效血容量下降，回心血量减少，导致血压下降。

3. 舒张支气管　激动$β_2$受体，舒张支气管效应比AD强，缓解支气管痉挛。

4. 其他　促进脂肪分解，升高血糖，也能增加组织的耗氧量。另外，还有微弱的CNS兴奋作用。

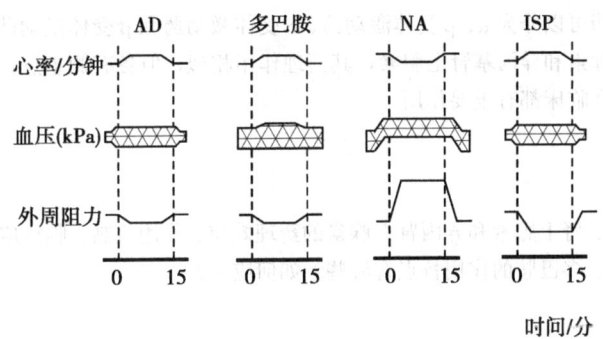

图9-1　肾上腺素、多巴胺、去甲肾上腺素和异丙肾上腺素对心血管系统及血流动力学作用的比较

【临床应用】

1. 支气管哮喘　舌下或气雾剂吸入给药均能迅速控制支气管哮喘急性发作，疗效快而强，可持续1h左右，但长期重复使用易产生耐受性。

2. 房室传导阻滞　可用于治疗Ⅱ、Ⅲ度房室传导阻滞，常用舌下含片。而对完全性传导阻滞者可用静脉滴注，以维持心率在60～70次/分。

3. 心脏骤停　适用于心室自身节律缓慢、高度房室传导阻滞或窦房结功能衰竭并发的心脏骤停。

4. 休克　一般适用于血容量已补足而心输出量较低、外周阻力较高的休克患者，以增加心输出量和扩张外周血管。

【不良反应和禁忌证】可以引起心悸、低血压伴有头晕等。在用药过程中应控制心率。支气管哮喘有缺氧状态者慎用。冠心病、心肌炎和甲亢患者禁用。

（二）β_1 受体激动药

多巴酚丁胺（dobutamine）　多巴酚丁胺为人工合成品，口服吸收无效，一般采用静脉滴注给药。

【药理作用】 选择性 β_1 受体激动药，产生正性肌力和正性频率作用，增加心输出量，但很少增加心肌耗氧量或引起心动过速。对心脏效应优于其他拟交感胺药物，可产生快速耐受性。静滴速度过快或浓度过高时，则可导致心率失常，血压下降。

【临床应用】 心肌梗死并发的心力衰竭和心脏手术后心输出量降低的休克。

【不良反应和禁忌证】 可引起心动过速、室性早搏、血压上升，还可有恶心、头痛、胸痛、气短等表现。心肌梗死慎用。心房纤颤、心室颤动和梗阻型肥厚性心脏病禁用。

（三）β_2 受体激动药

β_2 受体激动药选择性激动 β_2 受体，对 β_1 受体作用弱。因此与 ISOP 相比较舒张支气管作用强，对心脏的效应相对较弱。常用气雾吸入剂有：舒喘灵（albuterol，沙丁胺醇）和奥西那林（metaproterenol）；特布他林（terbutaline，博利康尼）可以口服或皮下给药，临床主要用于治疗哮喘（见第二十八章）。

本章小结

肾上腺素受体激动药可以分为 α、β 受体激动药、α 受体激动药和 β 受体激动药，它们的代表药物分别是肾上腺素、去甲肾上腺素和异丙基肾上腺素，其药理作用相似，但各有侧重点；麻黄碱、间羟胺和多巴酚丁胺等也各有特点，在临床都有重要作用。

思考题

1. 简述甲肾上腺素、肾上腺素和异丙肾上腺素的药理效应、作用机制、临床应用及主要不良反应。
2. 间羟胺、麻黄碱、多巴胺的作用特点有哪些？如何应用？

第十章 肾上腺素受体阻断药

学 习 目 标

1. 掌握 α受体阻断药的药理作用、临床应用、不良反应及禁忌证；
2. 掌握 β受体阻断药的作用特点及临床应用；
3. 了解 长效α受体阻断药酚苄明和其他β受体阻断药的作用特点；
4. 了解 α、β受体阻断药拉贝洛尔的作用特点及应用。

肾上腺素受体阻断药对肾上腺素受体有亲和力但没有效应力，通过阻止内源性儿茶酚胺激动受体的作用而起效应。按肾上腺素受体阻断药对α和β受体的选择性不同，分为α受体阻断药和β受体阻断药两大类。

第一节 α受体阻断药

α受体阻断药是可逆地或不可逆地与α受体结合，阻断α型效应的药物。常用药分为短效类的酚妥拉明（phentolamine）、妥拉唑啉（tolazoline）和长效类的酚苄明（phenoxybenzamine）。选择性的 $α_1$ 受体阻断药有哌唑嗪（prazosin）、特拉唑（terazosin）和多沙唑嗪（doxazosin），多用于治疗原发性高血压和良性前列腺增生。

酚妥拉明（phentolamine）和妥拉苏林（tolazoline）

属于短效类，体内代谢迅速，作用时间短。口服起效慢和效果差，常用肌内或静脉注射，2～5 min 起效。

【药理作用】能竞争性阻断α受体，作用较弱而短暂，仅能部分对抗 AD 等拟肾上腺素药的作用。

1. 血管舒张 注射用药能较快使血管舒张，肺动脉压和外周血管阻力降低，血压下降。
2. 心脏兴奋 使心收缩力加强和心率加快，心输出量增加。原因有：①直接兴奋心脏 $β_1$ 受体或阻断突触前膜的 $α_2$ 受体，促进神经末梢释放 NA 而起作用；②血管舒张血压下降，反射性地引起心率增加，甚至诱发心律失常。
3. 其他作用 有拟胆碱和有组胺样作用。

【临床应用】

1. 治疗血管痉挛性疾病 如肢端动脉痉挛性疾病，也用于血栓闭塞性脉管炎的治疗。在 NA 静脉滴注发生外漏时，可用本品作皮下浸润注射以对抗 $α_1$ 受体收缩血管的作用，防止局部组织坏死。
2. 肾上腺嗜铬细胞瘤的诊断和术前治疗 能使嗜铬细胞瘤所致的高血压下降。在做诊断时，有引发血压急剧波动的危险性，应慎重。

3. 抗休克　能使休克时的内脏血流灌注改善，解除微循环障碍；并能降低肺循环阻力，防止肺水肿的发生。为防止血压过低，用药前必须补足血容量。

4. 治疗充血性心力衰竭　用于治疗肺充血或肺水肿所致的急性心力衰竭。

5. 治疗男性勃起功能障碍　甲磺酸酚妥拉对男性勃起功能障碍有效。

【不良反应】常见低血压，尤其是体位性低血压。有时可致心律失常。拟胆碱和组胺样作用可致腹泻、腹痛、呕吐和诱发消化性溃疡。胃炎、胃、十二指肠溃疡和冠心病患者慎用。低血压、严重动脉硬化、心脏器质性损害、肾功能减退者禁用。

第二节　β受体阻断药

本类药物均为竞争性β受体阻断药，按内在拟交感活性（ISA）分类，完全无 ISA 为 A 类，有 ISA 为 B 类。B 类本质上是效能极微弱的部分激动药，其抑制心脏和收缩支气管的效应一般较无 ISA 的 A 类药物弱。依据药物对 β_1、β_2 受体的选择性和有、无内在拟交感活性（ISA）两种特性分为五类：

(1) 1A 类：无 ISA 的 β_1、β_2 受体阻断药，如普萘洛尔。

(2) 1B 类：有 ISA 的 β_1、β_2 受体阻断药，如吲哚洛尔。

(3) 2A 类：无 ISA 的 β_1 受体阻断药，如阿替洛尔。

(4) 2B 类：有 ISA 的 β_1 受体阻断药，如醋丁洛尔。

(5) 3 类：α、β受体阻断药，如拉贝洛尔。

(一) 普萘洛尔（propranolol）、纳多洛尔（nadolol）、噻吗洛尔（timolol）

1A 类无 ISA 作用的 β_1 和 β_2 受体阻断药。普萘洛尔为β受体阻断药的代表药；纳多洛尔长效；噻吗洛尔抑制眼房水生成，可治疗慢性开角型青光眼。

【药理作用和作用机制】本类药大部分药理作用与阻断β受体有关。另外，还具有膜稳定作用、抑制血小板聚集和 ISA 等作用。

1. β受体阻断作用　竞争性阻断β受体，影响神经递质、激素或药物对β受体的激动作用，对交感神经张力较高的人效应较强。

(1) 抑制心脏：阻断心脏 β_1 受体抑制心脏兴奋，使心率减慢、传导减慢、心收缩力降低和心排出量减少，心肌耗氧量下降，血压稍有下降。

(2) 降压作用：有良好的降压作用，常用于高血压病的治疗。

(3) 收缩支气管平滑肌：阻断 β_2 受体，支气管平滑肌收缩而增加呼吸道阻力，可诱发或加重哮喘的急性发作，甚至危及生命。

(4) 影响代谢：可抑制交感神经兴奋或拟交感胺类药引起的脂肪和糖原分解作用。

(5) 减少肾素分泌：阻断肾小球球旁细胞的 β_1 受体，减少肾素释放，减轻肾素-血管紧张素-醛固酮系统作用而降血压。

2. 膜稳定作用　普萘洛尔等具有奎尼丁样和局部麻醉药样的膜稳定作用，用于抗心律失常。

3. 其他　有抗血小板聚集作用、降低眼内压作用。

【临床应用】

1. 快速型心律失常　治疗多种原因所致的心律失常（见第二十一章）。

2. **慢性心功能不全** 近年来，应用美托洛尔对扩张性心肌病所致的心衰有明显的治疗作用（见第二十二章）。

3. **冠心病** β受体阻断药对冠心病、心绞痛有较好的疗效。早期应用还可降低心肌梗死患者的复发率和猝死率（见第二十三章）。

4. **高血压病** 普萘洛尔、阿替洛尔及美托洛尔等疗效较好，副作用较少，为治疗原发性高血压的基础药物（见第二十五章）。

5. **其他** 普萘洛尔用于偏头痛和甲状腺功能亢进的治疗（见第三十四章）。噻吗洛尔等减少房水的形成，降低眼内压，用于原发性开角型青光眼。

【不良反应与注意事项】常见不良反应有恶心、呕吐、轻度腹泻等消化道症状，偶见过敏性皮疹和血小板减少等。如果应用不当，则可引起下列较严重的不良反应。

1. **诱发或加重支气管哮喘** 支气管平滑肌 $β_2$ 受体阻断，导致支气管收缩，故禁用于支气管哮喘。

2. **抑制心脏功能** 易诱发心脏功能抑制，甚至引起重度心功能不全、肺水肿、房室传导完全阻滞或停搏。

3. **外周血管收缩和痉挛** 血管平滑肌的β受体阻断，可引起间歇跛行或雷诺氏病、四肢发冷、皮肤苍白或发绀、双足剧痛，甚至产生脚趾溃烂和坏死。

4. **反跳现象** 长期应用突然停药，可使原来的病症突然加重，血压上升，严重心律失常或心绞痛发作次数增加，甚至产生急性心肌梗死或猝死。因此，在病情控制后应逐渐减量，而不能突然停药。

5. **性功能障碍** 交感神经功能受影响，部分男性患者可出现性功能障碍。

6. **其他** 普萘洛尔等还可以引起疲乏、失眠和精神忧郁等症状，精神抑郁的患者忌用。糖尿病患者应用胰岛素时，可加强降血糖作用并掩盖低血糖症状，可导致低血糖昏迷。

（二）**吲哚洛尔（pindolol）**

1B类有ISA的β受体阻断药，ISA较强的药物抑制心收缩力、减慢心率、收缩支气管和影响能量代谢的作用较无ISA的药物弱。对伴有中度心动过缓的高血压疗效较好。

（三）**阿替洛尔（atenolol）、美托洛尔（metoprolol）、艾司洛尔（esmolol）、比索洛尔（bisoprolol）**

2A类无ISA的选择性 $β_1$ 受体阻断药。对糖脂代谢及肺功能的影响较小，而减慢心率效果较好，适用于高血压或心绞痛的治疗。

（四）**醋丁洛尔（acebutolol）、塞他洛尔（cetamolol）、塞利洛尔（celiprolol）**

2B类有ISA的选择性 $β_1$ 受体阻断药，较少引起心动过缓。用于高血压、心绞痛、心律失常等。

（五）**拉贝洛尔（labetolol）、卡维地洛（carvedilol）**

3类 α、β受体阻断药。阻断 $α_1$ 受体，有舒张血管效应，对因外周血管阻力增加而导致的高血压效果较好；阻断β受体，可降低血压。用于中、重度高血压或伴有肾功能不全、糖尿病的高血压，也用于妊娠高血压。不良反应有体位性低血压和眩晕等。

本章小结

α受体阻断剂是临床重要的药物,主要是短效的使用较多,如酚妥拉明;β受体阻断剂在临床有重要意义,是一类跨系统的药物,有较多的共同作用,但不同的药物又有其不同的特点。

思考题

简述α、β受体阻断药的主要药理作用、临床应用及主要不良反应。

第十一章 局部麻醉药

> **学 习 目 标**
> 1. 掌握 局部麻醉药的临床应用及不良反应；
> 2. 熟悉 局部麻醉药的麻醉特点和麻醉作用机制；
> 3. 了解 局部麻醉药的概念和分类。

局部麻醉药（local anesthetics）是一类能在给药局部可逆性阻断神经细胞膜钠通道，使感觉神经冲动发放和传导出现障碍，从而暂时消除患者局部疼痛感觉的药物。目前，临床使用的局部麻醉药从化学结构上分为酯类和酰胺类。前者包括普鲁卡因（procaine）、苯佐卡因（benzocaine）和丁卡因（tetracaine）等；后者包括利多卡因（lidocaine）、布比卡因（bupivacaine）和罗哌卡因（ropivacaine）等。它们主要用于表面麻醉、浸润麻醉、传导麻醉和硬膜外麻醉；蛛网膜下腔麻醉因造成不良反应多，危险性较大，已很少采用。

临床常用局部麻醉方式：

1. **表面麻醉** 亦称黏膜麻醉。将麻醉药水溶液或混悬液直接用于鼻、口腔、咽喉、支气管或泌尿生殖道黏膜所产生的麻醉。常用药物及其浓度为：2%的盐酸丁卡因和2%～10%的盐酸利多卡因。

2. **浸润麻醉** 将麻醉药注射入组织或手术区域所产生的麻醉。常用0.5%～1%的盐酸普鲁卡因。局部麻醉药溶液中加入极少量的肾上腺素可降低局部麻醉药的吸收速度并延长麻醉时间。但手指、脚趾、耳、鼻和阴茎等肢端的浸润麻醉不宜加用肾上腺素，以免因局部血管强烈收缩，导致组织缺血和坏死。

3. **传导麻醉** 将麻醉药注射入外周神经干附近或神经丛内，产生较大范围麻醉。常用1%～1.5%的盐酸利多卡因和0.25%～0.375%的盐酸布比卡因。

4. **硬膜外麻醉** 将麻醉药注射入硬脊膜间隙所产生的麻醉。因对硬脊膜无损伤，可随时经保留导管调整给药量，故较少引起患者呼吸和循环障碍。

局部麻醉药不良反应主要与吸收后全身作用有关。特别是当用药量过大或血和脑组织中浓度过高，可引起严重中枢神经系统反应和心血管功能抑制。普鲁卡因可致极少数患者出现过敏反应，甚至过敏性休克。

本章小结

临床常用局部麻醉药包括酯类和酰胺类，它们通过阻断神经细胞膜钠通道而产生局部麻醉作用。利多卡因常用于传导麻醉、硬膜外麻醉和表面麻醉，普鲁卡因多用于浸润麻醉。普鲁卡因可致极少数患者出现过敏性休克，用药前应做皮试。

思考题

指出临床各种局部麻醉方式的药物选择。

第十二章 全身麻醉药

学习目标
1. **掌握** 静脉麻醉药丙泊酚和硫喷妥钠的临床应用。
2. **熟悉** 吸入麻醉药的最小肺泡浓度以及血/气和脑/血分配系数的意义；复合麻醉的概念和类型；
3. **了解** 全身麻醉药的概念、分类和代表药物名称。

全身麻醉药（general anesthetics）是指能使患者的感觉和意识暂时丧失，有利于进行外科手术的药物。包括吸入麻醉药和静脉麻醉药两类。在临床应用时，可根据患者情况和手术要求，加入一些麻醉辅助药物，如阿片类镇痛药、M-胆碱受体阻断药、镇静催眠药、骨骼肌松弛药和强安定药等，或采用吸入麻醉药和静脉麻醉药联合使用，以达到较满意的麻醉效果。

第一节 吸入麻醉药

吸入麻醉药（inhalation anesthetics）是通过肺部吸收而达到麻醉效果的药物。包括气体和液体吸入麻醉药两类。以液体吸入麻醉药品种最多，应用最广。目前对全身麻醉患者，一般采用气管插管和呼吸机控制患者呼吸，手术前和手术中使用多种麻醉辅助药，以及静脉麻醉药和吸入麻醉药联合使用。这使得四个临床麻醉分期（镇痛期、兴奋期、外科麻醉期和延髓麻醉期）的指征变得非常模糊，难于区分，也无区分的必要。

全身麻醉药在脑组织、肺和血液中的浓度以分压来表示。当达到麻醉稳定状态时，脑内麻醉药分压与肺泡内分压呈正相关。因此，用能使50%的患者不产生痛反应的最小肺泡浓度（minimum alveolar anesthetic concentration，MAC）来代表吸入麻醉药的麻醉效价强度。MAC值越小，麻醉效价强度越高。全身麻醉药在血液和脑组织中的溶解度以血/气分配系数和脑/血分配系数来表示。血/气分配系数小，吸入气中药物在血液中的分压上升越快，进入脑内的药物越多，麻醉诱导期越短；停止吸入后，药物从体内消除越快，患者从麻醉状态苏醒时间越短。

常用吸入麻醉药的特点见表12-1。以恩氟烷（enflurane，恩氟醚）、异氟烷（isoflurane，异氟醚）、七氟烷（sevoflurane，七氟醚）和地氟烷（desflurane，地氟醚，去氟烷）常用。氧化亚氮主要作为复合麻醉药使用。

表 12-1　临床常用吸入麻醉药的特点

	分配系数		沸点	MAC（成人）		麻醉诱	呼吸道	其他
	血/气	脑/血	（℃）	100% O_2	70% N_2O	导时间	刺激性	
恩氟醚	1.90	1.4	56.5	1.63	0.57	很短	轻度	互为同分
异氟醚	1.46	2.6	48.5	1.20	0.50	很短	明显	异构体
七氟醚	0.65	1.7	58.5	1.80	0.60	极短	微弱	—
地氟醚	0.42	1.3	23.5	6.50	2.80	极短	明显	—
氟烷	2.40	2.6	50.5	0.78	0.29	短	无	肝脏毒性，心律失常
乙醚	12.1	1.1	34.6	2.00	—	长	极明显	稳定性差
氧化亚氮	0.47	1.1	−89	104	—	极短	无	易燃易爆，麻醉强度低

第二节　静脉麻醉药

静脉麻醉药（intravenous anesthetics）是指缓慢静脉注射或滴入诱导全身麻醉的药物。主要包括丙泊酚、硫喷妥钠、依托咪酯和氯胺酮等。它们单独使用即可使患者进入全身麻醉状态，但有麻醉深度不易掌握，镇痛作用较差，患者存在反射反应和精神症状等缺点。

（一）丙泊酚（propofol，异丙酚）

丙泊酚诱导麻醉快速、平稳、渐进、舒适，能降低颅内压和脑氧气消耗。无呼吸道刺激，作用时间短，患者苏醒快，醒后精神错乱、恶心和呕吐发生率低。丙泊酚亦可作维持麻醉用或强化监护期患者镇静。主要不良反应为注射过快可致呼吸和/或心脏暂停，血压下降，心动过缓等。也能增加心肌对肾上腺素的敏感性。

（二）硫喷妥钠（sodium thiopental）

硫喷妥为高脂溶性超短效巴比妥类，其钠盐易溶于水。本品主要优点是麻醉起效快、能降低脑血流、脑代谢、脑氧耗和颅内压。主要缺点是明显呼吸抑制，麻醉时各种反射依然存在，镇痛和肌松作用弱，可引起喉头和支气管痉挛；因存在典型"再分布"特点，给药时间过长则麻醉恢复期明显延长，患者出现躁动、朦胧、谵妄等精神症状，造成护理困难。临床主要用于诱导麻醉和基础麻醉。用药前宜皮下注射硫酸阿托品预防喉头痉挛。

（三）氯胺酮（ketamine）

氯胺酮与巴比妥类不同，能产生明显的分离麻醉（dissociative anesthesia）。单剂给药意识丧失 10～15 min，镇痛达 40 min，记忆缺失达 1～2 h；数小时后患者才从麻醉状态下完全恢复。恢复期患者常有幻觉和怪梦、谵妄、兴奋和定向障碍；前者可持续数天或数周。儿童精神不良反应发生率相对较低。本品对心血管系统无明显抑制作用；相反，在给药初期有兴奋作用，使心跳加快、心输出量增加、血压增加。脑血流、脑代谢和颅内压也增加。临床主要用作麻醉诱导剂或为各种特殊目的，如创伤、急诊手术、换药、心脏手术等提供安全麻醉。

（四）依托咪酯（etomidate）

依托咪酯为强效超短时非巴比妥类催眠药。本品静脉给予后几秒钟内意识丧失，诱导睡眠达 5 min，停药后 3 min 内苏醒。可作诱导麻醉剂用。主要缺点为患者恢复期恶心、呕吐发生率高。该药抑制肾上腺皮质激素合成，单剂给药后血浆可的松水平持续降低长达 6 h。

第三节　复合麻醉

复合麻醉（combined anesthesia）是指将两种以上的麻醉药或麻醉辅助药同时或者先后使用，使患者达到满意的外科手术状态的麻醉方式。

一、麻醉前给药

麻醉前给药（premedication）是指在患者手术前给予非麻醉药物，旨在改善患者对麻醉和手术的接受程度，克服麻醉过程中麻醉药的某些缺点。如麻醉前给予镇静催眠抗焦虑药以消除患者紧张情绪，给予抗 M 胆碱受体药以减少麻醉药引起的唾液腺和支气管腺分泌；给予阿片类镇痛药以增强麻醉药的镇痛效果等。

二、诱导麻醉

诱导麻醉（induction of anesthesia）是采用硫喷妥钠或氧化亚氮等使患者平稳而快速进入外科手术期的麻醉。常与诱导期较长的吸入麻醉药合用，以减少后者因诱导期长而出现的麻醉意外。

三、基础麻醉

基础麻醉（basal anesthesia）通常是指在患者麻醉前给予大剂量巴比妥类催眠药，使患者进入深睡眠的合作状态。目的是顺利施行其后的药物麻醉。多用于不合作的患者，特别是患儿。

四、合用肌松药

手术中常按需要加用一定量的骨骼肌松弛药，以加强麻醉药的骨骼肌松弛效果，满足一些手术（特别是腹部手术）对骨骼肌松弛程度的要求。

五、神经安定镇痛术

神经安定镇痛术（neuroleptanalgesia）是指在某些外科小手术或烧伤换药时，使用强安定药氟哌利多与镇痛药芬太尼合用，达到对患者良好的安定和镇痛状态。氟哌利多与氧化亚氮合用，达到安定和短时麻醉状态称神经安定麻醉术。

本章小结

全身麻醉药包括吸入麻醉药和静脉麻醉药。前者的最小肺泡浓度代表了作用强度，越小强度越高；血/气分配系数与麻醉诱导时间和麻醉苏醒时间密切相关，越小时间越短。后者以丙泊酚和硫喷妥钠最常用。为达到满意的麻醉状态，常将两种以上的麻醉药或麻醉辅助药同时或者先后使用，组成复合麻醉。

思考题

1. 简述吸入麻醉药血/气、脑/气和最小肺泡浓度的临床意义？
2. 简述各种静脉麻醉药的主要作用特点。
3. 试述复合麻醉的类型和主要用途。

第十三章 镇静催眠药

> **学 习 目 标**
> 1. 掌握 镇静催眠药分类及其代表药物名称,掌握苯二氮䓬类的药理作用、主要作用机制、临床应用及不良反应;
> 2. 熟悉 巴比妥类的药理作用、主要作用机制、临床应用及不良反应;
> 3. 了解 其他镇静催眠药名称。

镇静催眠药(sedative-hypnotics)是一类对中枢神经系统产生选择性抑制作用的药物,可引起镇静、催眠、抗惊厥等作用,主要用于治疗焦虑、失眠和惊厥。不同的作用主要取决于本类药物不同的剂量,镇静药和催眠药无明显的界限。本类药物主要包括:苯二氮䓬类、巴比妥类和几种新型催眠药。由于苯二氮䓬类有较好的抗焦虑和镇静催眠作用,安全范围大,目前几乎已完全取代了巴比妥类等传统镇静催眠药。新型催眠药佐匹克隆和唑吡坦相对延长深睡眠,较少或不影响快动眼睡眠(rapid eye movement sleep,REM),可明显提高失眠患者的睡眠质量。

第一节 苯二氮䓬类

苯二氮䓬类(benzodiazepines,BZ)药物的基本化学结构为1,4-苯并二氮䓬。根据不同药物及其活性代谢物的消除半衰期长短可分为3类:①长效类:地西泮(diazepam,安定)、氟西泮(flurazepam,氟安定)、氯氮䓬(chlordiazepoxide,利眠宁);②中效类如劳拉西泮(lorazepam)、氯硝西泮(clonazepam);③短效类如三唑仑(triazolam,酣乐欣)等。现以地西泮为例,介绍此类药物。

(一)地西泮(diazepam,安定)
【药理作用和临床应用】
1. 抗焦虑作用 苯二氮䓬类药物对焦虑症或焦虑状态具有高度选择性,在小于镇静剂量即可减轻或者消除紧张、忧虑、激动和失眠等症状。此作用可能与其选择性影响大脑边缘系统苯二氮䓬类(BZ)受体功能有关。对各种原因引起的焦虑症有显著疗效。适用于焦虑症、焦虑性抑郁、各种躯体疾病如脑血管病等引起的焦虑状态等。

2. 镇静催眠作用 随着剂量增大,地西泮出现镇静催眠作用,可明显缩短睡眠诱导时间,延长睡眠持续时间。地西泮对REM的作用比巴比妥类要弱得多,因而不易造成停药时的REM代偿性反跳延长,而使梦魇增多,对各种原因引起的失眠有效。与巴比妥类相比,本品的优点在于:①安全范围大,大剂量亦不产生麻醉作用;②对REM无明显影响。停药反跳现象较轻;③对呼吸影响小,无药酶诱导作用;④耐受性和成瘾性轻。

3. 抗惊厥、抗癫痫作用　地西泮具有显著的广谱抗惊厥作用,能抑制诱发惊厥的异常放电向皮层及皮层下扩散,而不影响精神活动及生理功能,临床用于辅助治疗破伤风、子痫、药物中毒、小儿高热等所致惊厥。本品对癫痫大发作的疗效好。静脉注射地西泮是目前治疗癫痫持续状态的首选药物(详见十四章)。

4. 中枢性肌肉松弛作用　地西泮具有较强的中枢性肌松作用。临床上可用于大脑麻痹患者、脑血管意外或者脊髓损伤等引起的肌肉僵直,也用于缓解关节病变、腰肌劳损所致的肌肉痉挛。

【作用机制】目前认为,苯二氮䓬类药物的中枢作用主要与其加强中枢抑制性递质 γ-氨基丁酸(GABA)的功能有关。GABA 受体为神经元膜上的配体-门控性 Cl^- 通道,其有 $GABA_A$ 和 $GABA_B$ 两种亚型。苯二氮䓬类与 GABA 结合于同一 $GABA_A$ 受体-Cl^- 离子通道复合物,苯二氮䓬类通过促进 GABA 与 $GABA_A$ 受体的结合易化GABA 功能,Cl^- 离子通道开放的频率增加,使细胞外的 Cl^- 大量进入细胞内导致神经元超极化,使其兴奋性降低,从而发挥其镇静、催眠、抗焦虑、中枢性肌松和抗惊厥作用(图 13-1)。

【体内过程】地西泮口服吸收迅速而完全,T_{max} 约 1 h。肌内注射给药吸收缓慢,且不规则。地西泮血浆蛋白结合率高达 99%。脂溶性很高。地西泮在体内转化成去甲地西泮和奥沙西泮等,仍有药理活性。最后与葡萄糖醛酸结合经肾排出。地西泮成人的血浆 $t_{1/2}$ 约为 20~43 h,而去甲地西泮 $t_{1/2}$ 则为 60 h。连续应用,应注意药物及其活性代谢物在体内的蓄积。新生儿由于肝功能发育不完善,$t_{1/2}$ 延长,可达 40~100 h。

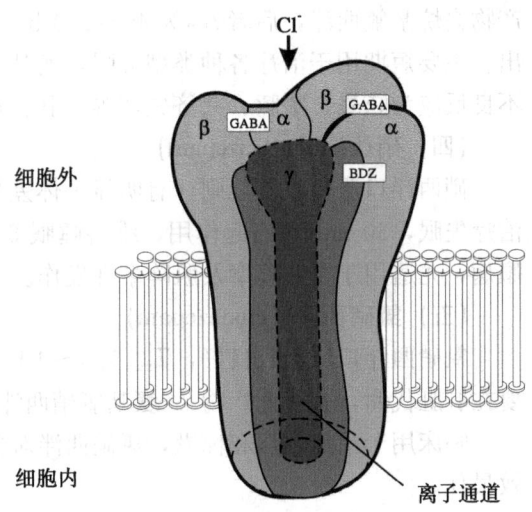

图 13-1　$GABA_A$ 受体-Cl^- 通道复合体

由 5 个亚单位构成,GABA 与 α 与 β 亚单位相互作用开放 Cl^- 通道,苯二氮䓬类结合部位涉及 γ 和 α 亚单位,结合后易化 GABA 的作用。巴比妥类如佐匹克隆和唑吡坦在此复合物有不同于苯二氮䓬类的结合位点。

【不良反应】地西泮药物毒性小,安全范围大,很少由于用量过大引起死亡。治疗量连续用药可出现头昏、嗜睡、乏力等反应。大剂量可导致共济失调、意识障碍、口齿不清、精神错乱。过量急性中毒可致昏迷和呼吸抑制,但严重后果者少。

长期用药仍可产生一定耐受性,用量逐渐增加可以维持疗效。久服可发生依赖性和成瘾,不仅有精神依赖,也有躯体依赖,与巴比妥类相比,本类药物的戒断症状发生较迟、较轻。

地西泮可透过胎盘和经乳汁分泌,长期服用有致畸的危险,故孕妇和乳母禁用。在分娩前及分娩时,若服用大剂量地西泮,可能引起新生儿体温下降、肌力下降、呼吸抑制,甚至产生戒断症状。

(二) 氯氮䓬 (chlordiazepoxide, 利眠宁)

氯氮䓬口服和肌内注射可完全吸收，但后一种情况吸收较慢。口服的 T_{max} 为 4 h，血浆蛋白结合率为 96%，消除 $t_{1/2}$ 5~30 h。由肝脏代谢，代谢产物为去甲氯氮䓬、地莫西泮、去甲地西泮等，这些代谢产物均有药理活性，并且在体内代谢缓慢，久用有蓄积性，代谢产物及少量原形自肾脏排出。临床主要用于焦虑症、神经官能症和失眠。

(三) 氟西泮 (flurazepam, 氟安定)

氟西泮作用与地西泮相似，但催眠作用较强。口服易吸收，T_{max} 为 1 h，主要活性代谢产物去烷基氟西泮，后者 $t_{1/2}$ 为 40~100 h，葡萄糖醛酸结合的代谢产物和少量原形经尿排出。主要短期用于治疗各种类型失眠，尤其适用于对其他催眠药物不能耐受的患者。常见的不良反应为眩晕、嗜睡、共济失调等。肝、肾疾病者，孕妇及儿童不宜服用。

(四) 硝西泮 (nitrazepam)

硝西泮口服吸收不规则，有明显个体差异，T_{max} 为 2 h。作用与地西泮相似，临床用于治疗失眠，30 min 左右起作用，维持睡眠 6~8 h，醒后无明显的后遗效应。还可治疗多种癫痫，尤适用于婴儿痉挛及肌阵挛性发作。

(五) 氯硝西泮 (clonazepam)

氯硝西泮口服吸收良好，T_{max} 为 1~4 h，血浆蛋白结合率为 85%，$t_{1/2}$ 为 20~40 h，主要在肝脏代谢，其代谢产物 7-氨基氯硝西泮仅有微弱活性。

临床用于治疗癫痫和惊厥，氯硝西泮对各种癫痫均有效，尤其对小发作和肌阵挛发作疗效最佳。

(六) 阿普唑仑 (alprazolam, 佳静安定)

口服吸收迅速，T_{max} 为 1~2 h。血浆蛋白结合率为 80%，$t_{1/2}$ 为 12~15 h。可产生抗焦虑作用，缩短入睡时间，减少觉醒次数，改善睡眠质量。还有抗癫痫、中枢性肌肉松弛作用。适用于焦虑、抑郁、顽固性失眠、癫痫及术前镇静。

(七) 艾司唑仑 (midazolam, 速安眠)

口服吸收较快，消除 $t_{1/2}$ 为 12~18 h。催眠作用强，口服 20~60 min 可入睡，维持 5~8 h。临床上用于各种类型的失眠、麻醉前给药。

(八) 三唑仑 (triazolam, 酣乐欣)

三唑仑有显著的镇静催眠作用。速效、强效和极少蓄积是其优点，临床用于治疗各种类型失眠。常见不良反应是嗜睡、头晕和头疼，应用较大剂量时顺行性记忆缺少和异常行为发生率增高，长期用药可产生依赖性。

第二节 巴比妥类

巴比妥类为巴比妥酸的衍生物。本类药物长期以来用于镇静、催眠，但现已被比较安全、有效的苯二氮䓬类所取代。目前临床上主要应用其中某些药物的抗惊厥、抗癫痫和麻醉作用。根据作用时间长短分为 4 类，见表 13-1。

表 13-1 巴比妥类作用与用途比较表

亚类	药物	显效时间（h）	作用维持时间（h）	催眠剂量（g/次）	主要用途
长效	苯巴比妥	0.5～1	6～8	0.06～0.1	抗惊厥
	巴比妥	0.5～1	6～8	0.3～0.6	镇静催眠
中效	戊巴比妥	0.25～0.5	3～6	0.05～0.1	抗惊厥
	异戊巴比妥	0.25～0.5	3～6	0.1～0.2	镇静催眠
短效	司可巴比妥	0.25	2～3	0.1～0.2	抗惊厥、镇静催眠
超短效	硫喷妥钠	iv 立即	0.25	—	静脉麻醉

【药理作用和临床应用】巴比妥类药物是中枢抑制药，随剂量增加依次出现镇静、催眠、抗惊厥和麻醉作用。

1. 镇静、催眠 小剂量可引起安静，缓解焦虑、烦躁不安的状态。中剂量催眠，能缩短入睡时间，减少觉醒次数，延长总睡眠时间（主要是第二阶段浅睡眠），但明显缩短 REM 和深睡眠。久用停药出现反跳现象，患者停药困难，被迫继续用药，进而产生依赖性和成瘾性。巴比妥类已不作镇静催眠药常规使用。

2. 抗惊厥、抗癫痫 大于催眠剂量的巴比妥类具有抗惊厥作用，可用于小儿高热、子痫、破伤风和药物中毒等各种惊厥。常用苯巴比妥钠和异戊巴比妥钠肌内注射或静脉注射。苯巴比妥钠也可用于抗癫痫或癫痫持续状态。

3. 麻醉和麻醉前给药 硫喷妥钠和美索比妥静脉给药用于麻醉或诱导麻醉。美索比妥在儿童直肠给药也可达到诱导麻醉效果。

【作用机制】巴比妥类药物能增强 GABA 介导的 Cl^- 内流，使神经元产生超极化。但与苯二氮䓬类不同，巴比妥类是通过延长 Cl^- 通道开放时间而增加 Cl^- 内流，引起超极化。较高浓度时，则抑制 Ca^{2+} 依赖性动作电位，抑制 Ca^{2+} 依赖性递质释放，并且呈现拟 GABA 作用，即在无 GABA 时也能直接增加 Cl^- 内流。

【体内过程】巴比妥类难溶于水，其钠盐则易溶于水。口服巴比妥类均快速而完全吸收，钠盐吸收更快，一般 10～60 min 起效。静脉注射给药一般是为了控制癫痫持续状态、各种惊厥、诱导麻醉或维持麻醉。

硫喷妥脂溶性高，静脉注射后很快进入中枢发挥作用，因很快分布到全身组织，特别是贮存在脂肪组织，使血药浓度快速降低，所以作用持续时间较短（15 min）。苯巴比妥脂溶性低，吸收、入脑、起作用均慢，主要经肾排出，消除慢，作用维持较久（6～8 h）。其他药物作用的快慢及维持时间介于上述两药物之间。

【不良反应】

1. 后遗效应 为催眠药常见的不良反应。服药催眠剂量后，次晨仍有嗜睡、头晕、乏力、精神不振等。应减少服用剂量。

2. 反常的兴奋现象 某些患者在服药后，尤其老年、体弱者，易产生反常兴奋作用，超过了抑制作用，表现为兴奋、欣快、不安，严重时可发生谵妄状态。因此，要注意小剂量用药。

3. 耐受性和依赖性 巴比妥类久服可产生耐受性，与其诱导肝药酶加速自身代谢和机体对巴比妥类药物产生适应性有关；其肝药酶诱导作用也可加速其他药物的代谢，影响药效。长期应用产生依赖性，突然停药易发生"反跳"现象。此时，快动眼睡眠时间延长，梦魇增多，迫使患者继续用药，终至成瘾。成瘾后停药，戒断症状明显，表现为激动、失眠、焦虑，甚至惊厥，故应避免滥用。

4. 对呼吸系统的影响　催眠剂量的巴比妥类对正常人的呼吸影响不明显。大剂量对呼吸中枢有明显的抑制作用，静脉过快也可引起呼吸抑制，深度呼吸抑制是该类药物致死的主要原因。严重肺功能不全和颅脑损伤致呼吸抑制者禁用。

5. 急性中毒　一次吞服大量或静脉注射过量过快，均可引起急性中毒，中毒剂量为催眠剂量的5～10倍，主要表现为深度昏迷、呼吸抑制、血压下降甚至消失，反射减弱或消失，体温降低等症状，患者多死于呼吸衰竭。解救原则：清除毒物（洗胃或灌肠），维持血压、呼吸和体温，用碳酸氢钠碱化尿液促进药物排泄。严重时可输血，血液透析。

6. 其他　偶见过敏性反应，如皮疹、剥脱性皮炎、发热、肝功能损害等。还可引起粒细胞缺乏症、血小板减少性紫癜等。因此在用药期间要定期检查血象。

第三节　其他镇静催眠药

(一) 水合氯醛 (chloral hydrate)

本药吸收快，口服或直肠给药，一般约15 min起效，维持6～8 h。见效快，醒后一般无头晕、困倦等不适感，无后遗作用。由肝代谢，经肾排泄。微量可通过胎盘，也可从乳汁中排出。水合氯醛吸收后，在体内大部分在肝内还原为三氯乙醇，其对中枢神经系统有较强的抑制作用，因此大剂量也有抗惊厥作用。

临床主要用于顽固性失眠患者。此药不缩短快动眼睡眠的时间，停药时也无代偿性快动眼睡眠时间延长。大剂量有抗惊厥作用，但安全范围比巴比妥类小。

(二) 甲丙氨酯 (meprobamate，眠尔通)

本药有镇静、催眠、抗焦虑作用和弱的肌松作用。临床上短期用于治疗焦虑和失眠，与镇痛药合用治疗肌痉挛。对癫痫小发作有一定疗效，但对大发作无效甚至加重。

此外，近年来开发了几种新型抗焦虑药物，如丁螺环酮类、佐匹克隆［zopiclone，依梦返（imovane）］和唑吡坦（zolpidem）等。

(1) 丁螺环酮类：包括丁螺环酮、依沙哌隆、吉吡隆等。此类药物作用特点类似，仅以丁螺环酮（busprione，布斯哌隆）为例加以介绍。

丁螺环酮与苯二氮䓬类不同之处在于此药没有抗惊厥、催眠和中枢性肌松作用。在未达到镇静作用的剂量时就可以明显缓解焦虑。它是5-HT$_{1A}$受体的部分激动剂。与苯二氮䓬类相比，丁螺环酮需要一周的时间才能发挥稳定的抗焦虑作用。临床上主要用于治疗普通焦虑状态，对恐怖症无效。

对精神运动系统影响比苯二氮䓬类轻，不影响驾驶。但心悸、神经过敏、胃肠功能紊乱、知觉异常等较苯二氮䓬类常见。

(2) 佐匹克隆（zopiclone）：又称依梦返，具有同苯二氮䓬类类似的镇静、抗焦虑、肌松和抗惊厥作用。作用于GABA$_A$受体-Cl$^-$通道复合体中不同于苯二氮䓬类的结合位点。主要用于催眠，其特点是入睡快，延长睡眠时间，明显增加深睡眠，轻度减少REM，睡眠质量高，醒后舒适。

不良反应少，部分患者可有口干、口苦、恶心、便秘、晨间嗜睡、肌无力等，长期用药后，突然停药也可出现戒断症状。

(3) 唑吡坦 (zolpidem)：作用类似于佐匹克隆，但抗焦虑、肌松和抗惊厥作用均较弱，而镇静催眠作用较强。失眠者服用后入睡快，睡眠时间长，增加睡眠，睡眠质量高，醒后感觉良好，常规剂量不产生耐受性，停药后无"反跳"现象。不良反应常见眩晕、嗜睡、乏力、恶心、头痛等，少见记忆障碍、噩梦、烦躁、腹泻和精神压抑等。

本章小结

苯二氮䓬类是镇静催眠药的主要药物，有四大重要的共同作用，不同的药物也有自己的特点；镇静催眠药物的临床重要性已经远远不如从前，但在临床仍有主要应用；其他镇静催眠药在临床也有不同甚至是重要的作用。

思考题

与巴比妥类镇静催眠药相比，苯二氮䓬类具有哪些优点？

第十四章 抗癫痫药和抗惊厥药

> **学习目标**
> 1. 掌握 苯妥英钠、卡马西平、丙戊酸钠、乙琥胺的药理作用、临床应用及不良反应；
> 2. 熟悉 抗癫痫药的临床选用；
> 3. 掌握 硫酸镁的作用及临床应用；
> 4. 了解 癫痫的临床常见分类。

第一节 抗癫痫药

癫痫（epilepsy）是由多种原因引起的慢性、反复性、突然发作性的大脑机能失调，其特征为脑神经元突发性异常高频率放电并向周围扩散。因异常放电神经元所在部位（病灶）和扩散范围不同，临床表现为不同的运动、感觉、意识和自主神经功能紊乱症状。根据癫痫发作的临床表现，可分为局限性发作和全身发作，详见表 14-1。

表 14-1 癫痫发作分类表

分型	临床特征	治疗药物
局限性发作		
1. 单纯性局限性发作	局部肢体运动或感觉异常，无意识障碍	卡马西平、苯妥英钠、苯巴比妥
2. 复合性局限性发作（神经运动性发作）	出现意识障碍和精神症状等部分性发作发展至全身性发作	扑米酮、丙戊酸钠、拉英酸钠
全身性发作		
1. 小发作（失神性发作）	分典型发作或不典型发作，突然知觉丧失，动作中断	乙琥胺、氯硝西泮、丙戊酸钠、拉莫三嗪
2. 大发作（全身性发作）	全身阵挛性抽搐，意识丧失	卡马西平、苯巴比妥、苯妥英钠、扑米酮、丙戊酸钠
3. 肌阵挛性发作	依年龄分为婴儿、儿童和青春期肌阵挛	糖皮质激素、丙戊酸钠、氯硝西泮
4. 癫痫持续状态	大发作持续状态，反复抽搐，持续昏迷，不及时解救危及生命	地西泮、劳拉西泮、苯妥英钠、苯巴比妥

癫痫治疗以药物为主，需长期用药，其目的在于减少或者阻止发作。目前使用的药物尚

不能预防和治愈癫痫，因此要选择合适的药物或者联合用药。常用抗癫痫药主要抑制病灶神经元的异常放电，或作用于病灶周围正常神经组织，以遏制异常放电的扩散，从而控制癫痫的发作。

（一）苯妥英钠（phenytoin sodium）

苯妥英钠又称大仑丁，为二苯乙内酰脲（diphenylhydantoin）的钠盐。作为最常用的非镇静催眠性抗癫痫药已有半个多世纪的历史，能有效地拮抗局限性发作和大发作。

【药理作用及作用机制】苯妥英钠对癫痫病灶异常高频放电无抑制作用，但能抑制 Na^+ 和 Ca^{2+} 内流，稳定膜电位，导致动作电位不易产生。大剂量苯妥英钠还能抑制 K^+ 外流，延长动作电位时程和不应期，抑制异常高频放电的扩散而达到治疗作用。

【临床应用】

1. 本品是治疗大发作和部分性发作的首选药，但对小发作（失神发作无效）甚至会使病情恶化。

2. 治疗三叉神经痛和舌咽神经痛等中枢疼痛综合征。

3. 抗心律失常。

【体内过程】苯妥英钠呈强碱性（pH＝10.4），刺激性大，不宜肌内注射。口服吸收慢而不规则，个体差异大，T_{max} 为 4～8 h，血浆蛋白结合率约 90%，60%～70%在肝脏代谢，以原形由尿排出者不足 5%。癫痫持续状态时可作静脉注射。苯妥英钠在体内的消除速度与血药浓度有关，当血药浓度高于 10μg/ml 时为零级动力学消除，其 $t_{1/2}$ 约为 60 h，而在血药浓度低于 10μg/ml 时则为一级动力学消除，其 $t_{1/2}$ 约为 20 h。苯妥英钠血药浓度的个体差异很大，应个性化给药。

【不良反应】因需长期服药，苯妥英钠的不良反应较多。

1. 胃肠反应　可致食欲减退、胃痛、恶心、呕吐。饭后服药可减轻。长期用药可致牙龈增生，多见于青少年。注意口腔卫生，经常按摩牙龈，可防止或减轻。

2. 神经系统反应　包括眩晕、共济失调、头痛和眼球震颤等。

3. 造血系统反应　久服可致叶酸吸收及代谢障碍，抑制二氢叶酸还原酶，有时可发生巨幼红细胞性贫血。补充甲酰四氢叶酸加维生素 B_{12} 治疗有效。

4. 过敏反应　皮疹，偶见严重皮肤反应如剥脱性皮炎、多形糜烂性红斑、系统性红斑狼疮。偶见肝脏损害。应定期作肝功能检查。

5. 其他　小儿长期用药可引起软骨症，可用维生素 D 和 K 加钙剂防治。妊娠早期用药，偶致畸胎。静脉注射过快，可致心律失常、心脏抑制和血压下降，宜在心电图监护下进行。

在应用苯妥英钠期间，切忌突然停药或更换其他药物，因可以引起癫痫发作，甚至发生癫痫持续状态。如需更换药物，应采取逐渐过渡的方法。

【药物相互作用】苯妥英钠为肝药酶诱导剂，能加速多种药物，如皮质类固醇和避孕药等的代谢而降低药效。

（二）卡马西平（carbamazepine，酰胺咪嗪）

【药理作用及临床应用】作用机制与苯妥英钠相似，治疗浓度时能阻滞 Na^+ 通道，抑制癫痫灶异常放电及其周围神经元放电向四周扩散。本药是一种有效的广谱抗癫痫药物，对复杂部分发作（如精神运动性发作）有良好疗效。对大发作和部分性发作也为首选药之一。对癫痫并发的精神症状，以及锂盐无效的躁狂、抑郁症也有效。对中枢疼痛综合征疗效优于苯妥英钠。

【不良反应】
1. 神经系统　头晕、嗜睡、视力模糊、复视或平衡障碍引起共济失调。
2. 血液系统　包括再生障碍性贫血、粒细胞减少和血小板减少。用药期间定期查血象。
3. 消化系统　用药早期可有腹部不适、恶心和呕吐等。
4. 过敏反应　如皮炎、嗜红细胞增多症、淋巴结病和脾肿大等。
5. 其他反应　偶见肌张力障碍和肌阵挛，也可引起精神行为异常。

【药物相互作用】苯巴比妥、苯妥英钠及扑米酮加速卡马西平的代谢，使其在血中浓度降低。卡马西平也可使苯妥英钠血浓度降低。

（三）苯巴比妥（phenobarbital，鲁米那）

【药理作用与临床应用】苯巴比妥的作用与苯妥英钠相似，也抑制 Na^+ 内流和 K^+ 外流，但需较高浓度。对异常神经元有抑制作用，抑制其异常放电和冲动扩散。

苯巴比妥对除失神小发作以外的各型癫痫，包括癫痫持续状态都有效。但因其中枢抑制作用明显，都不作为首选药。用于癫痫持续状态时常以静脉注射应用。

【不良反应】
1. 神经毒性　常见嗜睡、眩晕和共济失调等。
2. 血液系统　可发生巨幼红细胞性贫血、白细胞减少和血小板减少。用药期间要定期检查血象。
3. 过敏反应　如皮疹、黄疸、高热、粒细胞缺乏、剥脱性皮炎等。

【药物相互作用】苯巴比妥可加强其他药物如抗组胺药、镇痛药、麻醉药、安定药及催眠药等的中枢抑制作用；其肝药酶诱导作用可加速其他药物的代谢，影响药效。

（四）扑米酮（primidone，扑痫酮）

扑米酮的作用近似苯巴比妥，也是广谱的抗癫痫药。在体内代谢成苯巴比妥和苯乙基丙二酰胺。主要用于癫痫大发作和单纯及复合局限性发作，对部分性发作和大发作的疗效优于苯巴比妥；但对复杂部分发作的疗效不及卡巴西平和苯妥英钠。

扑米酮与卡马西平同用可减低后者的水平。异烟肼、硫噻嗪及丙戊酸钠均可抑制扑米酮的代谢，使其血药浓度增高。

（五）乙琥胺（ethosuximide，扎兰丁）

乙琥胺为琥珀酰亚胺类。是临床治疗小发作（失神性发作）的首选药。对肌阵挛及婴儿痉挛也有治疗作用。

常见的不良反应有呃逆、食欲不振和恶心、呕吐等胃肠刺激症状。其次为中枢神经系统反应，如头痛、头晕、困倦、嗜睡、欣快等。严重者可发生再生障碍性贫血。对于有精神病史的患者可引起精神行为异常。

（六）丙戊酸钠（sodium valproate，敌百痉）

丙戊酸钠对于各型癫痫均有不同程度的疗效，尤其对大发作、局限性发作、各型失神性发作和肌阵挛性发作效果较好。其抗癫痫作用与抑制电压敏感性 Na^+ 通道和增强 GABA 能神经系统的抑制功能有关。

丙戊酸钠能显著提高苯妥英钠、苯巴比妥、氯硝西泮和乙琥胺的血药浓度和游离浓度。

而苯妥英钠、苯巴比妥、扑米酮和卡马西平则能降低丙戊酸钠的血药浓度和抗癫痫作用。

常见不良反应包括：

1. 胃肠反应　常见厌食、恶心和呕吐等，饭后服用或逐渐加量可减轻。
2. 血液系统　可见血小板减少，也有出现血小板功能异常报道。
3. 中枢神经系统　主要为嗜睡、平衡失调、乏力、精神不集中、不安和震颤等，减量用药后可以减轻。
4. 肝毒性　约40％的患者用药数月内常见肝谷草转氨酶暂时升高，少数有爆发性肝炎发生，个别因肝功能衰竭而死。用药期间应定期查肝功能。
5. 致畸性　对胎儿有致畸作用，常见脊椎裂。妊娠早期禁用。

（七）苯二氮䓬类（benzodiazepines）

苯二氮䓬类药物种类繁多，其中用于癫痫治疗者有地西泮（diazepam）、氯硝西泮（clonazepam）和硝西泮（nitrazepam）。

1. 地西泮（diazepam，安定）　静脉给药是控制癫痫持续状态的首选药物。静脉注射见效快，安全性较大。但速度过快可引起呼吸抑制，宜缓慢注射（1 mg/min）。
2. 硝西泮（nitrazepam，硝基安定）　对肌阵挛性癫痫、不典型小发作和婴儿痉挛有较好疗效。
3. 氯硝西泮（clonazepam，氯硝安定）　对各型癫痫都有效，尤以对失神小发作、婴儿痉挛、肌阵挛发作和不典型小发作为佳。

苯二氮䓬类的副作用是中枢抑制作用明显，甚至发生共济失调。久用可产生耐受性，骤然停药时发生症状反跳和戒断症状，原有发作加剧。

第二节　抗惊厥药

惊厥是中枢神经过度兴奋的一种症状，表现为全身骨骼肌不自主地强烈收缩。常见于小儿高热、破伤风、癫痫大发作、子痫和中枢兴奋药中毒等。常用抗惊厥药有巴比妥类、水合氯醛、地西泮以及硫酸镁。

硫酸镁（magnesium sulfate）　硫酸镁口服难吸收，有泻下和利胆作用，外用热敷可消炎去肿。而注射给药则可发挥全身作用。临床上主要用于缓解子痫、破伤风等惊厥，也常用于高血压危象。神经化学传递和骨骼肌收缩均需 Ca^{2+} 参与，Mg^{2+} 与 Ca^{2+} 由于化学性质相似，可以特异地竞争 Ca^{2+} 受点，拮抗 Ca^{2+} 的作用，结果使神经肌肉接头处ACh减少，骨骼肌紧张性降低，肌肉松弛。与此同时，也作用于中枢神经系统，引起感觉和意识消失。

硫酸镁注射过量时，引起呼吸抑制、血压骤降、心动过缓和传导阻滞等，甚至引起死亡。肌腱反射消失为呼吸抑制的前兆，用药过程中，应随时检查腱反射。中毒时应立即进行人工呼吸，并缓慢静脉注射氯化钙和葡萄糖酸钙加以对抗。

孕妇、经期妇女、无尿者、急腹症和胃肠道出血者禁用。肾功能不全、低血压和呼吸衰竭者慎用。

本章小结

癫痫是临床的一种多发病和常见病,药物是治疗的一种重要手段,癫痫的治疗药物较多,各有其特点,能较好控制癫痫的发作或减少癫痫的发作。抗惊厥药物在临床也有重要意义。

思考题

简述治疗癫痫大发作、癫痫的持续状态、癫痫小发作、精神运动性发作的首选药。

第十五章 抗帕金森病药

> **学习目标**
> 1. 掌握 左旋多巴的药理作用及其机制、临床应用和不良反应；
> 2. 熟悉 卡比多巴、司来吉兰、溴隐亭、金刚烷胺、安坦的药理作用及临床应用。

帕金森病（parkinson's disease，PD）又被称为震颤麻痹（paralysis agitans），是一种常见于中老年人的黑质及黑质-纹状体通路神经元变性所致的椎体外系疾病。

目前认为纹状体内缺乏多巴胺是导致 PD 的主要原因。PD 患者纹状体内多巴胺含量降低，造成黑质-纹状体通路多巴胺能神经功能减弱，而胆碱能神经功能相对占优势，因而产生 PD 的锥体外系功能亢进。同时也存在肾上腺素能神经元变性及组胺和 5-羟色胺神经递质改变。

第一节 拟多巴胺类药

本类药包括左旋多巴、卡比多巴、金刚烷胺、溴隐亭等，通过多种方式，如促进中枢 DA 合成、释放或减少 DA 代谢以及直接兴奋 DA 受体等而对帕金森病有较好疗效。

（一）左旋多巴（levodopa，L-dopa，L-多巴）

左旋多巴是酪氨酸的羟化物，在体内是左旋酪氨酸合成儿茶酚胺的中间产物，为多巴胺的前体物质。

【药理作用及临床应用】左旋多巴作为多巴胺的前体，通过血-脑屏障后，补充纹状体中多巴胺的不足，从而发挥抗帕金森病的作用。左旋多巴的作用特点是：①对轻症及较年轻患者疗效较好，而对重症及年老衰弱患者疗效较差；②对肌肉僵直及运动困难疗效较好，而对肌肉震颤症状疗效差，如长期及较大剂量用药则对肌肉震颤仍可见效；③作用较慢，常需用药 2~3 周才可出现客观体征的改善，1~6 个月才可获得最大疗效，但作用持久，且随用药时间延长而递增。

【不良反应】

1. 胃肠道反应 约 80% 的 PD 患者在治疗初期即出现恶心、呕吐、食欲减退等。用量过大或加量过快更易引起，继续用药可以消失。

2. 心血管反应 约 30% 的 PD 患者在治疗初期出现轻度体位性低血压，原因未明。少数患者头晕，继续用药可减轻。可引起心动过速或心律失常。

3. 非自主异常运动 约 50% 的 PD 患者在用药 2~4 个月后出现不随意运动，多见于面部肌群，如张口、咬牙、伸舌、皱眉、头颈部扭动等，也可累及肢体或躯体肌群，偶见喘息样呼吸或过度呼吸。另外，长期用药的患者，还可出现对左旋多巴的耐受，表现为"开-关现象"（on-off phenomenon），患者突然多动不安（开），而后又出现全身性或肌强直性运动不能（关），严重地妨碍患者的正常活动。随着疗程延长，发生率也相应增加，此时宜适当减少左旋多巴的用量。

4. 精神障碍　常出现失眠、多梦、焦虑、狂躁、幻觉、妄想、抑郁等，减量或停药后可好转。此反应可能与多巴胺作用于大脑边缘叶有关。

5. 其他不良反应　散大瞳孔，在个别患者可引起青光眼急性发作；可加重少数患者的痛风症状；出现嗅觉、味觉异常；唾液及尿液呈褐色。

【药物相互作用】

1. 维生素 B_6 是多巴脱羧酶的辅基，可增强左旋多巴的外周副作用，降低疗效，故用药期间应禁用维生素 B_6。

2. 抗精神病药，如吩噻嗪类和丁酰苯类，均能阻滞黑质-纹状体多巴胺通路功能，利血平能耗竭中枢多巴，引起帕金森综合征，又能阻断中枢多巴胺受体，对抗左旋多巴的作用，因此禁与左旋多巴合用。

3. 单胺氧化酶（MAO）抑制药如苯乙肼，虽可抑制纹状体 MAO-B，增强左旋多巴疗效，但也有一定的抑制 MAO-A 的作用，使血中去甲肾上腺素含量增高，造成血压升高，甚至产生高血压危象，故不宜与左旋多巴合用。

4. 拟肾上腺素药可加重左旋多巴引起的心血管方面的不良反应，故不宜合用。

5. 外周多巴胺受体阻断剂多潘立酮不能进入中枢，故可用于减少左旋多巴的外周不良反应。

（二）卡比多巴（carbidopa）

卡比多巴是较强的 L-芳香氨基酸脱羧酶抑制剂，由于不易通过血-脑屏障，故与左旋多巴合用时，仅能抑制外周多巴脱羧酶的活性，从而减少多巴胺在外周组织的生成，同时提高脑内多巴胺的浓度。既能提高左旋多巴的疗效，又能减轻其外周的副作用，所以是左旋多巴的重要辅助药。将卡比多巴与左旋多巴按 1∶10 的剂量合用，可使左旋多巴的有效剂量减少 75%，两药合用已成为治疗 PD 的常规用药。

妊娠期避免应用卡比多巴和左旋多巴。青光眼、精神病患者禁用。

（三）溴隐亭（bromocriptine）

溴隐亭又称溴麦角隐亭，是一种半合成的麦角生物碱。可减轻 PD 患者的运动不能、僵直、震颤等症状，因其能选择性地直接激动纹状体多巴胺受体，对于左旋多巴治疗失败或不能耐受的患者有效，如与左旋多巴合用可延长用药时间，减少"开-关"现象。

不良反应常见幻觉、精神症状和低血压等。

（四）金刚烷胺（amantadine）

金刚烷胺原是抗病毒药，后发现其也有抗帕金森病的作用，对各型震颤麻痹均有缓解症状的作用，其疗效不及左旋多巴，但优于胆碱受体阻断药，见效快而持续时间短，用药数天即可获最大疗效。与抗胆碱药苯海索或复方多巴制剂合用有协同作用。

不良反应较少，偶见惊厥，少数出现嗜睡、眩晕、抑郁等，长期用药后，常见下肢皮肤出现网状青斑，可能是由于儿茶酚胺释放引起外周血管收缩所致。

（五）司来吉兰（selegiline）

司来吉兰是第 1 代不可逆的和选择性的炔丙基胺类单胺氧化酶 MAO-B 抑制剂，能迅速通过血-脑屏障，抑制脑内多巴胺的降解代谢，使多巴胺浓度增加，有效作用时间延长，可作为帕金森病辅助性治疗药物。与左旋多巴合用后，能增加疗效，降低左旋多巴用量，减少外周副反应，并能消除长期使用左旋多巴出现的"开-关反应"。临床长期试验表明，两者合用更有利于缓解症状，延长患者寿命。

第二节 胆碱受体阻断药

胆碱受体阻断药通过阻断中枢胆碱受体，减弱纹状体中乙酰胆碱的作用，从而恢复多巴胺能神经系统与胆碱能神经系统的平衡。

传统的胆碱受体阻断药如阿托品，虽然抗帕金森病有效，但因其外周抗胆碱作用引起的副作用较大，因此人工合成了一系列中枢性胆碱受体阻断药。它们对外周的作用显著减小，常用者为苯海索、苯扎托品、丙环定等。

（一）苯海索（trihexyphenidyl）

苯海索又名安坦（artane），口服吸收后，易通过血-脑屏障进入脑内，阻断中枢胆碱受体，使得黑质-纹状体通路中的乙酰胆碱作用减弱，多巴胺功能增强，从而发挥抗帕金森病的作用。其疗效较左旋多巴弱，对震颤的效果好，对僵直和运动困难的效果较差，对流涎等继发性症状有改善作用。

其外周抗胆碱作用为阿托品的1/10~1/2。适用于轻症PD患者，对于左旋多巴不能耐受或治疗无效的患者，可作为治疗的辅助药。此外，还可用于抗精神病药引起的锥体外系反应，疗效强于左旋多巴。

不良反应类似阿托品，对心脏的影响比阿托品弱，故应用较安全。窄角型青光眼、前列腺肥大患者慎用。

（二）苯扎托品（benztropine）

苯扎托品又名苄托品，除具有抗胆碱作用外，还有抗组胺和局部麻醉作用。外周抗胆碱作用强，对大脑皮质运动区有一定抑制作用。常用于治疗早期轻症帕金森病。

（三）丙环定（procyclidine）

丙环定，又名卡马特灵（kemadrin）、开马君，其药理作用、应用及不良反应与苯海索相似，只是剂量稍大。能改善肌肉强直，增加肌肉运动的协调性，对震颤疗效较差。

本章小结

帕金森病是一种临床的常见病，治疗药物分为拟多巴胺药物和抗胆碱受体阻断剂，均能控制和减轻疾病的症状、改善患者的生活质量。每个药物都有其特点，对不同的症状有不同的选择性。

思考题

左旋多巴与卡比多巴联合用于治疗帕金森病的机制是什么？

第十六章 抗精神失常药

> **学 习 目 标**
> 1. 掌握 氯丙嗪的药理作用、作用机制、临床应用和主要不良反应。
> 2. 熟悉 抗抑郁药和抗躁狂药代表药的药理作用特点及其机制。
> 3. 了解 抗精神病药的分类。

精神失常是由多种原因引起的以精神活动障碍为主的一类疾病。临床上最常见的为精神分裂症、躁狂抑郁症及焦虑症等,用于此类疾病的治疗药物统称为抗精神失常药。根据其临床用途,可将抗精神失常药分为4类:①抗精神病药(antipsychotic drugs),又称抗精神分裂症药(antischizophrenic drugs);②抗躁狂药(antimanic drugs);③抗抑郁药(antidepressants);④抗焦虑药(antianxiolytics)。本章主要介绍抗精神病药、抗躁狂药、抗抑郁药,抗焦虑药参见第十三章。

第一节 抗精神病药

精神分裂症(schizophrenia)是一类以思维、情感、行为之间不协调,精神活动与现实分离为主要特征的最常见的一类精神病。根据临床症状,可将精神分裂症分为Ⅰ型和Ⅱ型,前者以阳性症状(幻觉和妄想)为主,后者则以阴性症状(如感情淡漠、思维贫乏、意志减退、主动性缺乏等)为主。抗精神病药是指可治疗精神分裂症阳性症状以及阴性症状的药物,此类药物对其他精神病的躁狂症状也有效。根据化学结构,将抗精神病药分为4类:吩噻嗪类(phenothiazines)、硫杂蒽类(thioxanthenes)、丁酰苯类(butyrophenones)及其他类。

【抗精神病作用机制】这些抗精神病药大多具有相似的药理作用机制。

1. 阻断中脑-边缘系统通路和中脑-皮层通路多巴胺受体 精神分裂症的病因有许多假说,迄今为止,只有中脑-边缘系统通路和中脑-皮层通路多巴胺(dopamine,DA)系统功能亢进的学说得到了广泛的认可。

DA是中枢神经系统内一种重要的神经递质,目前已知脑内以DA为递质的神经通路主要有4条:①黑质-纹状体通路,它主要参与控制锥体外系系统的运动功能;②中脑-皮质通路;③中脑-边缘系统通路;④结节-漏斗通路。②、③两条通路共同参与精神、情绪及行为活动的调控,④与调控垂体的内分泌有关。目前认为精神分裂症(尤其是Ⅰ型)是由于中脑-边缘系统和中脑-皮层通路的D_2受体功能亢进所致。抗精神病药物如氯丙嗪等可能通过阻断中脑-边缘系统和中脑-皮层通路的D_2受体发挥抗精神病作用;阻断黑质-纹状体通路中的DA受体,则会引起锥体外系反应;阻断结节-漏斗通路中的DA受体则是引起内分泌变化的原因。

2. 阻断 5-HT 受体　一些目前临床上常用的非经典抗精神病药物如氯氮平（clozapine）和利培酮（risperidone）等，除了对中枢 DA 受体有拮抗作用外，还对 5-HT 受体有很强的拮抗作用。此类药物即使长期应用也几乎没有锥体外系不良反应发生。

一、吩噻嗪类

（一）氯丙嗪（chlorpromazine，CPZ）

氯丙嗪又名冬眠灵（wintermine），是吩噻嗪类抗精神病药物的典型代表。氯丙嗪的应用始于 1952 年，是人类第一个用于治疗精神分裂症的药物，它不仅控制了患者的兴奋症状，而且对其他精神症状也有效，是精神分裂症临床治疗学的重大突破，随后又相继发现了对精神分裂症具有治疗作用的其他 10 多个衍生物，将此类药物统称为吩噻嗪类抗精神病药。

【药理作用】

1. 对中枢神经系统的作用

（1）镇静、安定、抗精神病作用：氯丙嗪对中枢神经系统有较强的抑制作用，称为神经安定作用。动物试验中，氯丙嗪能明显减少动物自发活动，诱导入睡，但对刺激有良好的觉醒反应，与巴比妥类催眠药不同，加大剂量也不引起麻醉，氯丙嗪能减少动物的攻击行为，使之驯服，易于接近。

正常人口服治疗量氯丙嗪后，可出现镇静、安定、情感淡漠、注意力下降、对周围事物不感兴趣、环境安静易诱导入睡。

精神分裂症患者服用氯丙嗪后则显现良好的抗精神病作用，能迅速控制兴奋躁动状态，大剂量连续用药能逐渐消除患者的幻觉和妄想等症状，减轻思维障碍，使患者恢复理智、情绪安定、生活自理。

氯丙嗪主要是通过阻断中脑-边缘系统通路和中脑-皮层通路的 D_2 受体而发挥抗精神病作用的。但是，由于氯丙嗪对这两个通路和黑质-纹状体通路中的 D_2 受体的亲和力几乎无差异，因此，在长期应用氯丙嗪的患者中，锥体外系不良反应的发生率比较高。

（2）镇吐作用：氯丙嗪有强大的镇吐作用，小剂量时即可抑制延脑第四脑室底部极后区的催吐化学感受区（chemoreceptor trigger zone，CTZ），对抗皮下注射去水吗啡所引起的呕吐，其机制与氯丙嗪阻断 CTZ 的 D_2 受体有关。大剂量时能直接抑制呕吐中枢，但是对刺激前庭所引起的呕吐无效。氯丙嗪也抑制位于催吐化学感受区旁的呃逆中枢调节部位。

（3）对体温调节的作用：氯丙嗪对下丘脑体温调节中枢有很强的抑制作用，用药后，恒温动物的体温也随外界环境温度的变化有所升降。与解热镇痛药不同，氯丙嗪不但降低发热机体的体温，也能降低正常体温，且剂量越大，降温作用越明显。在炎热天气，氯丙嗪可使体温升高，这是其干扰了机体正常散热机制的结果。

2. 对自主神经系统的作用　氯丙嗪有明显阻断 α 受体的作用，可以翻转肾上腺素的升压效应。同时还能抑制血管运动中枢和直接抑制血管平滑肌，扩张血管，使血压下降，对高血压患者降压作用尤为明显。由于血压下降，可反射性引起心率加快。氯丙嗪还可阻断 M 胆碱受体，但作用很弱，无治疗意义，可引起口干、便秘、视力模糊等副作用。

3. 对内分泌系统的影响　氯丙嗪可阻断结节-漏斗通路中的 D_2 受体，该部位 D_2 受体可促使下丘脑分泌多种激素，如催乳素释放抑制因子、卵泡刺激素释放因子、黄体生成素释放因子和 ACTH 等。氯丙嗪阻断该部位的 D_2 受体，增加催乳素的分泌，可致乳房肿大、溢乳，故乳癌患者不宜使用；抑制促性腺激素的释放，使卵泡刺激素和黄体生成素分泌减少，抑制性周期，延迟排卵和引起停经；抑制垂体生长激素的释放，可影响儿童的生长发育，但可试用于治疗巨人症；抑制促肾上腺皮质激素的释放，使肾上腺皮质激素分泌减少。

【临床应用】

1. **精神分裂症** 氯丙嗪主要用于Ⅰ型精神分裂症（精神运动性兴奋和幻觉妄想为主）的治疗，尤其对急性患者效果显著，但不能根治，需长期用药以维持疗效，甚至终生治疗；对慢性精神分裂症患者疗效较差；对Ⅱ型精神分裂症患者无效，甚至加重病情。氯丙嗪对其他精神病伴有的兴奋、躁动、紧张、幻觉和妄想等症状也有显著疗效；对各种器质性精神病（如脑动脉硬化性精神病、感染中毒性精神病等）和症状性精神病的兴奋、幻觉和妄想症状也有效，但剂量要小，症状控制后须立即停药。

2. **呕吐和顽固性呃逆** 氯丙嗪对洋地黄、吗啡等多种药物以及尿毒症、恶性肿瘤化疗等引起的呕吐具有显著的镇吐作用，对顽固性呃逆也有显著疗效，但对晕动病所致的呕吐无效。

3. **人工冬眠** 临床上将物理降温与氯丙嗪、哌替啶、异丙嗪等药配伍应用，可使患者体温降至正常以下，进入类似变温动物"冬眠"时的状态，故称为"人工冬眠"。可作为创伤性休克、感染中毒性休克、严重烧伤、严重破伤风、高热惊厥、甲状腺危象等病症的辅助治疗。

4. **低温麻醉** 麻醉时，同时用物理降温配以氯丙嗪，使患者体温降至34℃或更低，称"低温麻醉"。与人工冬眠相似，这样可提高阻断血流时间，以利于进行心脏或大血管的直视手术。

【不良反应】由于氯丙嗪的药理作用广泛，临床应用时间较长，所以不良反应也较多。

1. **一般不良反应** 局部刺激性较强，故宜深部肌内注射，不作皮下注射。静脉注射可能引起血栓性静脉炎，故应稀释后缓慢注入。可引起嗜睡、无力、鼻塞、口干、便秘、视力模糊及心动过速等中枢及自主神经系统方面的副作用，少数患者肌内注射或静脉注射后可出现体位性低血压，动脉硬化者尤应慎用。此时不能用肾上腺素治疗，因为氯丙嗪有α受体阻断作用，可翻转肾上腺素的升压效应，使患者血压下降作用更为明显。应用大量氯丙嗪注射给药时，应嘱咐患者静卧1～2h。

2. **锥体外系反应** 为最常见的不良反应，发生率为25%～60%，多在用药后3～4周发生，最早可在0.5～48 h 发生，其中以含氟化合物的药物发生较多，如氟奋乃静、三氟拉嗪、五氟利多等，而氯氮平、舒必利等反应较轻。

长期大量服用氯丙嗪可出现以下三种锥体外系反应：①帕金森综合征（parkinsonism）：常在治疗早期发生，患者表现为肌张力增高、面容呆板、动作迟缓、肌肉震颤、流涎等；②静坐不能（akathisia）：多发生于治疗早期，患者主观感觉必须来回走动，无法控制自己的机体活动，伴焦虑，不能保持安静，严重者甚至有自杀企图；③急性肌张力障碍（acute dystonia）：多出现在用药后第1～5天，由于舌、面、颈及背部肌肉痉挛，患者可出现强迫性张口、伸舌、斜颈、呼吸运动障碍及吞咽困难等奇怪动作和姿势。以上三种反应是由于氯丙嗪阻断了黑质-纹状体通路的 D_2 受体，使纹状体中的 DA 功能减弱，ACh 的功能增强而引起的，可用减少药量、停药等方法减轻或消除，也可用抗胆碱药苯海索、东莨菪碱等缓解不良反应。

长期服用氯丙嗪还可引起迟发性运动障碍（tardive dyskinesia，TD），表现为口-面部不自主的刻板运动，广泛性舞蹈样手足徐动症，停药后仍长期不消失。其机制可能为氯丙嗪长期阻断突触后 DA 受体，使 DA 受体敏感性增加，或反馈性抑制减弱，使突触前 DA 释放增多。此反应较难治疗，用抗胆碱药反使症状加重，抗 DA 药可使此反应减轻。早期发现及时停药可能可以恢复，但也有的停药后仍很难恢复。老年患者应尽量避免使用这类药物。

3. 过敏反应 常见症状有皮疹、接触性皮炎和光过敏反应性皮肤色素沉着，重者出现剥脱性皮炎，应及时处理。少数患者可出现粒细胞减少、溶血性贫血和再生障碍性贫血等。治疗期间患者如发热、咽喉疼痛、全身不适，应及时检查血象。

4. 急性中毒 一次吞服大剂量氯丙嗪后，可致急性中毒，临床表现为过度镇静、嗜睡、意识障碍、昏迷、呼吸抑制、血压下降、心肌损害（心动过速、心电图改变等），应立即清除毒物，同时对症治疗并进行支持疗法。

5. 禁忌证 可诱发癫痫，故有癫痫史者慎用，必须用时应加抗癫痫药。心血管疾病的老年患者慎用，应注意冠心病患者易致猝死。严重肝功能损害者禁用。

（二）其他吩噻嗪类药物

其他吩噻嗪类药物包括奋乃静（perphenazine）、氟奋乃静（fluphenazine）及三氟拉嗪（trifluoperazine）和硫利达嗪（thioridazine）。

奋乃静作用较氯丙嗪缓和，对心血管系统、肝脏及造血系统的副作用较氯丙嗪轻。除镇静作用、控制精神运动兴奋作用次于氯丙嗪外，其他同氯丙嗪。奋乃静对慢性精神分裂症的疗效则高于氯丙嗪。

三氟拉嗪和氟奋乃静的中枢镇静作用较弱，且具有兴奋和激活作用，除有明显的抗幻觉妄想作用外，此两药对行为退缩、情感淡漠等症状有较好疗效，适用于精神分裂症偏执型和慢性精神分裂症。

硫利达嗪有明显的镇静作用，抗幻觉妄想作用不如氯丙嗪，锥体外系副作用小，老年人易耐受，作用缓和为其优点。

二、硫杂蒽类

氯普噻吨（chlorprothixene）又名泰尔登（tardan），是本类药的代表，其结构与三环类抗抑郁药相似，故有较弱的抗抑郁作用。本品抗精神病作用不及氯丙嗪，但镇静作用较强，其调整情绪、控制焦虑抑郁的作用较氯丙嗪强，而抗幻觉妄想作用不如氯丙嗪，适用于伴有强迫状态或焦虑抑郁情绪的精神分裂症、焦虑性神经官能症以及更年期抑郁症的患者，锥体外系症状较少。

三、丁酰苯类

丁酰苯类的化学结构与吩噻嗪类完全不同，但其药理作用和临床应用与吩噻嗪类相似。

（一）氟哌啶醇（haloperidol）

氟哌啶醇是第一个合成的丁酰苯类药物，是这类药物的典型代表，作用及机制类似氯丙嗪。抗精神病作用和镇吐作用比氯丙嗪强，锥体外系反应也强，而镇静作用、α 受体和 M 受体阻断作用比较弱，用于控制以兴奋躁动、幻觉妄想为主症的精神分裂症效果最佳。氟哌啶醇不仅可显著控制各种精神运动兴奋作用，同时对慢性症状也有较好疗效。其锥体外系副作用发生率高、程度严重，但因其对心血管系统的副作用较轻，对肝功能影响小。

（二）氟哌利多（droperidol）

氟哌利多作用与氟哌啶醇基本相似。特点是在体内代谢快，作用时间短，可用于急性精神运动性兴奋躁狂症状。临床上也与镇痛药芬太尼配伍，用于神经安定镇痛术。

四、其他抗精神病药物

（一）五氟利多（penfluridol）

五氟利多属二苯基丁酰哌啶类（diphenylbutylpiperidines），是较好的口服长效抗精神分裂症药，一次用药疗效可维持一周。其长效的原因可能与五氟利多贮存于脂肪组织，从而缓慢释放入血有关。适用于急、慢性精神分裂症，尤其适用于慢性患者，对幻觉、妄想、退缩均有较好疗效。五氟利多的副作用以锥体外系反应最常见。

（二）氯氮平（clozapine）

氯氮平属于苯二氮䓬类，为新型抗精神病药，目前在我国不少地区甚至将其作为治疗精神分裂症的首选药。

氯氮平为一广谱神经安定剂，对精神分裂症的疗效与氯丙嗪接近，但见效迅速，多在一周内见效。抗精神病作用强，对其他抗精神病药无效的精神分裂症的阴性和阳性症状都有治疗作用，也适用于慢性患者。氯氮平选择性地作用于多巴胺 D_4 亚型受体，其特别的优点是锥体外系反应轻微而且是一过性的，这与其特异性阻断中脑-边缘系统和中脑-皮层系统的 D_4 亚型受体，对黑质-纹状体系统的 D_2 和 D_3 亚型受体几乎无亲和力有关。氯氮平主要用于其他抗精神病药无效或锥体外系反应过强的患者，也可用于长期给予氯丙嗪等抗精神病药物引起的迟发运动障碍，可获明显改善，原有精神疾病也得到控制。氯氮平对情感淡漠和逻辑思维障碍的改善较差。

常见的不良反应有恶心、呕吐、流涎、便秘、视力模糊、心率快和体位性低血压，可诱发或加重癫痫样发作。比较严重的不良反应是粒性白细胞减少，立即停药可以恢复，否则将导致无粒细胞症。

（三）舒必利（sulpiride）

舒必利属苯甲酰胺类，能选择性地阻断中脑-边缘系统和中脑-皮层通路的 D_2 受体，而对纹状体的 DA 受体阻断作用不明显，不影响其他受体，所以不良反应较少。对急、慢性精神分裂症疗效均较好，尤其对阴性症状疗效更佳，有效地消除或缓解幻觉、妄想、淡漠、退缩、木僵、抑郁和焦虑紧张等症状，对其他药物治疗无效的患者亦有效。

（四）利培酮（risperidone）

利培酮是第二代非典型抗精神病药物。该药为 DA 和 5-HT 受体阻断剂，对其他神经递质如组胺、乙酰胆碱、α 受体等作用较弱。该药治疗精神分裂症阳性症状以及阴性症状均有效，适于治疗首发急性患者和慢性患者。该药对精神分裂症患者的认知功能障碍和继发性抑郁亦具治疗作用。由于利培酮有效剂量小，用药方便、见效快，锥外系反应轻，且抗胆碱样作用及镇静作用弱，易被患者耐受，治疗依从性优于其他抗精神病药，已成为治疗精神分裂症的一线药物。

利培酮的不良反应主要有头晕、困倦、口干、恶心、失眠、静坐不能与震颤，也可致低血压。体位性低血压与剂量过大或加药太快有关。

第二节 抗躁狂药

抗躁狂药（antimanic drugs）主要用于治疗躁狂症，躁狂症的特征是情绪高涨，烦躁不安，活动过度和思维、言语不能自制。前述抗精神病药物也经常用来治疗躁狂症，此外一些抗癫痫药如卡马西平（carbamazepine）和丙戊酸钠（sodium valproate）抗躁狂也有效。目前临床最常用的是碳酸锂。

碳酸锂（lithium carbonate）主要用于治疗躁狂症。主要是锂离子发挥药理作用，治疗剂量对正常人的精神行为没有明显的影响。其情绪安定作用的确切机制目前仍不清楚。

锂盐对躁狂症患者有显著疗效，特别是对急性躁狂和轻度躁狂疗效显著，有效率为80%。主要用于抗躁狂，但有时对抑郁症也有效，故有情绪稳定药之称。碳酸锂还可用于治疗躁狂抑郁症，该症的特点是躁狂和抑郁的双向循环发生。长期重复使用碳酸锂不仅可以减少躁狂复发，对预防抑郁复发也有效，但对抑郁的作用不如躁狂显著。

碳酸锂口服吸收快，血药浓度高峰出现于服药后 2～4 h。由于该药治疗指数很低，测定血药浓度至关重要，当血药浓度升至 1.6 mmol/L 时应立即停药。

锂盐不良反应较多，轻度的毒性症状包括恶心、呕吐、腹痛、腹泻和细微震颤；较严重的毒性反应涉及神经系统，包括精神紊乱、反射亢进、明显震颤、发音困难、惊厥，直至昏迷与死亡。

第三节 抗抑郁药

抗抑郁药（antidepressant drugs）是主要用于治疗情绪低落、抑郁消极的一类药物。"单胺学说"认为抑郁症是特定脑区单胺（主要是 NA 和 5-HT）功能降低所致。目前临床使用的抗抑郁药包括：①三环类抗抑郁药；②NA 再摄取抑制剂；③5-HT 再摄取抑制剂；④其他抗抑郁药。

（一）米帕明（imipramine）

米帕明又名丙咪嗪，是三环类抗抑郁药的代表药。

【药理作用与临床应用】米帕明可抑制 NA、5-HT 在神经末梢的再摄取，从而使突触间隙的递质浓度增高，促进突触传递功能而发挥抗抑郁作用。正常人服用米帕明后出现安静、嗜睡、血压稍降、头晕、目眩，并常出现不愉快的抗胆碱能反应（口干、视力模糊），连用数天后这些症状可能加重，甚至出现注意力不集中和思维能力下降。但抑郁症患者连续服药后，出现情绪提高、精神振奋现象，其运动抑制及自罪自责等抑郁症状明显改善。

米帕明起效缓慢，连续 2～3 周后才能见效，故不能作为应急治疗药物。米帕明可用于各种抑郁症的治疗，对内源性抑郁症有明显的改善作用，对反应性抑郁症、更年期抑郁症也有效，但对精神分裂症的抑郁症状无明显改善。此外，对伴有焦虑的抑郁症患者疗效明显，尚可用于强迫症和恐怖症的治疗。

临床上亦用于小儿遗尿症的治疗，疗效肯定，但作用机制不明。

【不良反应】治疗量的米帕明即有明显的抗胆碱作用，出现口干、便秘、散瞳、眼内压升高、视力模糊、心悸、尿潴留等，故前列腺肥大和青光眼患者禁用。这些反应在继续用药时多可减轻或消除。乏力、头痛、肌肉震颤和上腹不适亦常见。心血管系统可出现体位性低血压、心律失常、心肌梗死、充血性心力衰竭，可致突然死亡，故心血管疾病患者应特别注意。少数患者用药后可转为躁狂状态，剂量大时尤易发生。可引起新生儿畸形，故孕妇禁用。

（二）瑞波西汀（reboxetine）

瑞波西汀是第一个选择性去甲肾上腺素再摄取抑制剂，对 5-HT 递质几乎无影响。瑞波西汀有较弱的抗胆碱活性，对大脑中的其他受体几乎没有亲和力。瑞波西汀无镇静作用，不影响认知功能，与酒精无相互作用，可增加快动眼睡眠（REM）潜伏期。瑞波西汀能有效治疗抑郁症，对重症抑郁症的疗效明显，长期用药能有效控制抑郁症的复发。患者对瑞波西汀的耐受性好，几乎不引起性功能障碍和体重增加的不良反应。

常见的不良反应为口干、便秘、过度出汗、头疼、失眠、恶心、眩晕及心动过速等。患有前列腺增生的患者禁用。

（三）氟西汀（fluoxetine）

氟西汀又名百优解，是一种强效选择性 5-HT 再摄取抑制剂，比抑制 NA 再摄取作用强 200 倍。氟西汀选择性抑制 5-HT 再摄取，对肾上腺素受体、组胺受体、$GABA_A$ 受体、M 受体、5-HT 受体几乎没有亲和力。对抑郁症的疗效与三环类抗抑郁药相当，耐受性与超量安全性优于三环类抗抑郁药。此外该药对强迫症、贪食症亦有疗效，临床用于治疗抑郁症及神经性贪食症。不良反应偶有恶心、呕吐、头痛、头晕、乏力、失眠、厌食、体重下降、震颤、惊厥、性欲降低等。

（四）氟伏沙明（fluvoxamine）

氟伏沙明是一类新型 5-HT 再摄取抑制剂，对焦虑、激动、失眠和精神病有治疗作用，能有效治疗各种类型的抑郁症，且有报道认为是最好的抗强迫症药物，氟伏沙明还能有效地用于焦虑症、惊恐障碍、身体变形障碍等的治疗。

常见的不良作用有恶心、呕吐、腹泻、头疼、头晕、失眠、出汗，其次为口干、便秘、性功能障碍。氟伏沙明在本类药物中引起性功能障碍最少，但偶有肝酶升高和心脏方面的不良反应（心动过缓，低血压等）。

本章小结

抗精神病药氯丙嗪、抗躁狂药碳酸锂及抗抑郁药米帕明有重要的临床意义。氯丙嗪主要通过阻断中脑-边缘系统通路和中脑-皮层通路的 D_2 受体而发挥抗精神病作用，是治疗精神分裂症的经典药物，其最常见的不良反应为锥体外系反应。碳酸锂主要用于治疗躁狂症，其作用机制目前仍不清楚。米帕明可抑制 NA、5-HT 在神经末梢的再摄取，从而使突触间隙的递质浓度增高，促进突触传递功能而发挥抗抑郁作用。其他药物氟哌啶醇、氯氮平、利培酮、氟西汀、氟伏沙明等药物都有其临床特点。

思考题

1. 试述氯丙嗪引起锥体外系不良反应的机制及治疗药物。
2. 氯丙嗪引起的低血压可用什么药物对抗？为什么？
3. 碳酸锂的作用、用途及不良反应是什么？

第十七章 镇痛药

> **学 习 目 标**
> 1. 了解 镇痛药的概念与分类、阿片受体的分类与功能；
> 2. 掌握 吗啡、哌替啶、美沙酮的药理作用、作用机制、临床应用及主要不良反应；
> 3. 了解 纳洛酮药理作用及临床应用。

疼痛是一种因组织损伤或者潜在的组织损伤而引起的痛苦感觉，常伴有心血管和呼吸等方面的变化。它既是机体的一种保护性反应，也是临床许多疾病的常见症状。但剧烈疼痛不仅给患者带来痛苦和紧张不安等情绪反应，还可引起失眠等生理功能紊乱，甚至诱发疼痛性休克。因此，缓解疼痛，防止可能产生的生理功能紊乱是临床药物治疗的主要目的之一。疼痛的性质与部位往往是诊断疾病的重要依据，因此，疾病确诊之前应慎用镇痛药，以免掩盖病情，贻误诊治。

镇痛药（analgesics）是指作用于中枢神经系统特定部位，解除或减轻疼痛，同时缓解疼痛引起的不愉快情绪的药物。因其镇痛作用与激动阿片受体有关，故称阿片类镇痛药（opioid analgesics），因易产生药物依赖性（drug dependence）或成瘾（addiction），故又称麻醉性镇痛药（narcotic analgesics）、成瘾性镇痛药（addictive analgesics）。

第一节 阿片生物碱类镇痛药

阿片（opium）为罂粟科植物罂粟（papaver somniferum）未成熟蒴果浆汁的干燥物，含有 20 余种生物碱，从化学结构上可分为菲类和异喹啉类两大类型。前者如吗啡（含量约 10%）和可待因，具有镇痛作用；后者如罂粟碱，具有平滑肌松弛作用。

（一）吗啡（morphine）

吗啡是镇痛药的典型代表，与阿片受体结合，产生激动作用，对中枢神经系统、心血管、胃肠道平滑肌等有广泛的作用。

【药理作用】

1. 中枢神经系统

（1）镇痛作用：吗啡具有强大的镇痛作用，能明显减轻或消除疼痛，且不影响意识和其他感觉。对绝大多数急、慢性疼痛的镇痛效果良好，对持续性慢性钝痛的作用大于间断性锐痛，对神经性疼痛的效果比对组织损伤、炎症和肿瘤等所致疼痛差。皮下注射 5~10 mg 镇痛作用可持续 4~6 h。

（2）镇静、致欣快作用：吗啡能改善由疼痛所引起的焦虑、紧张、恐惧等情绪反应，产生镇静作用，提高对疼痛的耐受力。吗啡还可引起欣快症（euphoria），表现为满足感

(contentment) 和飘然欲仙 (well-being) 等。这也是吗啡镇痛效果良好的重要因素，同时也是造成强迫用药的重要原因。吗啡改变情绪的作用机制尚未明了，可能与中脑边缘叶的中脑腹侧背盖区-伏隔核多巴胺能神经通路与阿片肽/受体系统互动有关。

（3）抑制呼吸：治疗量即可抑制呼吸，使呼吸频率减慢、潮气量降低，急性中毒时呼吸频率可减慢至3~4次/分。吗啡对呼吸的抑制与降低呼吸中枢对血液CO_2张力的敏感性以及抑制脑桥呼吸调节中枢有关。呼吸抑制是吗啡急性中毒致死的主要原因。

（4）镇咳：吗啡直接抑制咳嗽中枢，具有强大镇咳作用，对各种原因所引起的剧烈咳嗽均有良好疗效，但因成瘾性较强，一般不用。

（5）缩瞳：吗啡可兴奋支配瞳孔的副交感神经，引起瞳孔括约肌收缩，使瞳孔缩小。吗啡中毒时瞳孔极度缩小，针尖样瞳孔为其中毒特征。

（6）催吐：吗啡可兴奋脑干化学感受触发区，引起恶心和呕吐。可被纳洛酮对抗。

2. 心血管系统　吗啡对心率及节律均无明显影响，能扩张血管，降低外周阻力，当患者由仰卧位转为直立时可发生直立性低血压。吗啡因抑制呼吸使体内CO_2蓄积，引起脑血管扩张和阻力降低，导致脑血流增加和颅内压增高，故颅脑损伤慎用。

3. 平滑肌

（1）胃肠道平滑肌：吗啡易引起便秘。原因是：①吗啡兴奋胃肠平滑肌，升高胃肠道平滑肌张力，使胃蠕动减慢和排空延迟；②提高小肠和大肠平滑肌张力，减弱推进性蠕动，导致肠内容物通过延缓和水分吸收增加；③抑制消化腺的分泌；④提高回盲瓣及肛门括约肌张力，肠内容物通过受阻；⑤中枢抑制作用，减弱便意和排便反射。

（2）胆道平滑肌：吗啡引起胆道奥狄括约肌痉挛性收缩，使胆道排空受阻，胆囊内压明显提高，可致上腹不适甚至胆绞痛，阿托品可部分缓解。

（3）支气管平滑肌：大剂量吗啡可引起支气管收缩，诱发或加重哮喘，故支气管哮喘患者禁用。

（4）其他：吗啡可降低子宫张力，延长产妇分娩时程；提高输尿管平滑肌及膀胱括约肌张力，引起尿潴留。

4. 其他　吗啡对免疫系统有抑制作用，包括抑制淋巴细胞增殖，减少细胞因子的分泌，减弱自然杀伤细胞（NKC）的细胞毒作用。

【作用机制】内源性阿片肽和阿片受体组成机体的抗痛系统，现在已发现CNS有阿片受体。含脑啡肽的神经元释放脑啡肽作用于阿片受体，产生突触前抑制，减少P物质的释放，从而干扰痛觉冲动传入脑内，产生镇痛作用。

阿片类药物与不同脑区的阿片受体结合，模拟内源性阿片样物质而发挥相应的药理作用。丘脑内侧、脑室及导水管周围灰质和脊髓的罗氏胶质区的阿片受体与痛刺激的传入、痛觉的整合及感受有关，吗啡与这些部位的受体结合，产生镇痛作用；边缘系统（杏仁核、丘脑下部等）及蓝斑核中的阿片受体与吗啡消除疼痛的情绪反应和产生欣快症有关；延脑孤束核的阿片受体与吗啡的镇咳、降压及胃液分泌有关；脑干极后区、孤束核、迷走神经背核和肠肌中的阿片受体则与吗啡对胃肠活动的影响有关。

目前认为，阿片受体有几种亚型，一般分为μ、κ、δ和σ4种。每种亚型激动时的效应不同，如μ型受体被激动时可出现镇痛、呼吸抑制、欣快和成瘾等。μ型受体又可分为$\mu1$和$\mu2$，$\mu1$与镇痛有关，而$\mu2$与呼吸抑制有关，选择性激动$\mu1$受体的药物，其治疗价值更大。κ受体与镇痛、镇静和缩瞳等有关；δ受体与情绪反应有关；而σ受体激动时则可引起烦躁不安、幻觉、焦虑、血管运动中枢兴奋和呼吸兴奋。阿片类药物之所以各具特点，与它们对各种受体亚型的亲和力和内在活性不同有关。

【体内过程】口服易吸收，但首关消除明显，生物利用度低，故常用注射给药。皮下注射 30 min 后吸收约 60%，硬膜外或椎管内注射可快速渗入脊髓发挥作用。本品吸收后约 1/3 与血浆蛋白结合，游离型吗啡迅速分布于全身，血流丰富的组织如肺、肝、肾和脾等浓度最高。本品脂溶性较低，仅有少量通过血脑屏障，但足以发挥中枢性药理作用。吗啡在肝内与葡糖醛酸结合，代谢产物吗啡-6-葡糖醛酸具有药理活性，血浆药物浓度远远高于吗啡。吗啡主要以吗啡-6-葡糖醛酸的形式经肾排泄，少量经乳腺排泄，也可通过胎盘进入胎儿体内。

【临床应用】

1. 镇痛　对多种疼痛均有效，可缓解或消除严重创伤、烧伤、手术等引起的剧痛和晚期癌症疼痛；对内脏平滑肌痉挛引起的绞痛如胆绞痛和肾绞痛，加用解痉药如阿托品可有效缓解，但不宜单独使用吗啡；对心肌梗死引起的剧痛，除能缓解疼痛和减轻焦虑外，其扩血管作用可减轻患者心脏负担。久用易成瘾，诊断未明前慎用，以免掩盖病情而延误诊治。

2. 心源性哮喘　对于左心衰竭突发急性肺水肿所致呼吸困难（心源性哮喘），除应用强心药、氨茶碱及吸入氧气外，静脉注射吗啡常可迅速缓解患者气促和窒息感。

3. 止泻　适用于急、慢性消耗性腹泻，以减轻症状。可选用阿片酊或复方樟脑酊，如伴有细菌感染，应同时服用抗生素。

【不良反应】

1. 治疗量吗啡可引起眩晕、恶心、呕吐、便秘、呼吸抑制、尿少、排尿困难（老年多见）、胆道压力增高甚至胆绞痛、直立性低血压（低血容量者易发生）等，偶见烦躁不安等情绪改变。

2. 耐受性及依赖性　长期应用阿片类药物易产生耐受性（tolerance）和药物依赖性。耐受性是指长期用药后中枢神经系统对其敏感性降低，需要增加剂量才能达到原来的效果。药物依赖性又可分为躯体依赖性和精神依赖性。前者是指机体对药物产生的适应性改变，一旦停药则产生难以忍受的不适感，如兴奋、失眠、流泪、流涕、出汗、呕吐、腹泻，甚至虚脱、意识丧失等，称为戒断综合征（withdrawal syndrome 或 abstinence syndrome）。依赖性形成过程中，一般精神依赖性最早产生，然后产生身体依赖性，后者又将使精神依赖性进一步加重。

3. 急性中毒　吗啡过量可引起急性中毒，主要表现为昏迷、深度呼吸抑制、瞳孔缩小，常伴有血压下降、严重缺氧以及尿潴留。呼吸麻痹是致死的主要原因。

【禁忌证】吗啡能通过胎盘进入胎儿体内以及对抗缩宫素对子宫的兴奋作用，故禁用于分娩止痛；吗啡可经乳汁分泌，禁用于哺乳妇女止痛；由于抑制呼吸、抑制咳嗽反射以及释放组胺，可致支气管收缩，禁用于支气管哮喘及肺心病患者；颅脑损伤所致颅内压升高的患者、肝功能严重减退患者及新生儿和婴儿禁用。

（二）可待因（codeine）

可待因，又称甲基吗啡，是吗啡的甲基衍生物。

【药理作用及临床应用】有镇咳、镇痛作用。可待因的药理作用与吗啡相似，但较弱。

镇痛作用仅为吗啡的 1/10，镇咳作用为吗啡的 1/4，抑制呼吸、致便秘、欣快感和成瘾性等也弱于吗啡。用于各种原因引起的剧烈干咳，对干咳伴胸痛者尤为适用。

【不良反应】治疗剂量不良反应少见，偶有恶心、呕吐、便秘及眩晕等。

第二节 人工合成的镇痛药

人工合成的吗啡的代用品，如哌替啶、美沙酮、芬太尼等。它们不具有吗啡的基本结构，但仍作用于阿片受体，成瘾性较吗啡为弱。

(一) 哌替啶 (pethidine)

哌替啶，又名度冷丁 (dolantin)、麦啶，为苯基哌啶衍生物，是目前临床常用的人工合成镇痛药。

【药理作用】哌替啶主要激动 μ 型阿片受体，药理作用与吗啡基本相同，镇痛作用为吗啡的 1/7～1/10，持续时间短，为 2～4 h。镇静、呼吸抑制、致欣快和扩血管作用与吗啡相当，也能兴奋平滑肌，提高平滑肌和括约肌的张力，但因作用时间短，较少引起便秘和尿潴留。大剂量哌替啶可引起支气管平滑肌收缩。有轻微兴奋子宫作用，但对妊娠末期子宫正常收缩无影响，也不对抗缩宫素的作用，故不延缓产程。

【体内过程】口服易吸收，生物利用度为 40%～60%，皮下或肌注吸收更迅速，临床常用注射给药。该药血浆蛋白结合率约为 60%。可通过胎盘屏障，进入胎儿体内。哌替啶在肝内代谢为哌替啶酸及去甲哌替啶，然后与葡萄糖醛酸形成结合型或游离型经肾排出，仅少量以原形排泄。

【临床应用】

1. 镇痛　可替代吗啡用于创伤、术后以及晚期癌症等引起的各种剧痛；用于内脏绞痛时须与解痉药如阿托品合用；可用于分娩止痛，但考虑到新生儿对哌替啶抑制呼吸作用极为敏感，临产前 2～4 h 内不宜使用。哌替啶镇痛作用虽弱于吗啡，但成瘾性较吗啡轻，产生也较慢。

2. 心源性哮喘　哌替啶可替代吗啡作为心源性哮喘的辅助治疗，且效果良好，其机制同吗啡。

3. 麻醉前给药及人工冬眠　麻醉前给予哌替啶，能使患者安静，消除患者术前紧张和恐惧情绪，减少麻醉药用量并缩短诱导期。本品可与氯丙嗪、异丙嗪组成人工冬眠合剂。

【不良反应】治疗量不良反应与吗啡相似，久用易产生耐受性和依赖性。禁忌证与吗啡相同。

(二) 芬太尼 (fentanyl)

芬太尼为 μ 型受体激动药，属短效镇痛药。作用与吗啡相似，镇痛效力为吗啡的 100 倍。起效快，静注后 1～2 min 达高峰，维持时间约 10 mim；肌注 15 min 左右起效，可维持 1～2 h。主要用于麻醉辅助用药和静脉复合麻醉，或与氟哌利多合用产生神经阻滞镇痛，亦可通过硬膜外或蛛网膜下腔给药治疗急性术后疼痛和慢性疼痛。不良反应与哌替啶相似。

(三) 喷他佐辛 (pentazocine)

喷他佐辛，又名镇痛新。为阿片受体部分激动药，可激动 κ 型受体和拮抗 μ 型受体。

【药理作用】镇痛作用为吗啡的 1/3，呼吸抑制作用为吗啡的 1/2，故相对较为安全。胃肠道平滑肌的兴奋作用弱于吗啡。对心血管系统的作用与吗啡不同，大剂量可加快心率和升高血压，这与升高血中儿茶酚胺浓度有关。冠心病患者静注本药可提高平均主动脉压、左室舒张末压，增加心脏作功量。

【临床应用】喷他佐辛有轻度 μ 型受体拮抗作用，成瘾性小，在药政管理上已列入非麻醉品。适用于各种慢性疼痛，对剧痛的止痛效果不及吗啡。口服给药可减少不良反应的发生。由于本品仍有产生依赖性的倾向，因此不能作为理想的吗啡替代品。

【不良反应】常见不良反应有镇静、嗜睡、眩晕、出汗、轻微头痛，恶心、呕吐少见。

第三节　阿片受体拮抗药

（一）纳洛酮（naloxone）

纳洛酮化学结构与吗啡相似，对各型阿片受体都有竞争性拮抗作用，作用强度依次为 $\mu > \kappa > \delta$ 型受体。口服易吸收，首过效应明显，故常静脉给药。静脉注射 2 min 显效，持续 30~60 min，$t_{1/2}$ 为 40~55 min，在肝与葡糖醛酸结合而失活。

临床用于阿片类药急性中毒，解救呼吸抑制及其他中枢抑制症状。芬太尼类、哌替啶等作静脉复合麻醉或麻醉辅助用药时，术后呼吸抑制仍明显者，纳洛酮可反转呼吸抑制。本品能诱发戒断症状，可用于阿片类药成瘾者的鉴别诊断。适用于急性酒精中毒、休克、脊髓损伤、卒中以及脑外伤的救治等。此外，纳洛酮不良反应少，大剂量偶见轻度烦躁不安。

（二）纳曲酮（naltrexone）

纳曲酮与纳洛酮相似，但对 κ 型受体的拮抗作用强于纳洛酮。临床应用同纳洛酮。

本章小结

镇痛药主要作用于中枢神经系统，选择性缓解疼痛，具有镇痛作用强，易成瘾等特点。阿片受体激动药，激动阿片受体，减少 P 物质释放，阻断痛觉冲动传导，从而产生中枢性镇痛作用，其镇痛、镇静、抑制呼吸、镇咳等作用均与激动阿片受体有关。人工合成的阿片受体激动药，仍作用于阿片受体，成瘾性较吗啡为弱。阿片受体拮抗药，本身无明显药理效应，但与阿片受体的亲和力大于吗啡，与吗啡产生竞争性拮抗，小剂量即能迅速翻转吗啡的作用。

思考题

1. 论述吗啡的药理作用和临床应用。
2. 吗啡急性中毒的表现。

第十八章 中枢兴奋药

> **学习目标**
> 1. 了解 中枢兴奋药的概念和药物分类；
> 2. 掌握 主要兴奋大脑皮质药物、主要兴奋延髓呼吸中枢药物的药理作用、作用机制、临床应用及不良反应；
> 3. 了解 促脑功能恢复药的药理作用及临床应用。

中枢兴奋药（central stimulants）是指能增强中枢神经系统功能活动的一类药物。根据其主要作用部位和特点可分为：①主要兴奋大脑皮质的药物，如咖啡因等；②主要兴奋延脑呼吸中枢的药物，又称呼吸兴奋药，如尼可刹米等；③主要兴奋脊髓的药物，如一叶秋碱等；④脑功能改善药与其他药。但这种分类是相对的，随着剂量的增加，上述药物均可对中枢产生广泛的兴奋作用，诱发惊厥，而过度兴奋又可转为抑制，甚至会导致死亡。临床应用时应严格掌握用药剂量和给药方法，严密观察患者病情变化，防止意外发生。

本章主要介绍兴奋大脑皮质的药物及主要兴奋延脑呼吸中枢的药物。

第一节 主要兴奋大脑皮质的药物

咖啡因（caffeine）

咖啡因是可可豆和茶叶中的主要生物碱，与茶叶中茶碱的药理作用相似，均属黄嘌呤类。

【药理作用与机制】

1. 中枢作用 咖啡因对大脑皮质有兴奋作用，可使睡意消失，疲劳减轻，精神振奋，思维敏捷，工作效率提高。较大剂量时，直接兴奋延脑呼吸中枢和血管运动中枢，使呼吸加深加快，血压升高，在呼吸中枢受抑制时作用尤为明显。中毒剂量则兴奋脊髓，引起阵挛性惊厥。

2. 心脏和血管 咖啡因可直接兴奋心脏、扩张血管（冠状血管、肾血管等），但此外周作用常被兴奋迷走中枢及血管运动中枢的作用所掩盖，故无治疗意义。咖啡因能收缩脑的小动脉。

3. 其他 咖啡因可舒张支气管平滑肌，但作用较弱。咖啡因的中枢兴奋及舒张支气管平滑肌的作用可能与其阻断腺苷受体有关。咖啡因还具有利尿及刺激胃酸和胃蛋白酶分泌的作用。

【临床应用】主要用于对抗中枢抑制状态，如严重传染病、镇静催眠药过量引起的昏睡、呼吸和循环抑制，可肌内注射苯甲酸钠咖啡因。此外，由于收缩脑血管，减少脑血管搏动的幅度，还常配伍麦角胺治疗偏头痛，配伍解热镇痛药治疗一般性头痛。

【不良反应】少见且较轻。偶见激动、不安、失眠；剂量过大也可引起反射亢进、心动过速、呼吸加快；中毒剂量可引起惊厥。由于婴儿高热时易发生惊厥，不宜用含咖啡因的复方解热制剂。因增加胃酸分泌，消化性溃疡患者不宜久用。孕妇慎用。

第二节 主要兴奋延脑呼吸中枢的药物

（一）尼可刹米（nikethamide，可拉明）

【药理作用】尼可刹米主要直接兴奋延脑呼吸中枢，提高呼吸中枢对 CO_2 的敏感性，也可刺激颈动脉体化学感受器，反射性兴奋呼吸中枢。

【临床应用】因作用温和，安全范围大，临床常用于各种原因引起的呼吸抑制，对肺心病引起的呼吸衰竭及吗啡中毒引起的呼吸抑制效果较好，对巴比妥类引起的呼吸抑制效果较差。本药作用维持时间短，一次静脉注射作用仅维持数分钟，临床需多次给药。给药过程中应注意观察病情，以免蓄积中毒。如出现惊厥，可用地西泮或硫喷妥钠对抗。

【不良反应】本药治疗量应用不良反应少见，大剂量可引起血压升高、心悸、心律失常、肌震颤等，严重者可引起惊厥。

（二）贝美格（bemegride，美解眠）

贝美格直接兴奋呼吸中枢，作用较迅速，但维持时间短，选择性差，安全范围窄。主要用作催眠药（巴比妥类、导眠能、水合氯醛）中毒解救的辅助用药。

注射量大、速度过快易引起中毒。早期表现为恶心、呕吐，继而肌肉震颤、惊厥等。

（三）洛贝林（lobeline，山梗菜碱）

山梗菜碱通过刺激颈动脉体和主动脉体化学感受器，反射性地兴奋呼吸中枢，使呼吸加深加快。用于各种原因引起的呼吸抑制。常用于治疗新生儿窒息、小儿感染性疾病引起的呼吸衰竭和 CO 中毒引起的呼吸抑制。

本药作用持续时间短暂，安全范围较大。但大剂量可引起心动过缓、传导阻滞、血压下降及呼吸抑制。本品遇光、热易分解、变色。

第三节 脑功能恢复药

哌拉西坦（piracetam，脑复康）系 γ-氨基丁酸（GABA）衍生物。能对抗脑组织缺氧，促进大脑皮质细胞代谢，增进线粒体内 ATP 的合成，提高脑组织对磷脂、氨基酸和葡萄糖的利用，减轻脑缺氧所致的脑损伤，促进儿童大脑及智力发展。用于脑外伤后遗症、老年痴呆、脑动脉硬化、药物及 CO 中毒所致思维和记忆障碍、慢性酒精中毒、老年人脑机能不全综合征、脑血管意外、儿童智力低下等，也可用于提高先天性或继发性脑功能不全患者的智能及治疗精神发育不全。

偶见口干、厌食、失眠及呕吐等不良反应，停药后消失。

本章小结

中枢兴奋药是提高中枢神经功能活动的一类药物。根据主要作用及作用部位分为兴奋大脑皮质药物如咖啡因、兴奋呼吸中枢药物如尼可刹米、恢复大脑功能药物如哌拉西坦等。咖啡因主要用于对抗中枢抑制状态，尼可刹米主要直接兴奋延脑呼吸中枢，中枢兴奋药的选择性作用与剂量有关，如使用剂量过大可引起惊厥、中枢神经抑制及昏迷，严重者可致死。应严格控制剂量及用药间隔时间，并应密切观察病情。

思考题

根据中枢兴奋药的分类，论述各类药物的作用机制、药理作用特点和临床应用。

第十九章 解热镇痛抗炎药

> **学习目标**
> 1. 了解 解热镇痛抗炎药的分类；
> 2. 掌握 解热镇痛抗炎药的共同作用；
> 3. 掌握 阿司匹林、对乙酰氨基酚的药理作用、临床应用及不良反应；
> 4. 了解 其他解热镇痛抗炎药的作用和不良反应。

解热镇痛抗炎药（antipyretic‐analgesic and anti‐inflammatory drugs）是一类具有解热、镇痛，部分还有抗炎、抗风湿作用的药物。阿司匹林（aspirin）是这类药物的代表，又称为非甾体抗炎药（non‐steroidal anti‐inflammatory drugs，NSAID）。常用的解热镇痛抗炎药按化学结构可分为水杨酸类、苯胺类及其他抗炎有机酸类三类。

第一节 解热镇痛抗炎药的药理作用

这类药物主要通过抑制体内环氧化酶（cyclooxygenase，COX）的活性而减少局部组织前列腺素（prostaglandin，PG）的生物合成，具有以下共同的药理作用。

一、解热作用

下丘脑体温调节中枢通过对产热及散热的调节，使体温维持于相对恒定的水平。感染、组织损害、炎症或其他疾病状态可促进机体产生内热原（如 IL‐1β、IL‐6、IFN‐α、INF‐β、TNF‐α 等细胞因子），从而促使下丘脑视前区附近合成 PGE_2，通过 cAMP 触发下丘脑的体温调节中枢增加产热，使体温升高。当体温升高时，NSAID 能促使升高的体温恢复到正常水平，但对正常的体温没有明显的影响，这与氯丙嗪的降温作用不同。NSAID 对内热原引起的发热有解热作用，但对直接注射 PG 引起的发热则无效。因此认为 NSAID 是通过抑制中枢 PG 合成而发挥解热作用的。

发热是机体的一种防御反应，某些热型对疾病的诊断有重要意义，故低热或诊断未明确前不要急于使用解热药。但高热或持续低热待查可引起 CNS 功能紊乱，出现头痛、失眠、谵妄，甚至引起惊厥、昏迷，严重者可危及生命，尤其是小儿，应适当地给予解热药。解热药只是对症，在治疗中还应注意对因治疗。

二、镇痛作用

组织损伤或炎症时，局部产生和释放某些致痛、致炎物质（如缓激肽、组胺、5‐羟色胺等），同时也产生和释放 PG。缓激肽等刺激神经末梢痛觉感受器引起疼痛，PG 除本身有致痛作用外，还可使痛觉感受器对缓激肽等致痛物质的敏感性提高。NSAID 通过抑制疼痛及炎症部位 PG 的生成而发挥外周镇痛作用，对临床常见的慢性钝痛如头痛、牙痛、神经痛、肌肉或关节痛、痛经等有良好镇痛效果，对尖锐的一过性刺痛（直接刺激感觉神经末梢引起）无效。

三、抗炎抗风湿作用

组织损伤和炎症时产生和释放 PG、缓激肽、组胺、5-羟色胺等致炎物质。PG 不仅参与炎症反应，还可增强缓激肽等致炎作用。NSAID 通过抑制炎症部位 PG 合成，产生抗炎抗风湿作用。大多数解热镇痛药都具有抗炎、抗风湿作用，对控制风湿性及类风湿性关节炎的症状有肯定疗效，但只能解热、镇痛、抗炎，无对因治疗作用，也不能改变疾病的进程和并发症的发生。

四、作用机制

NSAID 主要的共同作用机制是通过抑制体内 COX 活性而减少局部组织 PG 的生物合成，从而产生解热、镇痛、抗炎及抗血小板聚集作用。COX 有 COX-1、COX-2 和 COX-3 三种亚型。COX-1 为结构酶，主要存在于血管、胃、肾等组织中，合成 PG 调节细胞的正常生理活性，参与血管舒缩、血小板聚集、胃黏膜血流、胃黏液分泌及肾功能调节，其功能与保护胃肠黏膜、调节血小板聚集、调节外周血管阻力和调节肾血流量分布有关。目前认为，NSAID 对 COX-1 的抑制构成了此类药物不良反应的原因。COX-2 为诱导型，在炎症部位能被诱导表达，浓度急剧升高，从而引起炎症组织中 PG 的含量增加，产生红肿、水肿、痛觉过敏和发热。NSAID 对 COX-2 的抑制被认为是其发挥药效的基础。此外，新的亚型 COX-3 已被发现，其作用有待于进一步研究。

第二节 水杨酸类

水杨酸类（salicylates）药物包括阿司匹林和水杨酸钠（sodium salicylate）。本类药物临床最常用的是阿司匹林。

阿司匹林（aspirin）化学名为乙酰水杨酸（acetylsalicylic acid）。

【药理作用及临床应用】

1. 解热镇痛　阿司匹林的解热镇痛作用较强，疗效确切而迅速。用于感冒发热过高或其他原因所致的头痛、神经痛、肌肉痛等。常与其他药物配伍组成复方应用。

2. 抗炎抗风湿　阿司匹林的抗炎抗风湿作用也很强，用于治疗急性风湿性关节炎的剂量比解热镇痛用量大 1~2 倍，个体差异大。大剂量阿司匹林在用药后 24~48 h 可缓解关节肿胀，降低体温、脉搏和红细胞沉降率，全身感觉好转，但应以避免出现耳鸣、重听（成人早期中毒表现）为度，还应监测患者的血药浓度。因疗效快而确切，故可作为急性风湿热的鉴别诊断依据。对类风湿性关节炎也能迅速控制症状，但不能使病理改变恢复。

3. 影响血小板的功能　低浓度阿司匹林能使 COX 活性中心的丝氨酸乙酰化失活，不可逆地抑制血小板环氧酶，减少血小板中血栓素 A_2（TXA_2）的生成，从而影响血小板的聚集及抗血栓形成，达到抗凝作用。高浓度阿司匹林能直接抑制血管壁中 PG 合成酶，减少了前列环素（prostacyclin，PGI_2）的合成。PGI_2是TXA_2的生理拮抗剂，它的合成减少可能促进血栓形成。临床上采用小剂量（50～100 mg）阿司匹林用于防治血栓形成，以治疗缺血性心脏病和脑缺血病患者。

【体内过程】口服易吸收，小部分在胃，大部分在小肠上部吸收，1～2 h达到血药浓度峰值。在吸收过程中与吸收后，迅速被胃黏膜、血浆、红细胞及肝中的酯酶水解为水杨酸，因此阿司匹林血浆浓度低。水杨酸可分布到全身组织包括关节腔、脑脊液和乳汁，亦可通过胎盘屏障。水杨酸盐与血浆蛋白结合率高达80%～90%。其生物转化主要在肝内进行，其代谢产物与甘氨酸或葡萄糖醛酸结合后从尿排出。尿液pH对水杨酸盐的排泄量影响很大，碱性尿时可排出85%，而在酸性尿时则仅5%。

【不良反应】阿司匹林用于解热镇痛时所用剂量较小，短期应用不良反应较轻，而抗风湿剂量大，长期应用不良反应多且较重。

1. 胃肠道反应　最为常见。口服可直接刺激胃黏膜，引起上腹不适、恶心、呕吐；抗风湿治疗可引起胃溃疡及无痛性胃出血，原有溃疡患者，症状加重。餐后服药或同服止酸药可减轻胃肠道反应，合用PGE_1的衍生物米索前列醇（misoprostol）可减少溃疡的发生率。

2. 凝血障碍　小量可抑制血小板聚集。阿司匹林能不可逆抑制COX，对血小板合成TXA_2有强大而持久的抑制作用，合成TXA_2能力恢复需等到新生血小板补充，需7～8 d。大剂量阿司匹林可以抑制凝血酶原的形成，引起凝血障碍，加重出血倾向，维生素K可以预防。

3. 水杨酸反应　阿司匹林剂量过大（>5 g/d）时，可出现头痛、眩晕、恶心、呕吐、耳鸣、视、听力减退，总称为水杨酸反应，是水杨酸类中毒的表现。严重者可出现过度呼吸、高热、脱水、酸碱平衡失调，甚至精神错乱，应立即停药，静脉滴入碳酸氢钠溶液以碱化尿液，加速水杨酸盐自尿排泄。

4. 过敏反应　少数患者可出现荨麻疹、血管神经性水肿和过敏性休克。肾上腺素治疗"阿司匹林哮喘"无效，可用抗组胺药和糖皮质激素治疗。有过敏及哮喘史患者禁用。

5. 瑞氏综合征（Reye's syndrome）在儿童感染病毒性疾病如流感、水痘、麻疹、流行性腮腺炎等使用阿司匹林退热时，偶可引起急性肝脂肪变性-脑病综合征（Reye's syndrome），以肝衰竭合并脑病为突出表现，虽少见，但预后恶劣。

第三节　苯胺类

对乙酰氨基酚（acetaminophen）　又名扑热息痛（paracetamol），是非那西丁（phenacetin）的活性代谢产物。

【药理作用及临床应用】解热镇痛作用缓和持久，与阿司匹林相当，但抗炎作用弱。对乙酰氨基酚抑制中枢前列腺素合成与阿司匹林相似，产生解热镇痛作用，在外周组织对此酶无明显的作用，这可能与其无明显抗炎作用有关。临床主要用于退热和镇痛。由于对乙酰氨基酚无明显胃肠刺激作用，故对不宜使用阿司匹林的头痛发热患者，适用本药。

【不良反应】短期使用治疗量的对乙酰氨基酚不良反应少，偶见过敏反应，如皮疹，严重者伴有药热及黏膜损害。急性中毒可致肝坏死。长期大剂量用药，尤其是在肾功能低下者，可出现肾绞痛或急性肾衰竭或慢性肾衰竭。

第四节 其他抗炎有机酸类

（一）吲哚美辛（indomethacin，消炎痛）

【药理作用及临床应用】 吲哚美辛为人工合成的吲哚类衍生物，是最强的 PG 合成酶抑制药之一。其抗炎作用比阿司匹林强 10～40 倍。故有显著抗炎及解热作用，对炎性疼痛有明显镇痛效果；对关节强直性脊椎炎、骨关节炎也有效；对癌性发热及其他不易控制的发热常能见效。但不良反应多，故仅用于其他药物不能耐受或疗效不显著的病例。

【不良反应】 本药不良反应多且严重，常见不良反应有食欲减退、恶心、腹痛、上消化道溃疡，偶见出血和穿孔，还可引起急性胰腺炎，罕见致命性的肝炎和黄疸。禁用于孕妇、儿童、机械操作人员、精神失常、溃疡病、癫痫、帕金森病及肾病患者。

（二）双氯芬酸（diclofenac）

双氯芬酸为邻氨基苯甲酸（灭酸）类衍生物，抑制 PG 合成酶而具有抗炎、解热及镇痛作用。抗炎作用为芬酸类中最强者，解热、镇痛、抗炎效应强于吲哚美辛、萘普生等。

临床适用于各种中度疼痛，类风湿关节炎、粘连性脊椎炎、非炎性关节痛、椎关节炎等引起的疼痛，各种神经痛、手术及创伤后疼痛，以及各种疼痛所致发热等。不良反应轻，偶见肝功能异常，白细胞减少。

（三）布洛芬（ibuprofen）

又称异丁苯丙酸，为非选择性 COX 抑制剂，有效抑制 PG 合成，有明显的抗炎、解热、镇痛作用。

临床主要用于风湿性关节炎、骨关节炎、强直性关节炎、急性肌腱炎、滑液囊炎等，也可用于一般解热镇痛，但疗效并不优于乙酰水杨酸。

不良反应主要有恶心、上腹部不适，长期使用可引起胃出血、头痛、耳鸣、眩晕等中枢神经系统症状也有报道，少数患者有皮肤黏膜过敏、血小板减少、头痛、头晕及视力障碍等不良反应，出现视力障碍者应立即停药。

第五节 选择性抑制环氧合酶 2（COX-2）药

非甾体抗炎药主要通过抑制环氧合酶（COX）活性而发挥治疗作用，但此类药物所具有的对 COX-1 的抑制作用可引起胃肠道副作用，为此，近年来选择性 COX-2 抑制药相继出现。但研究发现选择性 COX-2 抑制剂在减少胃肠道不良反应的同时，可能带来心血管系统等不良反应的发生。目前，COX-2 抑制剂的效果与实际安全性仍有待进一步确定。

萘丁美酮（nabumetone） 萘丁美酮原形药物无 COX-2 抑制作用，经肝代谢为活性物质 6-甲氧基-2-萘醋酸（6-MNA）发挥作用。临床研究证明，6-MNA 对 COX-2 有选择性抑制作用，不影响血小板聚集，对肾功能无损害。在缓解类风湿性关节炎症状方面与其他 NSAID 同样有效，而胃肠道不良反应发生率低。

本章小结

　　解热镇痛抗炎药是一类具有解热镇痛,而且大多数还有抗炎、抗风湿作用的药物,是临床应用量最大,也是应用人数最多的一类药物。其作用机制通过抑制 COX,减少 PG 等自体活性物质的产生与释放,产生解热、镇痛、抗炎抗风湿作用。解热镇痛抗炎药抑制 COX-2,产生药理作用;抑制 COX-1,导致副作用。研究表明,两种 COX 在生理病理上差别并不明显,活性在很大程度上交错重叠。

思考题

1. 论述解热镇痛抗炎药的共同作用机制。
2. 论述阿司匹林的药理作用及临床应用。

第二十章 钙通道阻滞药

> **学习目标**
> 1. 掌握 常用 L-型钙通道阻滞药的临床应用与不良反应；
> 2. 熟悉 钙通道和钙通道阻滞药的药理作用及机制；
> 3. 了解 钙通道和钙通道阻滞药的概念和分类。

钙通道阻滞药（calcium channel blockers）是近三十年来广泛用于心脑血管系统疾病治疗的一类药物。它们通过选择性阻断细胞内、外钙通道，降低细胞内游离钙浓度而发挥治疗作用。目前，临床上的药物主要为 L-型钙离子通道阻滞药，包括硝苯地平、氨氯地平、尼莫地平、尼群地平、维拉帕米、地尔硫䓬等。

第一节 钙通道阻滞药的分类

根据蛋白亚单位组成和电生理特点，钙通道被分成 L-、N-、P/Q-和 R-型等，但目前主要以选择性 L-型钙通道阻滞药在临床广泛应用；此类药物包括二氢吡啶类（dihydropyridines）、苯烷胺类（phenylalkylamines）和苯硫氮䓬类（benzothiazepines）。临床应用的非选择性钙通道阻滞药主要包括二苯基哌嗪类（diphenylpiperazines），如桂利嗪（cinnarizine）、氟桂利嗪（flunarizine）和二烷氨基丙胺醚类（diarylaminopropylamine ether），如苄普地尔（bepridil）。

第二节 钙通道阻滞药的共同特点

细胞内钙稳态对维持器官和细胞的功能具有重要作用，钙通道阻滞药通过影响钙代谢而具有独特的药理作用和临床应用。

一、药理作用

L-型钙通道在体内分布最广，因此，其选择性阻滞药也是临床应用最广的一类。其药理作用如下：

1. **舒张平滑肌** 钙通道阻滞药使多种平滑肌松弛并抑制其收缩反应。血管平滑肌对 L-型钙通道阻滞药最敏感，出现血管（包括冠脉血管）扩张，血压下降。

2. **抑制心脏兴奋** L-型钙通道阻滞药阻遏窦房结和房室结的慢钙通道，抑制兴奋-收缩耦联，产生负性频率作用、负性传导作用和负性肌力作用。

3. **对缺血、缺氧致组织损伤的保护作用** L-型钙通道阻滞药预先或在缺氧缺血早期给予，能明显抑制钙离子内流，减轻钙超载引起的组织损伤。此外，钙通道阻滞药扩张血管，增加缺血缺氧组织血供和氧供，改善细胞代谢，从而降低脂质过氧化和自由基产生，降低细胞凋亡率，缩小缺血缺氧组织的梗死范围，提高个体的生存率。

4. 其他作用　L-型钙通道阻滞药对腺体和神经的兴奋-分泌耦联过程的影响较小；能抑制血小板的聚集功能和延缓动脉粥样硬化发展过程；它们还能与细胞膜上 P 糖蛋白的别位调节点结合，从而部分逆转肿瘤细胞对化学治疗药物的耐药性。

二、作用机制

组织细胞膜及肌浆网上存在多种类型的钙离子通道。钙通道阻滞药能与组成通道的蛋白亚单位结合，影响钙通道开放频率和开放时间，改变细胞内游离钙浓度，从而调节组织细胞的功能。不同类型的钙阻滞药能与钙通道蛋白亚单位不同位点结合以及它们的药动学特性，是其组织器官选择性作用的基础。

三、体内过程

各种 L-型钙通道阻滞药因首过效应不同，口服后生物利用度差异很大，从不足 10% 至 90%。除长效的氨氯地平、非洛地平和伊拉地平外，药物一般在口服后 30～60 min 产生作用。各药血浆蛋白结合率介于 70%～98%，血浆消除 $t_{1/2}$ 长短不等，为 1.3～64 h。主要经肝脏代谢。地尔硫䓬和维拉帕米的代谢产物均有一定钙通道阻滞活性，而二氢吡啶类药物的代谢物一般无活性。除尼莫地平和地尔硫䓬外，各药代谢物及少量原形药主要经肾脏排泄。肝硬化患者，药物生物利用度增加，消除 $t_{1/2}$ 延长。

四、临床应用

1. 高血压　一般选用长效二氢吡啶类如氨氯地平和非洛地平，也可选中短效药物的缓释制剂，如硝苯地平缓释片，可有效控制血压，降低因血压波动过大所致的不良反应。
2. 心绞痛　L 型钙通道阻滞药均适用于治疗变异型心绞痛（variant angina）。对稳定型心绞痛（stable angina），硝苯地平和 β-受体阻滞药普萘洛尔合用，或氨氯地平和 β-受体阻滞药合用均显示比单用钙阻滞药更有效，而更少引起反射性交感神经兴奋带来的不良反应。
3. 心律失常　一般使用维拉帕米和地尔硫䓬，适用于治疗室上性心动过速、心房动和心房扑动患者。
4. 慢性心功能衰竭　目前尚无证据证明 L-型钙通道阻滞药可作为第一线抗心衰药使用。但有报道，长效制剂氨氯地平有改善心衰症状，降低死亡率的趋势。
5. 肥厚性心肌病　高血压和心衰最后可发展成肥厚性心肌病。L-型钙通道阻滞药通过调节细胞钙代谢而阻遏或逆转肥厚性心肌病的发展。
6. 其他应用　非选择性钙通道阻滞药桂利嗪和氟桂利嗪用于防治偏头痛；尼莫地平、氟桂利嗪也用于治疗脑血管功能障碍性疾病；所有二氢吡啶类钙通道阻滞药均可用于改善雷诺病（肢端血管痉挛性疾病）。

五、不良反应

钙通道阻滞药是相对比较安全的药物。不良反应较少见，但严重不良反应是心脏抑制，如心跳骤停、心动过缓、房室传导阻滞和心衰。短效制剂的心脏毒性大于长效制剂和缓释制剂。与β-受体阻滞药合用心脏不良反应发生率增加。其他不良反应包括皮肤发红、头昏、恶心、便秘、脚踝水肿等。

六、常用钙通道阻滞药及其特点

（一）硝苯地平（nifedipine）

本品对外周小动脉和冠状动脉的扩张作用强、作用快，作用持续时间较短。由于对窦房结和房室结钙通道抑制作用不如维拉帕米和地尔硫䓬，同时因快速扩张动脉血管和降压，常致反射性交感神经兴奋，而对降低心肌氧耗量不利。此外，本品尚有一定抑制 ADP 和胶原诱导血小板聚集和抗动脉粥样硬化作用。

临床主要用于高血压和变异型心绞痛治疗；对稳定型心绞痛常需与β-受体阻滞药合用。也用于改善雷诺病的临床症状。

本品常用剂量不良反应发生率6%左右，主要与快速扩张周围血管有关，如头痛、面部潮红、眩晕、体位性低血压、心悸、踝部水肿等。

（二）氨氯地平（amlodipine）

本品药理作用与硝苯地平相似，包括改善冠脉血流，降低外周血管阻力和血压，抗血小板聚集和抑制动脉粥样硬化形成。临床用于高血压和变异型心绞痛治疗，与β-受体阻滞药合用治疗稳定型心绞痛。与硝苯地平不同，氨氯地平不会引起明显反射性交感神经兴奋。因此，适合用于伴有慢性心衰的高血压和冠心病的治疗。

本品不良反应轻微，发生率明显低于硝苯地平，主要为踝部水肿和使用初期面部轻度潮红。

（三）尼莫地平（nimodipine）

本品主要特点是可迅速通过血脑屏障，对脑血管的扩张作用明显强于外周血管。临床主要用于脑血管功能不足所致疾病治疗，如蛛网膜下腔出血致脑血管痉挛及脑卒中治疗，用药时间越早，疗效越好；亦用于偏头痛的预防和治疗；对各种原因脑供血不足所致的系列症状，如注意力不集中、头晕、健忘、突发性耳聋等也有一定改善症状作用。常用剂量不良反应发生率与硝苯地平相似，且随用药剂量和每天用药次数增加而增加，主要为体位性低血压、眩晕、头痛、踝部水肿、肝功能暂时异常等。

（四）尼群地平（nitredipine）

尼群地平与硝苯地平具有相似的药动学和药效学特点，临床主要用于高血压和心绞痛治疗。不良反应与硝苯地平相似，但较轻微。

（五）非洛地平（felodipine）

本品对外周血管的选择性扩张作用强，对心肌收缩力和房室传导的抑制相对较弱。临床主要用于高血压和心绞痛治疗。有报道，本品对伴慢性心衰的高血压患者较为有效和安全。不良反应与硝苯地平相似。

（六）维拉帕米（verapamil）

维拉帕米是苯烷胺类应用最早的 L-型钙通道阻滞药，对心肌、窦房结和房室结钙通道的阻滞作用稍强于血管。能明显降低窦房结的自律性和延长有效不应期，抑制房室结的传导和心肌收缩力；对外周小动脉和冠状动脉有明显扩张作用；对非血管平滑肌也有一定松弛作用。

维拉帕米主要用于控制阵发性室上性心动过速，也用于心房颤动治疗。对心房扑动患者，本品能减慢心室率，改善症状。对心绞痛、心肌梗死和肥厚性阻塞性心肌病，本品能缓解梗阻，改善心肌顺应性，降低左心室舒张末期压，减轻肺淤血、呼吸困难和心绞痛症状，缩小心肌梗死面积。对慢性阻塞性肺病，本品配合支气管解痉药、祛痰药和抗菌药使用，能显著降低气道阻力和肺动脉压，改善肺循环和肺功能。

维拉帕米口服不良反应少而轻微，包括便秘、恶心、呕吐、头痛、踝部水肿、体位性低血压、皮疹等。本品不宜与β-受体阻滞药合用，以免心血管症状加重。

（七）地尔硫䓬（diltiazem）

地尔硫䓬为苯硫氮䓬类 L-型钙通道阻滞药。对心脏的钙通道阻滞作用明显强于血管，而与维拉帕米类似。显著抑制窦房结的自律性和延长有效不应期，减慢房室传导，降低心肌收缩力，降低心肌耗氧量。本品对其他平滑肌也有一定松弛作用，也抑制 ADP 和凝血酶诱导的血小板聚集。

地尔硫䓬临床主要用于心绞痛的治疗，特别是变异型心绞痛和稳定型心绞痛。能明显减少患者心绞痛发作频率，降低硝酸酯类用量和提高运动耐量。本品对阵发性室上性心动过速疗效与维拉帕米类似；对心房扑动和心房颤动也有良好治疗效果。本品也可用于改善雷诺症和食管痉挛症状。

其不良反应发生率低，主要为心动过缓、传导阻滞、低血压、踝部水肿、头痛、头晕等。

本章小结

L-型钙通道阻滞药是临床用于高血压、冠心病和心律失常等心血管系统疾病治疗的最常用药物，以二氢吡啶类钙阻滞药最重要，临床应用多选择长效制剂或中短效药物的缓释制剂。

思考题

简述钙通道阻滞药的药理作用、临床应用和主要不良反应。

第二十一章 抗心律失常药

> **学习目标**
> 1. 掌握 抗心律失常药的分类、各类代表药的药理作用、临床应用及主要不良反应；
> 2. 熟悉 抗心律失常药的基本作用机制；
> 3. 了解 心肌电生理的基本知识和心律失常发生机制。

心脏搏动频率和/或节律的异常，称为心律失常。频率过慢或伴有节律紊乱者称为慢性心律失常，可用阿托品或异丙肾上腺素治疗；频率过快者或伴有节律紊乱者称为快速性心律失常，常见的有房室或室性过早搏动、窦性或异位心动过速、心房和心室扑动或颤动等。本章叙述治疗快速性心律失常的药物。

第一节 心律失常发生的电生理学机制

心律失常由冲动形成异常和/或冲动传导异常所引起。

一、冲动形成异常

(一) 自律性增高

窦房结细胞的动作电位 4 相 Ca^{2+} 内流增多或最大舒张电位减少时，其自律性就会增高，引起窦性心动过速。其他自律细胞的 4 相除极加速或阈电位下移（负值最大）或最大舒张电位减少时，自律性也会增高，引起异位节律。

(二) 后除极与触发活动

后除极是指在动作电位复极过程中发生的除极现象（图 21-1）。后除极常表现为振幅较小、频率较快的震荡性波动。此时膜电位不稳定，容易引起异常冲动的发放，这个过程称为触发活动。发生于 4 相中的后除极称为迟后除极，因细胞内过多的 Ca^{2+} 释放，诱导 Na^+ 短暂内流所致。发生于 2 相或 3 相中的后除极称为早后除极，由 Ca^{2+} 内流增多所致。

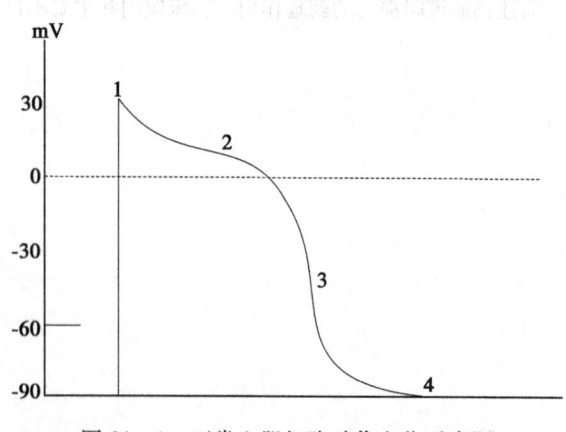

图 21-1 正常心肌细胞动作电位示意图

二、冲动传导异常

(一) 单纯性传导障碍

包括传导减慢、传导阻滞和单向传导阻滞等。

(二) 折返激动

指一次冲动经传导通路折回原路，反复运行的现象。如图 21-2 所示，蒲肯野纤维分为 AB 和 AC 两支，这两个分支与心肌（BC 支）形成了一个循环通路。正常情况下，冲动经两个分支同时到达心肌相遇后，各自消失在对方不应期中。当 AC 支病变时（图 21-3），出现冲动只能向上传导而不能向下传导的现象，此时的冲动沿 AB 支传导并引起心肌收缩后并不消失，而是经过 AC 支逆行传导至 A 点并在这个环路中反复运行，由此形成折返激动，导致心律失常。

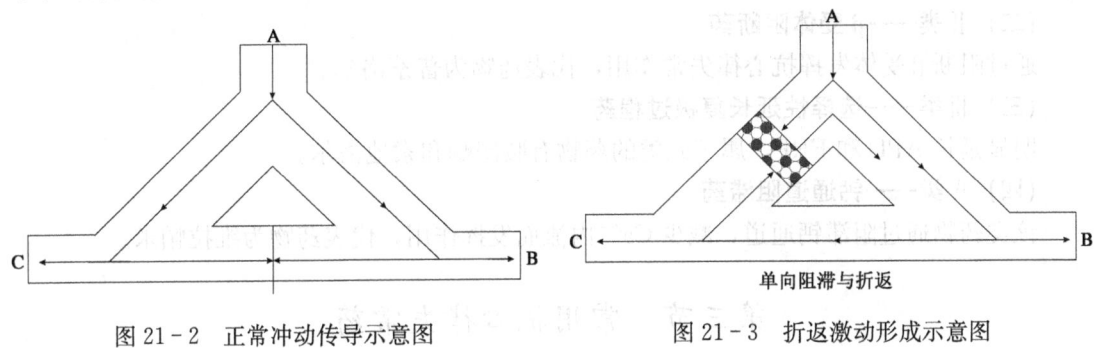

图 21-2　正常冲动传导示意图　　　　图 21-3　折返激动形成示意图

第二节　抗心律失常药的作用机制及分类

抗心律失常药通过影响心肌细胞膜的离子通道，改变离子流而改变细胞的电生理学特性，从而达到治疗目的。

一、作用机制

(一) 降低自律性

药物通过抑制心肌快反应细胞 4 相 Na^+ 内流或慢反应细胞 4 相 Ca^{2+} 内流而降低自律性。药物也可以促进 K^+ 外流，增大最大舒张电位，使其远离阈电位而降低自律性。

(二) 减少后除极与触发活动

药物通过抑制 Ca^{2+} 或 Na^+ 内流，减少后除极与触发活动。

(三) 改变传导性

药物促进复极期 K^+ 外流，增大最大舒张电位，增加膜反应性而加快传导，这样可以取消单向阻滞而消除折返激动。另一方面，药物也可以通过抑制 K^+ 外流或 Ca^{2+} 内流或 Na^+ 内流，降低膜反应性而减慢传导，使单向阻滞变为双向阻滞（在病变区既不能下传、也不能上传冲动）而消除折返激动。

(四) 改变动作电位时程和有效不应期

药物延长有效不应期（effective refractory period，ERP）使 ERP/APD（动作电位时程

(action potential duration，APD）的比值增大；导致期前激动更多地落于 ERP 中，有利于消除折返。此外，药物也可提高邻近细胞 ERP 的均一性，使冲动同步下传，以减少折返激动的形成。

二、抗心律失常药的分类

常用抗心律失常药分为 4 类，其中 Ⅰ 类又分为 A、B、C 3 个亚类。

（一）Ⅰ类——钠通道阻滞药

1. ⅠA 类 该类药物适度抑制钠通道而减少 Na^+ 内流，如奎尼丁和普鲁卡因胺。

2. ⅠB 类 轻度抑制钠通道而减少 Na^+ 内流，适度开放钾通道而促进 K^+ 外流，如利多卡因、苯妥英钠。

3. ⅠC 类 明显抑制钠通道而减少 Na^+ 内流，如普罗帕酮和氟卡尼。

（二）Ⅱ类——β受体阻断药

通过阻断 β 受体发挥抗心律失常作用，代表药物为普萘洛尔。

（三）Ⅲ类——选择性延长复极过程药

明显延长 APD 和 ERP，属于此类的药物有胺碘酮和索他洛尔。

（四）Ⅳ类——钙通道阻滞药

该类药物通过阻滞钙通道，减少 Ca^{2+} 内流而发挥作用，代表药物为维拉帕米。

第三节 常用抗心律失常药

一、Ⅰ类药——钠通道阻滞药

（一）ⅠA 类药物

这类药物能适度减少除极时 Na^+ 内流，降低 0 相上升速率，降低动作电位振幅，减慢传导速度；减少异位起搏细胞 4 相 Na^+ 内流而降低自律性。

奎尼丁（quinidine）

【药理作用】

1. 对心肌电生理特性的影响 ①降低自律性：治疗剂量的奎尼丁能降低浦肯野纤维的自律性，对正常窦房结则影响很小，但对病窦综合征患者则明显抑制窦房结自律性。在自主神经完整的条件下，通过间接作用可使窦房结心率增加。②延长不应期：由于抑制 K^+ 外流，使 3 相复极过程延长，APD 和 ERP 延长，有利于消除折返激动。③减慢传导：奎尼丁能减慢心房、心室、浦肯野纤维等 0 相上升速度，降低幅度，使传导减慢。④抑制心肌收缩力：大剂量的奎尼丁可表现此作用，这是由于阻滞钙内流所致。

2. 对自主神经作用 奎尼丁有抗 α 受体及抗 M 胆碱受体的间接作用，在静脉注射时可引起低血压性心动过速。

【临床应用】为广谱抗心律失常药，可治疗各种快速型心律失常，包括心房颤动和心房扑动；转复和预防室上性和室性心动过速；治疗频发性室上性和室性早搏，是转复心律的重要药物之一。

【不良反应】
1. 心血管方面　降低血压、心力衰竭、室内传导阻滞、心室复极明显延迟，严重者可发生奎尼丁样晕厥，可由尖端扭转型室性心动过速发展为心室颤动。
2. 金鸡纳反应　常见恶心，呕吐，耳鸣，视、听力减退等胃肠及中枢神经系统反应。
3. 过敏反应　皮疹、血管神经性水肿、血小板减少。

(二) ⅠB类药物

1. 利多卡因（lidocaine）　利多卡因亦是局部麻醉药。其静脉给药已广泛用于抢救危及生命的室性心律失常。

【药理作用】利多卡因选择性作用于希-浦系统，抑制Na^+内流，促进K^+外流，发挥以下作用：

(1) 降低自律性：抑制4相Na^+内流，降低4相自动除极速率而降低自律性。促进K^+外流，使最大舒张电位加大，既降低了自律性又提高了致颤阈。

(2) 改变传导速度：治疗浓度对希-浦系统的传导速度没有影响。①减慢传导：利多卡因明显减慢传导，使单向阻滞变为双向阻滞而消除折返激动。这可能是利多卡因有效防治急性心肌梗死后心室纤颤的原因之一。大剂量利多卡因（10 μg/ml）也能明显减慢传导。②加快传导：细胞外K^+浓度较低或受损伤心肌细胞发生部分除极时，利多卡因促K^+外流作用明显，静息电位（最大舒张电位）加大，传导加快，取消单向阻滞而消除折返激动。

(3) 相对延长ERP：利多卡因促进3相K^+外流，轻度抑制Na^+内流，使APD和ERP均缩短，但缩短APD的效果更明显，导致ERP/APD比值增大，有利于消除折返。

【临床应用】利多卡因属窄谱抗心律失常药，仅用于室性心律失常，特别适用于危急病例。对急性心肌梗死并发的室性心律失常特别是心室颤动，具有良好的治疗和预防效果，是首选药。对于心脏手术、心导管术和强心苷中毒所致的室性早搏、室性心动过速和心室颤动有效。也用于电击复律后预防心室颤动。

【不良反应】较少和轻微。主要是中枢神经系统症状，如嗜睡、眩晕；大剂量引起语言障碍、惊厥甚至呼吸抑制。偶见窦性心动过缓、房室传导阻滞等心脏毒性。

2. 苯妥英钠（phenytoin sodium）　苯妥英钠既是一个良好的抗癫痫药，又是一个有效的抗心律失常药。其药理作用和临床应用与利多卡因相似。对强心苷中毒所致的室性心律失常疗效佳。

(三) ⅠC类药物

这类药物主要作用于希-浦系统，阻滞钠通道作用强，明显降低0相上升最大速率，减慢传导速度；也降低4相自动除极速率，降低自律性。对复极过程影响很小。

普罗帕酮（propafenone）　普罗帕酮兼有抑制Na^+内流、阻断β受体和阻滞钙通道作用。能降低自律性，减慢传导，延长ERP。主要用于室上性和室性心律失常及危及生命的室性心动过速。不良反应有胃肠道症状，偶见粒细胞缺乏、红斑性狼疮样综合征，可致心律失常。

ⅠC类药物还有氟卡尼（flecainide），属广谱抗心律失常药，但其致心律失常发生率较高，主要用于其他抗心律失常药无效时。

二、Ⅱ类药——β受体阻断药

这类药物主要通过阻断β受体而影响心脏电生理特性。

普萘洛尔（propranolol）

【抗心律失常作用】普萘洛尔的抗心律失常作用是通过阻断心脏 $β_1$ 受体，对抗交感神经的心脏效应而降低自律性、减慢传导。其主要作用部位在窦房结和房室结。

【抗心律失常应用】这类药物适用于治疗与交感神经兴奋有关的心律失常。

1. 室上性心律失常　包括心房颤动、心房扑动及阵发性室上性心动过速，此时常与强心苷合用控制心室频率，两者抑制房室传导有协同作用。也用于治疗由焦虑或甲状腺功能亢进等引发的窦性心动过速。

2. 室性心律失常　对室性早搏有效，对由运动或情绪变动引发的室性心律失常效果良好。较大剂量（0.5～1.0 g/d）对缺血性心脏病患者的室性心律失常也有效。

三、Ⅲ类药——延长动作电位时程药

胺碘酮（amiodarone）

【药理作用】胺碘酮阻滞钠通道、钙通道及钾通道，减少 Na^+、Ca^{2+} 内流，减少 K^+ 外流，明显延长 APD 和 ERP。此药对 α 受体、β 受体具有一定的非竞争性阻断作用。

1. 降低自律性　主要降低窦房结和浦肯野纤维的自律性。这一作用与其阻滞钠通道、钙通道和阻断 β 受体有关。

2. 减慢传导　减慢浦肯野纤维和房室结的传导速度，与阻滞 Ca^{2+}、Na^+ 内流有关。

3. 延长不应期　口服数周后，心房肌、心室肌和浦肯野纤维的 ERP 都显著延长，这一作用较其他抗心律失常药为强。该作用与其阻滞钾通道和钠通道有关。

【临床应用】胺碘酮是广谱抗心律失常药，用于各种室上性和室性心律失常。可治疗心房颤动并维持窦性节律，治疗阵发性室上性心动过速。对危及生命的室性心动过速及心室颤动可静脉给药，约 40% 患者有效。长期口服能防止室性心动过速和心室颤动的复发。对伴有器质性病变的心脏病患者，能降低猝死率。

【不良反应】此药长期应用可引起角膜褐色颗粒沉着，病变多见于角膜上皮，而眼底、晶体一般无变化，不影响视力，停药后可逐渐消失。可引起甲状腺功能亢进或低下。个别患者出现间质性肺炎或肺纤维化。长期用药时，应定期检查肺功能和甲状腺功能。

四、Ⅳ类药——钙通道阻滞药

钙通道阻滞药通过阻滞钙通道、减少 Ca^{2+} 内流而发挥抗心律失常作用。

（一）维拉帕米（verapamil）

【抗心律失常作用】

1. 降低自律性　慢反应细胞（窦房结和房室结）4 相自动除极由缓慢的 Ca^{2+} 内流所引发，维拉帕米抑制慢反应细胞 4 相 Ca^{2+} 内流而降低其自律性。

2. 减慢传导　维拉帕米抑制慢反应细胞 0 相 Ca^{2+} 内流，降低 0 相上升速率，减慢传导。

3. 延长有效不应期　延长窦房结、房室结的 ERP，大剂量时也能延长浦肯野纤维的 ERP。

【临床应用】主要用于治疗室上性心律失常。维拉帕米是治疗阵发性室上性心动过速的首选药，静脉给药常在数分钟内终止发作，恢复窦性节律；对心房颤动和心房扑动的转律作用较差，但可减慢心室频率。对房性早搏有一定疗效。对室性心律失常疗效差。用药期间应

注意患者心率；静脉给药速度应缓慢，并采用心电图监护。

（二）地尔硫䓬（diltiazem）

地尔硫䓬的抗心律失常作用与维拉帕米相似，口服起效较快，可用于治疗阵发性室上性心动过速和心房颤动。

第四节　临床用药原则

抗心律失常药物具有良好的抗心律失常作用，也具有促心律失常的作用。经多年临床试验观察，在临床应用抗心律失常药时，应注意以下几点：

1. 抗心律失常药的促心律失常发生率为5%～20%，其促心律失常的风险次序为氟卡尼＞普罗帕酮＞奎尼丁＞普鲁卡因胺＞美西律＞利多卡因。

2. 对于心脏无器质性病变的心律失常，如无明显症状，原则上不必使用抗心律失常药。

3. 抗心律失常药的短期治疗有意义，长期使用效果可疑。对于危及生命的心律失常，应采用非药物治疗，如利用射频技术打断折返环路。

4. 必须使用抗心律失常药时应注意以下几点　①常规监测心电图的Q-T间期、QRS波和P-R间期：一旦出现与药物有关的严重心律失常，应立即停药；②心律失常患者伴有心肌缺血或左心室功能受损或发生过心肌梗死时不宜使用ⅠA和ⅠC类抗心律失常药；③急性心肌梗死的患者使用Ⅱ类抗心律失常药可降低病死率，伴有心衰的室性心律失常患者可首选Ⅲ类药物中的胺碘酮进行治疗。

本章小结

心律失常主要是由冲动形成异常和/或冲动传导异常所致，抗心律失常药通过降低心肌细胞自律性、减少后除极与触发活动、改变传导性、改变动作电位时程和有效不应期而达到治疗目的。根据抗心律失常药对不同离子通道、离子流的影响，主要分为4类，分别是Ⅰ类——钠通道阻滞药、Ⅱ类——β受体阻断药、Ⅲ类——选择性延长复极过程药、Ⅳ类——钙通道阻滞药。

思考题

1. 常用抗心律失常药的分类，并写出每类主要代表药。
2. 简述心律失常发生的电生理学机制。

第二十二章 治疗慢性心功能不全药

> **学 习 目 标**
> 1. 掌握 强心苷类、ACEI类、利尿药、ARBs、β受体阻断药及血管扩张药治疗慢性心功能不全的药理作用、临床应用、不良反应及防治措施；
> 2. 了解 强心苷类药代动力学特点及给药方法。

慢性心功能不全是指因心脏舒缩张功能减弱，心排血量不足以维持组织代谢需要的一种综合征，临床表现为组织的血液灌注减少并伴有肺循环和/或体循环淤血，又称充血性心力衰竭（congestive heart failure, CHF）。临床采用联合用药措施治疗 CHF，常用药物包括：

1. 加强心肌收缩力药（正性肌力药） ①强心苷类：地高辛、毛花苷丙等；②非苷类药物：磷酸二酯酶抑制药（米力农）、β受体激动药（多巴酚丁胺）、钙增敏剂（匹莫苯）。

2. 肾素-血管紧张素-醛固酮系统抑制药 ①血管紧张素Ⅰ转化酶抑制药（ACEI）：卡托普利、依那普利等；②血管紧张素Ⅱ受体（AT_1）阻断药：氯沙坦、缬沙坦等；③醛固酮受体阻断药：螺内酯等。

3. 利尿药 氢氯噻嗪等。

4. β受体阻断药 卡维地洛、美托洛尔等。

5. 血管扩张药 硝普钠、肼屈嗪等。

第一节 正性肌力药

一、强心苷类药

强心苷（cardiac glycosides）是一类能够增强心肌收缩力的苷类化合物，均来源于植物。常用药物有地高辛（digoxin）、毛花苷丙（lanatoside C）、去乙酰毛花苷（deslanoside，西地兰，cedilanid）、毒毛花苷K（strophanthin K）、洋地黄毒苷（digitoxin）。

【体内过程】强心苷结构中甾核上-OH数目的多少决定了药物脂溶性的大小，进而决定了其体内过程特点（表22-1）。

表 22-1　常用强心苷类药物的体内过程

分类	药物	口服吸收率（%）	蛋白结合率（%）	肝肠循环（%）	代谢转化（%）	原形肾排泄（%）	半衰期
长效	洋地黄毒苷	90～100	97	26	70	10	5～7 d
中效	地高辛	60～85	25	7	20	60～90	36 h
短效	毛花苷丙	20～30	<20	少	少	90～100	33 h
	毒毛花苷 K	2～5	5	少	0	100	19 h

【药理作用】

1. 正性肌力作用（positive inotropic action）　强心苷类药物能够选择性地加强心肌收缩力，其作用特点：①使心肌收缩有力而敏捷，相对延长舒张期；②不增加甚至降低衰竭心肌耗氧量，应用强心苷后，心肌收缩力增强，心排血完全，心室内残余血量减少，室壁张力降低，收缩时间缩短；心率减慢，虽然收缩力增强部分增加耗氧，但总耗氧量不增加甚至降低；③增加衰竭心脏的排血量，因强心苷能够增强心肌收缩力，使心排血完全，回心血量增加，并降低外周阻力，故排血量增加。

【作用机制】　治疗量强心苷适度抑制心肌细胞膜上的 Na^+-K^+-ATP 酶，Na^+-K^+ 交换减少，激活 Na^+-Ca^{2+} 双向交换机制，使 Na^+ 外流增加，Ca^{2+} 内流增加；或使 Na^+ 内流减少，Ca^{2+} 外流减少。细胞内 Ca^{2+} 少量增加时，还能使动作电位 2 相内流的 Ca^{2+} 增多，此 Ca^{2+} 通过"以钙释钙"的方式促使肌浆网释出更多 Ca^{2+}。总之，在强心苷作用下，心肌细胞内可利用的 Ca^{2+} 量增加，使心肌收缩力增强。

中毒量强心苷过度抑制 Na^+-K^+-ATP 酶活性，导致细胞内 K^+ 明显降低及钙过载，对心脏产生毒性作用，如自律性升高、传导阻滞、迟后除极等，引发各种心律失常。

2. 负性频率作用（negative chronotropic action）　强心苷主要减慢 CHF 患者心率。其机制为：①增强心肌收缩力，使心排血量增加，刺激颈动脉窦和主动脉弓压力感受器，反射性兴奋迷走神经，使心率减慢；②治疗量强心苷可直接增敏窦、弓压力感受器；③直接兴奋迷走神经，增加窦房结对乙酰胆碱的反应性。

3. 对心肌电生理特性的影响　强心苷对心肌电生理特性的影响比较复杂，心脏各部位对药物反应不尽相同而表现各异（表 22-2）。

表 22-2　地高辛对心肌电生理的作用

电生理特性	窦房结	心房	房室结	浦肯野纤维
自律性	降低		降低	增加
传导性		加快	减慢	减慢
有效不应期		缩短	延长	缩短

治疗量强心苷，可兴奋迷走神经，加速 K^+ 外流，减慢 Ca^{2+} 内流，使窦房结自律性降低、心房肌有效不应期缩短、房室结传导减慢。大剂量强心苷可直接兴奋交感神经，并因过度抑制 Na^+-K^+-ATP 酶使细胞内 K^+ 减少而引起自律性增高，有效不应期缩短，导致室性

心动过速，甚至心室颤动。

4. 对肾的作用　强心苷可明显增加 CHF 患者的尿量，原因：①心排血量增加，使肾血流量增加，肾小球滤过率增加；②直接抑制肾小管 Na^+-K^+-ATP 酶，减少 Na^+ 重吸收。

【临床应用】主要用于慢性心功能不全及某些心律失常的治疗。

1. 治疗慢性心功能不全　强心苷通过加强心肌收缩力，可增加心排血量，因心排血完全，舒张期延长，使回心血量增加，缓解动脉系统缺血和静脉系统淤血症状，改善心功能。临床疗效因 CHF 的病因不同而异。

（1）对 CHF 伴心房颤动者疗效最佳；对高血压、先天性心脏病、心瓣膜病等引起的 CHF 疗效良好。

（2）对继发于严重贫血、甲亢、维生素 B_1 缺乏症的 CHF，因强心苷不能改善这些病理状态下的能量障碍，疗效较差；对肺心病、严重心肌损伤或活动性心肌炎的患者，因心肌缺氧同时伴有能量生产障碍，强心苷疗效差而且易发生中毒。

（3）对严重二尖瓣狭窄和缩窄性心包炎等心肌以外机械因素导致的 CHF，强心苷难以缓解症状甚至无效。

2. 治疗心律失常

（1）心房颤动：强心苷为首选药物。房颤为心房发生细弱而不规则纤维性颤动，频率 400～600 次/分，其主要危险是过多心房冲动通过房室结下传至心室，引起心室频率过快而导致循环障碍。强心苷可通过兴奋迷走神经和直接抑制窦房结，延长房室结的有效不应期（ERP），使过多的心房冲动消失在房室结，并留下不应期（即隐匿性传导），降低心室率，纠正循环障碍。

（2）心房扑动：心房率 250～300 次/分，冲动较房颤少、强而且规则，更容易诱发室性心动过速。强心苷通过不均一缩短心房有效不应期，使心房扑动转为心房颤动，再发挥治疗心房颤动的作用。

（3）阵发性室上性心动过速：强心苷通过兴奋迷走神经，降低心房兴奋性而达到治疗目的。但现已少用，用药前应先鉴别其发病原因。

【不良反应】强心苷类药物安全范围小，临床有效量已达中毒量的 60%，加之生物利用度个体差异较大等因素，使本类药物不良反应发生率较高。

1. 胃肠道反应　可较早出现厌食、恶心、呕吐、腹痛、腹泻等，与强心苷直接兴奋延脑极后区催吐化学感受区有关。临床需注意与强心苷用量不足时心衰所致的胃肠道症状相鉴别。

2. 神经系统及色视障碍　常见有眩晕、头痛、疲倦、失眠、谵妄、精神抑郁等。约 20% 中毒患者还可出现黄、绿视症（少数可为红、棕、蓝色视）及视力模糊等视觉障碍，为强心苷特殊毒性症状，需及时停药。

3. 心脏毒性　为强心苷最严重的不良反应。可引起室性早搏、二联律、三联律、室性心动过速，甚至室颤，与过度抑制心肌细胞膜 Na^+-K^+-ATP 酶及静息膜电位减小有关。此外，过量强心苷也可降低窦房结自律性、抑制房室结传导，引起窦性心动过缓及房室传导阻滞。

【中毒防治措施】

1. 预防　祛除诱因，如低血钾、低血镁、酸中毒、高血钙、心肌缺血缺氧等，应注意调整患者体内离子平衡，纠正酸碱失衡等。还应警惕中毒先兆症状，如出现心率<60次/分，频发性室性早搏、色视障碍等应及时停药。测定强心苷血药浓度有助于及早发现，一般地高辛血药浓度>3 ng/ml，洋地黄毒苷>45 ng/ml 即可诊断为中毒。

2. 治疗 对于已出现中毒者，应根据情况采取不同治疗措施。

(1) 快速型心律失常：①口服或静脉滴注氯化钾，因细胞外 K^+ 可阻止强心苷与心肌细胞膜 Na^+-K^+-ATP 酶结合，故能阻止中毒反应的发展。补钾时不可过量，同时应该注意患者的肾功能，以防止高血钾的发生，对并发传导阻滞的强心苷中毒者不宜补钾，否则可致心脏停搏；②严重中毒者需用苯妥英钠，不仅具有抗心律失常作用，而且能与强心苷竞争 Na^+-K^+-ATP 酶，恢复其活性；也可选用利多卡因；③对危及生命的极严重中毒者，宜静脉注射地高辛抗体 Fab 片段，对强心苷有高度选择性和强大的亲和力，使地高辛自 Na^+-K^+-ATP 酶的结合中解离出来。临床解救致死性中毒有显著疗效。80 mg 地高辛抗体可拮抗 1mg 地高辛。

(2) 缓慢型心律失常：窦性心动过缓及Ⅱ度、Ⅲ度房室传导阻滞等可用阿托品对抗，无效时采用快速起搏。

二、非苷类正性肌力药

(一) 磷酸二酯酶 (PDE Ⅲ) 抑制药

能选择性抑制 PDE Ⅲ，减少 cAMP 的降解，使心肌细胞肌浆网中 cAMP 含量增多，既能升高收缩期胞浆中 Ca^{2+}，又能降低舒张期胞浆中的 Ca^{2+}，即产生正性收缩和正性舒张作用；本类药物还可抑制血管平滑肌细胞中的 PDE Ⅲ，使血管舒张，具有正性肌力和舒张血管双重作用，可降低心脏前、后负荷和肺动脉压，改善心脏收缩功能和舒张功能。

临床常用药物有：米力农 (milrinone)、维司力农。目前主要用于心衰时做短时间的支持疗法，尤其是对强心苷、利尿药及血管扩张药反应不佳的患者。

(二) β受体激动药

通过激动心脏 $β_1$ 受体，激活腺苷酸环化酶 (AC)，使心肌细胞内 cAMP 升高，发挥增加心肌收缩力的作用。该类药物有诱发心律失常和心绞痛的潜在危险，久用易脱敏失效，不宜作为 CHF 常规治疗用药。主要用于对强心苷无效或禁忌者，更适合于伴有心率减慢或传导阻滞的患者。

1. 多巴酚丁胺 (dopamine) 对心脏 $β_1$ 受体选择性高，能显著增强心肌收缩力，提高衰竭心脏排出量，主要用于强心苷无效的严重左室功能不全和心肌梗死后心功能不全者。

2. 扎莫特罗 (xamoterol) 为 β 受体部分激动药。在轻度 CHF 或休息时，可发挥激动药作用；在重症或劳累激动时，可发挥阻断药作用。临床用于轻、中度 CHF 患者，对重症患者也能缓解症状。

3. 异波帕明 (ibopamine) 属多巴胺类药物，治疗量可激动多巴胺 (D_1、D_2) 受体、$β_1$ 受体，增强心肌收缩性，降低外周阻力，提高心输出量，促进水、钠排泄。能够缓解 CHF 患者的症状，提高运动耐力。

(三) 钙增敏药 (calcium sensitizers)

本类药物可增加肌钙蛋白 C (troponin C，TnC) 与 Ca^{2+} 的亲和力，使心肌收缩力增加。与其他正性肌力药物不同，钙增敏药不引起心肌细胞内钙过载，不增加心肌耗氧量，不易诱发心律失常和细胞损伤。此外，钙增敏药可激活 ATP 敏感的钾通道，扩张血管，改善心脏的血氧供应，在 CHF 的治疗中具有正性肌力和扩张血管作用，可增加 CHF 患者的运动耐量并改善 CHF 症状。

第二节 其他药物

一、利尿药

利尿药（diuratecs）是 CHF 治疗的常规用药。通过排钠利尿，减少血容量，减轻心脏前负荷，改善心功能，缓解 CHF 症状。此外，长期应用，因排 Na^+ 而降低血管平滑肌细胞对升压物质的敏感；减少 Na^+-Ca^{2+} 交换，使血管平滑肌细胞内 Ca^{2+} 减少，扩张血管，降低心脏后负荷。部分高效利尿药（如呋塞米）具有直接扩血管作用，在急性左心功能衰竭时可快速降低肺楔压及外周阻力，缓解肺水肿。

轻度 CHF 时主要应用噻嗪类中效利尿药；中度 CHF 可口服高效利尿药或与留钾类利尿药合用；重度 CHF、慢性 CHF 急性发作、急性肺水肿时，需静脉给予高效利尿药，以迅速缓解肺淤血、水肿症状。

二、肾素-血管紧张素-醛固酮系统抑制药

心室重构是 CHF 进行性加重的危险因素，主要与肾素-血管紧张素-醛固酮系统激活有关。肾素-血管紧张素-醛固酮系统抑制药（ACEI）和血管紧张素Ⅱ受体阻断药（angiotensin Ⅱ receptor blockers, ARBs）不仅能够改善血流动力学，缓解 CHF 的症状，提高生活质量，而且可延缓病程进展，显著降低 CHF 的发病率和病死率，改善预后。

（一）ACEI 类药物

临床常用药物有卡托普利（captopril，开博通）、依那普利（enalapeil）、赖诺普利（lisinopril）、雷米普利（ramipril）、群多普利（trandolapril）等。

ACEI 类的基本作用是抑制循环及组织中 ACE 活性，减少 AngⅡ产生，并抑制激肽酶Ⅱ，减少缓激肽降解，促进 NO 和 PGI_2 生成。其治疗 CHF 的机制：①防止和逆转心肌和血管重构，提高心血管的顺应性，改善心功能；②ACEI 通过减少 AngⅡ生成而发挥抗交感作用，并恢复下调的 β 受体，间接或直接降低血中儿茶酚胺和精氨酸加压素（AVP）、内皮素（ET）含量；③ACEI 使 AngⅡ生成减少，产生扩血管、降低总外阻力、减少醛固酮释放、减轻水钠潴留等作用，可降低心脏负荷及心肌耗氧量，改善心肌舒张功能，缓解症状，提高患者生活质量。

ACEI 已成为 CHF 治疗的一线药物，广泛用于不同程度的 CHF 治疗。ACEI 主要不良反应有刺激性干咳、低血压、血清肌酐增高、高血钾、皮疹、味觉改变、白细胞减少等。

（二）血管紧张素Ⅱ受体阻断药（angiotensin receptor blockers, ARBs）

临床常用有氯沙坦（losartan）、伊贝沙坦（irbesartan）、坎地沙坦（candesartan）等。其治疗 CHF 的机制为从受体水平阻断 AngⅡ对 AT_1 的兴奋作用。ACEI 和 ARBs 对心功能和左室重构方面的作用无显著差异，但 ARBs 不影响缓激肽代谢，故无咳嗽、血管神经性水肿等副作用。常用于不能耐受 ACEI 的 CHF 患者。

(三) 醛固酮受体阻断药 (aldosterone receptor blockers)

醛固酮与其受体结合，可增强儿茶酚胺的作用；影响血管内皮细胞功能、诱发炎症及损伤；导致细胞内低钾、低镁；使心肌细胞外基质胶原增生和纤维化，心肌细胞肥大，血管壁成纤维细胞增生，导致心血管重构，加速 CHF 恶化等。

螺内酯（spironolactone）可明显降低 CHF 病死率，防止左室肥厚；并能有效拮抗 RAAS 激活所致的醛固酮水平增高，增强利尿效果并防止 K^+ 丢失。

依普利酮（eplerenone）是新型的选择性醛固酮受体阻断药，因其对醛固酮受体具有高度选择性，并避免了与性激素相关的副作用，是治疗 CHF 安全有效的药物。

三、β受体阻断药

因 β 受体阻断药（β-adrenoceptor blocking drugs）对心脏有抑制作用，故长期以来一直被认为是心衰治疗的禁忌。

β 受体阻断药治疗 CHF 由禁忌到提倡使用是近年来 CHF 治疗的重要进展之一。其治疗 CHF 的作用机制为：①上调 β 受体，增加心肌细胞对儿茶酚胺类物质的敏感性，增强心肌收缩力，改善心功能；②降低 CHF 时过高的交感神经活性，减慢心率，减少肾素分泌，降低心衰时异常升高的 RAAS 兴奋性，减轻心脏负荷；③抗心律失常；④抗心肌缺血作用（见第二十三章）；⑤抗心血管重构。

β 受体阻断药主要用于 NYHA Ⅱ～Ⅲ 级 CHF 患者。常用药物有卡维地洛（carvedilol）、美托洛尔（metoprolol）和比索洛尔（bisoprolol）等。

但是，β 受体阻断药不能用于抢救 CHF，其疗效需 2～3 月以后才出现。因本类药物可减弱心肌收缩力，故应在 ACEI、利尿药、地高辛的基础上加用 β 受体阻断药。长期应用不可突然停药。对严重心动过缓、严重左室功能减退、明显房室传导阻滞、低血压、支气管哮喘患者慎用或禁用。

四、血管扩张药

血管扩张药治疗 CHF 的机制是：①扩张静脉，减少回心血量、降低心脏前负荷。同时，左室舒张末压、肺楔压随之降低，缓解肺淤血症状。②扩张小动脉，使外周阻力降低，心脏后负荷降低，增加心排血量，使组织供血增加。但血管扩张药不能阻止 CHF 的进展，可迅速产生耐受性和反射性激活神经-内分泌机制等，导致体液潴留，是治疗 CHF 的一种辅助用药。临床常用药物有：硝普钠、有机硝酸酯类、肼屈嗪、哌唑嗪等。

(一) 硝普钠 (nitroprusside sodium)

属硝基扩血管药。可扩张小静脉和小动脉，能迅速降低心脏前、后负荷，改善心功能。静脉滴注给药后 2～5 min 即见效，停药后 2～15 min 作用即消退。适用于需迅速降低血压和肺楔压的急性肺水肿、高血压危象、急性心衰等危重病例。但硝普钠水溶液不稳定，遇光、热或长时间储存易分解，产生有毒的氰化物，故药液必须新鲜配制，输液需避光，使用时间一般不超过 24h。

(二) 硝酸甘油 (nitroglycerin, NTG)

主要扩张小静脉，减少回心血量，快速降低心脏前负荷，降低肺楔压及左室舒张末压；也略舒张小动脉，降低心脏后负荷，增加心排血量，改善心肌供血，明显减轻呼吸困难，缓解心衰症状。常用于需要降低心室充盈压的急性心力衰竭。

（三）肼屈嗪（hydralazine）

直接舒张小动脉，降低外周阻力，减轻心脏后负荷，肼屈嗪对心肌有正性肌力作用。用药后心排血量增加，同时降低收缩期心室壁张力。主要用于外周阻力明显升高、心排血量明显减少的 CHF 患者。但不良反应较多，可引起反射性心率加快，诱发心绞痛。

（四）哌唑嗪（prazosin）

能舒张静脉和动脉，降低后负荷，使心排血量增加；也可降低肺楔压。对缺血性心脏病的 CHF 效果较好。

本章小结

药物是治疗 CHF 的主要手段。ACEI 通过减少 AngⅡ的生成而发挥改善血流动力学、抑制心血管重构等作用，阻止心衰进行性恶化，已成为治疗心衰的主要药物之一。强心苷仍然是正性肌力的首选药物。中效利尿药通过降低心脏前、后负荷，改善心功能，是治疗心衰的基础药物。β受体阻断药能够上调β受体、拮抗高交感神经活性、抑制心血管重构，已成为心衰的主要治疗药物，但应与 ACEI、利尿药、正性肌力药联合应用。扩血管药可迅速产生耐受性和反射性激活神经-内分泌机制等，可导致体液潴留，主要用于需迅速降低血压和肺楔压的急性肺水肿、高血压危象、急性心衰等危重病例。

思考题

1. 目前治疗 CHF 的药物有哪几类？写出每类主要代表药。
2. 简述强心苷类药物的药理作用、临床用途、不良反应及防治措施。

第二十三章 抗心绞痛药

> **学习目标**
> 1. 掌握 三类抗心绞痛药的药理作用、作用机制、临床适应证;
> 2. 了解 影响心肌耗氧量和冠脉供血量的因素。

心绞痛(angina pectoris)是因冠状动脉供血不足致心肌急剧的、暂时缺血缺氧所引起的临床综合征。其特点:胸前区及胸骨后阵发性的压榨性疼痛,可放射至左上肢。

心绞痛的主要病理生理机制是心肌血氧供需平衡失调,导致代谢产物(乳酸、丙酮酸等)聚集于心肌组织,刺激心脏自主神经的传入纤维末梢引起疼痛。心肌供氧与耗氧受多种因素影响。

抗心绞痛药主要通过增加心肌血氧供应,降低心肌耗氧量,恢复氧的供需平衡而发挥治疗作用,根据作用机制可分为三类:硝酸酯类、β受体阻断药和钙通道阻滞药。

第一节 硝酸酯类

硝酸甘油(nitroglycerin)

硝酸甘油是硝酸酯类的代表药,见效快、疗效好、应用方便、廉价、患者易于接受,是目前防治心绞痛的首选药物。

【体内过程】硝酸甘油脂溶性高,易通过黏膜、皮肤吸收。主要经肝药酶代谢消除,普通制剂口服首关消除大,生物利用度仅为8%。目前临床常用制剂有片剂、控释口服片、膜剂、控释贴膜、气雾剂、注射剂等多种剂型。因药物剂型和给药途径不同,体内过程也有相应差异(表23-1)。

表23-1 不同硝酸甘油制剂的部分药代动力学参数

制剂	给药途径	生物利用度(%)	$t_{1/2}$	显效时间	T_{max}	作用持续时间
口含片	舌下含化	80	1~4 min	1~3 min	5 min	20~30 min
气雾剂	吸入			0.5 min		
注射剂	静脉滴注			即刻		给药期间
口颊贴膜	贴于口颊部	80		2~5 min		4~6 h
皮肤贴膜	皮肤				60~90 min	24 h
控释口服片	口服			1 h		8~10 h

【药理作用】硝酸甘油的基本药理作用是松弛平滑肌。硝酸甘油为NO供体,在平滑肌

内经谷胱甘肽转移酶的催化，释放出 NO。NO 激活鸟苷酸环化酶，使 cGMP 生成增加，激活 cGMP 依赖性蛋白激酶，减少细胞内 Ca^{2+} 释放和细胞外 Ca^{2+} 内流，使细胞内 Ca^{2+} 减少，引起肌球蛋白轻链去磷酸化而松弛血管平滑肌；此外，硝酸甘油可促进降钙素基因相关肽的合成与释放，激活平滑肌细胞 ATP 敏感型钾通道，使细胞膜超极化，产生松弛平滑肌效应。

硝酸甘油对血管、支气管、胆道、胃肠道等平滑肌均有松弛作用，但对血管平滑肌选择性最高，抗心绞痛作用主要源于其对全身血管平滑肌的松弛作用。

1. **降低心肌氧耗量** 小剂量硝酸甘油可选择性扩张静脉，减少回心血量，缩小心室容积，降低心室壁张力，心脏前负荷降低；稍大剂量可扩张动脉，降低心脏后负荷，使心脏射血阻力降低，明显降低心肌氧耗量。

2. **增加缺血区供血** 硝酸甘油对输送性冠脉、侧支血管的扩张作用较强，对阻力血管扩张作用弱。缺血心肌因局部代谢产物堆积，阻力血管高度扩张。用硝酸甘油后，输送性冠脉、侧支血管扩张，使血液经侧支血管更多地流向缺血区（图 23-1）。此外，因血管扩张，回心血量减少而室壁张力降低，有利于血液由心外膜流向易缺血的内膜区。

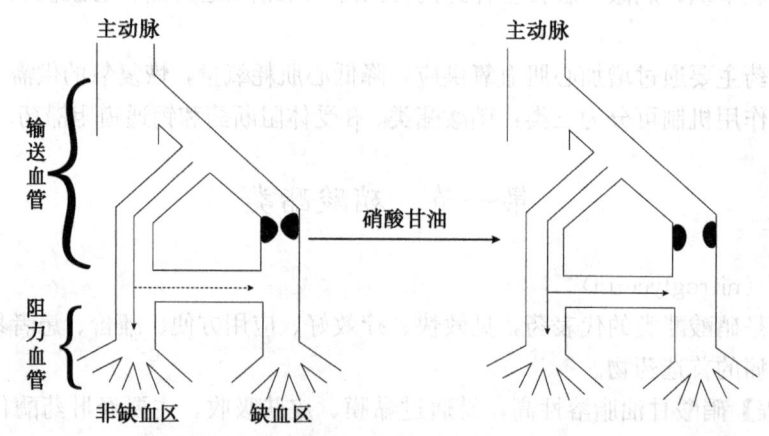

图 23-1 硝酸甘油对缺血心脏冠状动脉的作用部位示意图

3. **减轻心肌细胞缺血性损伤** 硝酸甘油可释放 NO，NO 进一步促进 PGI_2 和降钙素基因相关肽等内源性扩血管物质的合成和释放，减轻内皮细胞损伤，保护缺血心肌。

【临床应用】

1. **心绞痛** 对各型心绞痛均有效。对急性心绞痛发作可选用见效快的剂型，如气雾剂、口含片、注射剂等；对频繁发作患者可用口颊/皮肤贴剂或控释片等作用持续时间较长的制剂以预防心绞痛发作。

2. **急性心肌梗死** 早期静脉给药通过降低心肌氧耗量、增加缺血区血液供应、抑制血小板聚集等作用，缩小梗死范围。需注意限制用量，以免血压过低导致冠脉灌注不足，加重缺血。

3. **慢性心功能不全**（详见第二十二章）。

【不良反应】

1. **常见不良反应** 因扩血管引起短时的上胸及头面部皮肤潮红、搏动性头痛等。剂量过大，可引起心率加快、直立性低血压及晕厥，因过度降压，冠脉灌注压过低，可反射性兴奋交感神经，使耗氧量增加而加重心绞痛。长期大剂量应用可引起高铁血红蛋白血症。

2. 耐受性　长期连续用药后可产生耐受性，停药 1~2 周后，耐受性可消失。宜采用小剂量和间歇给药，适当补充-SH 供体，延缓耐受性产生。

同类药物尚有：硝酸异山梨酯（isosorbide dinitrate，消心痛）和单硝酸异山梨酯（isosorbide mononitrate），属长效药，作用与硝酸甘油相似，但较持久（维持 4 h 以上）。适用于冠心病的长期治疗和预防心绞痛发作，也适用于心肌梗死后的治疗。

第二节　β受体阻断药

常用药物有普萘洛尔（propranolol）、噻吗洛尔（timolol）、阿替洛尔（atenolol）、美托洛尔（metoprolol）等。

普萘洛尔（propranolol）

【抗心绞痛作用】

1. 降低心肌氧耗量　通过阻断心脏 $β_1$ 受体，使心率减慢，心肌收缩力减弱，心肌耗氧量降低。

2. 增加缺血区供血　用药后心肌耗氧量降低，非缺血区血管阻力增加，迫使血液经侧支流向缺血区。同时，药物可减慢心率，舒张期相对延长，冠脉灌流时间延长，也有利于血液从心外膜流向易缺血的心内膜区。

3. 其他　β受体阻断药可抑制脂肪分解酶，减少游离脂肪酸的生成，减少氧消耗。另外，β受体阻断药还能促进氧与血红蛋白分离，增加组织对氧的摄取、利用，缓解心肌供氧不足。

【临床应用】β受体阻断药抗心绞痛的疗效因心绞痛类型不同而异。

1. 稳定型心绞痛　疗效最佳，可减少发作次数，减轻缺血程度，改善生活质量，对兼有高血压或快速型心律失常者更为适用。

2. 不稳定型心绞痛　疗效取决于冠状血管病变类型和程度。若以血管内器质性病变为主，疗效较好。若以血管痉挛为主，则疗效相对差，可与硝酸酯类联合应用。

3. 变异型心绞痛　本类药物因阻断冠状血管 $β_2$ 受体，相对增强 α 受体兴奋性，可加重痉挛，不宜应用。另外，用于心肌梗死患者，可减轻缺血损伤，缩小梗死范围。

【不良反应】主要为心脏抑制，可出现心动过缓、房室传导阻滞，甚至发生心力衰竭。禁用于心动过缓、房室传导阻滞、严重心功能不全者。久用停药时，应逐渐减量，以免加剧心绞痛的发作，引起心肌梗死或猝死。

第三节　钙通道阻滞药

用于治疗心绞痛的药物主要有硝苯地平（nifedipine）、维拉帕米（verapamil）和地尔硫䓬（diltiazem）等。

【抗心绞痛作用】

1. 降低心肌氧耗量　药物通过阻断 Ca^{2+} 通道，减少 Ca^{2+} 内流，使血管扩张，降低心脏前、后负荷，降低心肌收缩性并减慢心率，降低心肌耗氧量。

2. 增加缺血区供血 可舒张输送性冠状动脉和小冠状血管，尤其对痉挛的血管有显著的解痉作用，并可促进侧支循环。同时，因心脏负荷降低、心室壁张力下降，血液易流向心内膜下区，从而增加缺血区的血氧供应。

3. 保护缺血心肌 细胞缺血缺氧时能量产生障碍，细胞外大量的 Ca^{2+} 顺浓度梯度内流，造成"钙超载"。钙通道阻滞药通过抑制细胞外 Ca^{2+} 内流，减轻"钙超载"对缺血心肌细胞尤其是线粒体氧化磷酸化的损害而发挥保护作用。

【临床应用】

1. 心绞痛 由于钙通道阻滞药既可显著松弛痉挛冠脉，又可降低心脏前、后负荷，对各种心绞痛均有较好疗效。①变异型心绞痛：硝苯地平类为首选药；②稳定型及不稳定型心绞痛：三类钙通道阻滞药均可用，对伴有支气管哮喘、阻塞性肺病、外周血管痉挛的心绞痛患者更适合。

2. 心律失常、高血压、肺动脉高压症等疾病的治疗（见相关章节）。

本章小结

硝酸甘油适用于各种类型心绞痛的防治，但因扩血管作用可反射性引起交感神经兴奋，使心率加快、心肌收缩力增强，降低其疗效，所以常与 β 受体阻断药合用，拮抗其交感神经兴奋效应；而硝酸甘油可扩张容量血管，减少回心血量，降低 β 受体阻断药所致的心室容积增加、射血时间延长的副作用，两者合用疗效增加，副作用减少，但应注意监测血压。变异性心绞痛主要选用钙通道阻滞药。

思考题

1. 简述硝酸酯类、β 受体阻断药和钙通道阻滞药治疗心绞痛的机制。
2. 简述硝酸甘油与普萘洛尔联合应用的优缺点及注意事项。

第二十四章 抗动脉粥样硬化药

> **学习目标**
> 1. 掌握 调血脂药洛伐他汀、考来烯胺、吉非贝齐、烟酸等的机制、临床应用及不良反应;
> 2. 熟悉 抗动脉粥样硬化药分类;
> 3. 了解 高脂蛋白血症的分型及治疗原则。

动脉粥样硬化是缺血性心、脑血管病的主要病理基础,防治动脉粥样硬化是防治心脑血管病的重要措施。临床常用的抗动脉粥样硬化药物主要有调血脂药、抗氧化剂、多烯脂肪酸类等。

第一节 调血脂药

血浆中极低密度脂蛋白(very low density lipoprotein,VLDL)、中间密度脂蛋白(intermediate density lipoprotein,IDL)、低密度脂蛋白(low density lipoprotein,LDL)浓度增高和高密度脂蛋白(high density lipoprotein,HDL)浓度降低,是引起动脉粥样硬化的危险因素。

高脂血症(hyperlipidemia)的分型及特点见表24-1。

表24-1 高脂蛋白血症的分型及血脂变化特点

分型	脂蛋白变化	脂质变化
Ⅰ	CM↑	TC↑ TG↑↑↑
Ⅱa	LDL↑	TC↑↑
Ⅱb	VLDL、LDL↑	TC↑↑ TG↑↑
Ⅲ	IDL↑	TC↑↑ TG↑↑
Ⅳ	VLDL↑	TG↑↑
Ⅴ	CM、VLDL↑	TC↑ TG↑↑↑

一、降低TC和LDL的药物

(一)他汀类

他汀类药物是3-羟基-3-甲基戊二酰基辅酶A(HMG-CoA)还原酶的选择性抑制剂,包括洛伐他汀(lovastatin)、普伐他汀(pravastatin)、辛伐他汀(simvastatin)、阿(托)伐他汀(atorvastatin)、氟伐他汀(fluvastatin)、罗苏伐他汀(rosuvastatin)等。

【体内过程】他汀类口服给药,生物利用度5%~30%;血浆蛋白结合率95%左右。洛伐他汀、辛伐他汀等需经代谢反应才具活性。大部分在肝转化，经胆汁由肠道排出，少部分经肾排泄。

【药理作用】

1. 调血脂作用　他汀类药物能使 TC、LDL 降低 18%～55%，TG 降低 7%～30%，HDL 升高 5%～15%。其中以洛伐他汀作用最强，普伐他汀最弱。

他汀类药物与肝细胞合成胆固醇的限速酶——HMG-CoA 还原酶的活性部位结合，竞争性地抑制 Ch 的合成，从而降低血浆和组织细胞中 Ch 浓度，并通过负反馈调节促使 LDL 受体代偿性活性增强、数量增加，加速 LDL 的分解代谢；还可增加 LDL 前体（VLDL 和 IDL）的清除和降低肝 VLDL 的生成而降低 LDL 水平。

2. 非调血脂作用　①可改善血管内皮对扩血管物质的反应性；②抑制动脉壁巨噬细胞和泡沫细胞的形成；抑制血管平滑肌细胞增殖和加速细胞凋亡，延缓内膜增厚，稳定和缩小粥样斑块；③具有抗炎作用；④降低脂蛋白对氧化的敏感性；⑤降低血小板聚集和血浆纤维蛋白原水平。

【临床应用】

1. 原发性高胆固醇血症　适用于杂合子家族性和非家族性Ⅱa、Ⅱb 和Ⅲ型高脂血症。

2. 继发性高胆固醇血症　用于Ⅱ型糖尿病及肾病综合征引起的高脂血症。

3. 其他　预防中风等心脑血管急性疾病，防止经皮穿刺冠状动脉内球囊成形术后再狭窄，降低器官移植的排异反应，治疗骨质疏松症等。

【不良反应】剂量较大时偶可见消化道反应、肌痛、皮肤潮红、头痛等；1% 患者有肝转氨酶的升高；不到 0.1% 用药者发生肌病，罕见横纹肌溶解症。与易发生肌病的药物合用时需监测肌酸肌酶（CK）；妊娠、哺乳期妇女禁用。有肝病史者慎用。

洛伐他汀（lovastatin）　口服吸收后在体内经转化后才具活性，对肝脏有高度选择性，调血脂作用稳定、可靠，一般用药 2 周后出现明显效应，4～6 周达最佳效果，并呈剂量依赖性。

（二）胆汁酸结合树脂类

考来烯胺（cholestyramine，消胆胺）和考来替泊（colestipol，降胆宁）本类药为苯乙烯型强碱性阴离子交换树脂类，又称胆酸螯合剂，不溶于水，不受消化酶破坏，在肠道不吸收，安全性好。

【药理作用】二者可显著降低血浆 TC、LDL 水平，对 HDL、TG 和 VLDL 影响较小。本类药与胆汁酸结合，形成胆汁酸螯合物由粪便排出，阻滞胆汁酸的肠肝循环，加速肝脏 TC 的分解，并反馈性刺激 LDL 受体产生，增加 LDL 的清除率。但本类药仅能阻止胆汁酸和胆固醇从肠道吸收，对胆固醇在体内的合成无影响，大部分高脂血症 TC 主要来自体内合成，因此与他汀类合用有协同作用。

【临床应用】用于Ⅱa 型及家族性杂合子高脂蛋白血症。与降 TG 和 VLDL 药物配伍可用于Ⅱb 型高脂蛋白血症。

【不良反应】主要不良反应有食欲减退、嗳气、腹胀、消化不良和便秘等；考来烯胺以氯化物形式给药，可引起高氯酸血症。可引起 TG 显著增高，严重高甘油三酯血症患者禁用。

二、降低 TG 和 VLDL 的药物

（一）苯氧酸类

苯氧酸类也称贝特类。目前临床常用的有非诺贝特（fenofibrate）、吉非贝齐（gemfibrozil）、苯扎贝特（bezafibrate）、环丙贝特（ciprofibrate）等。

【药理作用】本类药物能明显降低血浆 TG、VLDL 含量；中等程度降低 TC 和 LDL，使 HDL 升高。也有抗血小板聚集、抑制凝血和降低血浆黏度，加速纤维蛋白溶解等作用。作用机制是：①增强 LPL 活性，促进 CM、VLDL 和 IDL 中 TG 的水解；②减少乙酰辅酶 A 羧化酶的合成，使进入肝脏的 FFA 减少，进而减少肝脏中 VLDL、TG 的合成；③促进 HDL 合成和胆固醇的逆转运；④促进 LDL、VLDL 的清除。

【临床应用】用于治疗以 TG 或 VLDL 升高为主的高脂血症，如Ⅱb、Ⅲ、Ⅳ型高脂血症，对家族性高乳糜微粒血症无效，亦可用于Ⅱ型糖尿病的高脂血症。

【不良反应】可致腹痛、腹泻等消化道反应，轻度血清转氨酶升高，用药早期监测肝功。肝、肾功能不良及孕妇、哺乳期妇女和胆石症患者禁用，小儿慎用。

（二）烟酸及衍生物

烟酸（nicotinic acid）是一种水溶性 B 族维生素。现多用烟酸的衍生物，如阿西莫司、烟酸肌醇酯等。

【药理作用】烟酸降低血浆 TG、VLDL 作用较强，降低 LDL 作用慢而弱，显著升高 HDL，能显著降低血浆 Lp（a）［脂蛋白（a）］。

烟酸抑制脂肪组织中脂酶对 TG 的脂解，使转运入肝的 FFA 减少，进而减少肝脏 TG 的合成；抑制肝脏脂肪酸的合成和酯化，减少 TG、VLDL 合成，LDL 水平下降；增加脂蛋白脂酶（lipoproteinlipase，LPL）活性，促进 CM 和 VLDL 的清除。降低 TG 浓度，使 HDL 分解代谢减少，致 HDL 水平升高，增加胆固醇的逆向转运。烟酸使细胞内 cAMP 水平升高，抑制 TXA_2、增加 PGI_2 合成，对抗血小板聚集，产生扩张血管作用。

【临床应用】广谱调血脂药。对Ⅱ、Ⅲ、Ⅳ、Ⅴ型高脂血症及低 HDL 血症、高 Lp（a）血症均有效。也可用于心肌梗死。

【不良反应】①开始服用或加大剂量时，会产生皮肤潮红及搔痒，阿司匹林可使之减轻；②长期应用可致皮肤干燥、棘皮症；③可致消化不良，损伤胃黏膜，餐时或餐后服用可减轻；④可引起血清转氨酶升高、高血糖和高尿酸。溃疡病、糖尿病、肝功能异常者禁用，痛风患者慎用。

第二节 抗氧化药

防止氧自由基对脂蛋白的氧化修饰是阻止动脉粥样硬化发生和发展的重要措施。抗氧化剂的应用对动脉粥样硬化防治有重要意义。

（一）普罗布考（probucol）

【药理作用】

1. 抗氧化作用 本药为强效脂溶性抗氧化剂，分布于脂蛋白颗粒中，阻止脂蛋白被氧化，防止 ox－LDL 生成及阻滞动脉粥样硬化病变的发展，促进动脉粥样硬化病变如黄色瘤

的消退。

2. 调血脂作用　能降低血浆 TC、LDL，对 VLDL、TG 影响较小。通过抑制 HMG-CoA 还原酶，使 Ch 合成减少，并通过 LDL 受体途径加速 LDL 的清除。提高 CE 转移蛋白和载脂蛋白 E 的血浆浓度，减少 HDL 颗粒中的 Ch，使其颗粒变小，而 HDL 数量和活性提高，加速 Ch 逆转运。

【临床应用】用于各种类型的高脂血症，可与他汀类、烟酸、考来烯胺合用，合用后对预防和逆转动脉粥样硬化具有协同作用。

【不良反应】用药者有 1%～10% 发生胃肠道反应，如恶心、腹胀、腹泻等，偶有肝功能异常、高血糖、高尿酸、血小板、肌病、感觉异常等。本药能延长 Q-T 间期，Q-T 间期延长者慎用，避免与延长 Q-T 间期的药物（如奎尼丁）合用。

(二) 维生素 E (vitamine E)

维生素 E 具有很强的抗氧化作用。能抑制磷脂酶 A_2 和脂氧酶的活性，减少自由基的生成并清除自由基，防止脂质过氧化，阻止 ox-LDL 的形成，抗动脉粥样硬化。此外，还具有抗血小板聚集作用。临床上常作为动脉粥样硬化性疾病的辅助用药。一般无不良反应，大剂量长期服用可出现胃肠功能的紊乱。

第三节　多烯脂肪酸类

多烯脂肪酸（polyenoic fatty acid, PUFA），分为 n-3（或 ω-3）和 n-6（或 ω-6）两类。n-3 型多烯脂肪酸包括二十碳五烯酸（eicosapentaenoicacid, EPA）和二十二碳六烯酸（docosahexaenoicacid, DHA）。n-6 型常用的有 γ-亚麻酸（gamma-linolenic acid, LNA）和亚油酸（linoleic acid, LA）等。

【药理作用】

1. 调血脂作用　能明显降低血浆 VLDL 和 TG，轻度升高 HDL。机制与抑制肝脏合成 TG、活化 LPL、加速 VLDL 分解有关。

2. 抗动脉粥样硬化作用　①增加前列环素合成、扩张血管；②抗血小板聚集、增加纤维蛋白溶解活性、防止血栓形成；③减少氧自由基的生成、抗氧化；④减轻血管壁损伤部位的炎症反应。

【临床应用】适用于高 TG 性高脂血症。对心肌梗死患者的预后有明显的改善作用。亦可用于糖尿病并发高脂血症等。

【不良反应】一般无不良反应，长期或大剂量应用，可使出血时间延长，免疫反应降低。

本章小结

1. 调血脂药

(1) 主要降低 TC、LDL 药：①他汀类：洛伐他汀等，通过抑制 HMG-CoA 还原酶，减少胆固醇合成，并促 LDL 分解而降低 TC、LDL；可改善动脉内皮、影响动脉壁内病变等。主要用于治疗原发性及继发性高胆固醇血症等。主要不良反应为消化道反应、肌痛、皮肤潮红等；②胆汁酸结合树脂类：考来烯胺、考来替泊，与肠道胆汁酸形成螯合物，增加胆汁酸的排泄，加速肝 TC 分解，促 LDL 清除。主要用于Ⅱa型及家族性杂合子高脂蛋白血症。主要不良反应为胃肠道反应。

(2) 主要降 TG、VLDL 药物：①苯氧酸类：非诺贝特等，增强 LPL 活性，并抑制乙酰辅酶 A 羧化酶的合成，降低 TG、VLDL，升高 HDL。用于治疗以 TG 或 VLDL 升高为主的高脂血症。可致胃肠道反应、轻度血清转氨酶升高。②烟酸及衍生物：抑制脂酶、增加 LPL 活性等，降低 TG、VLDL，显著升高 HDL。用于Ⅱ、Ⅲ、Ⅳ、Ⅴ型高脂血症及低 HDL 血症、高 LP（a）血症。可引起皮肤反应、消化道反应及血清转氨酶升高、高血糖、高尿酸。

2. 抗氧化药　普罗布考有抗氧化和调血脂作用。用于各种类型的高脂血症。不良反应有胃肠反应，偶有肝功异常、高血糖、高尿酸等。

3. 多烯脂肪酸类　具有调血脂及抗动脉粥样硬化作用。适用于高 TG 性高脂血症。长期或大量用，可使出血时间延长。

思考题

1. 主要降低 TC 和 LDL 药物有哪些？主要降低 TG 及 VLDL 的药物有哪些？
2. 洛伐他汀降血脂的作用机制是什么？
3. 非诺贝特、普罗布考的药理作用及应用各有哪些？

第二十五章 抗高血压药

> **学习目标**
> 1. 掌握 利尿药、钙通道阻滞药、β-受体阻断药、ACEI 和 ARBs 等常用抗高血压药的降压机制、作用特点、临床应用及主要不良反应；
> 2. 了解 其他各类抗高血压药中枢性降压药可乐定、α₁受体阻断药哌唑嗪、神经节阻断药、血管平滑肌扩张药等的作用特点及临床应用；
> 3. 熟悉 提高血压药的分类。

高血压是世界很多国家最常见的心血管疾病，发病率高达 10%～20%，好发于中老年人群中。世界卫生组织/国际高血压联盟（WHO/ISH）发布的高血压治疗指南中规定，在未服抗高血压药的情况下，健康成年人收缩压≥140 mmHg（18.7 kPa）和/或舒张压≥90 mmHg（12.0 kPa）即诊断为高血压。高血压可分为原发性和继发性两大类，90%以上发病原因不明，称为原发性高血压；5%～10%患者的高血压继发于某种疾病，称为继发性高血压。合理应用抗高血压药，不仅能有效地控制过高的血压，改善症状，还可防止或降低高血压并发症如脑卒中、冠心病、糖尿病的病死率和致残率，提高患者的生活质量，延长患者寿命。

第一节 抗高血压药物的分类

高血压的发病机制尚未完全阐明，与神经、体液诸多因素对心血管活动的调节失调有关。抗高血压药可分别作用于上述不同的环节，从而产生降压作用。

根据药物作用部位或机制，可将抗高血压药分为以下几类：

（一）利尿药

如氢氯噻嗪等。

（二）交感神经抑制药

1. 中枢性抗高血压药 可乐定、利美尼定、甲基多巴、莫索尼定等。
2. 神经节阻断药 樟磺咪芬、美卡拉明、潘必啶、潘托安等。
3. 去甲肾上腺素能神经末梢阻断药 利血平、胍乙啶等。
4. 肾上腺素受体阻断药 ①α₁受体阻断药：哌唑嗪、特拉唑嗪、乌拉地尔；②β受体阻断药：普萘洛尔、美托洛尔、阿替洛尔等；③α和β受体阻断药：拉贝洛尔等。

（三）肾素-血管紧张素-醛固酮系统抑制药

1. 血管紧张素Ⅰ转化酶抑制药（ACEI） 卡托普利、依那普利、雷米普利等。
2. 血管紧张素Ⅱ受体阻断药 氯沙坦、缬沙坦、厄贝沙坦、坎地沙坦等。

（四）钙通道阻滞药

如硝苯地平、尼群地平、氨氯地平等。

（五）直接舒张血管药

如硝普钠、米诺地尔、肼屈嗪等。

第二节 常用抗高血压药

一、利尿药

利尿药是治疗高血压的基础药物，临床治疗以噻嗪类利尿药为主，其中氢氯噻嗪最为常用。

氢氯噻嗪（hydrochlorothiazide）

【药理作用及作用机制】氢氯噻嗪降压作用温和、持久，长期应用无明显耐受性，且能对抗长期应用其他降压药引起的水钠潴留，加强其他降压药的作用。作用机制：①初期作用可能是通过排钠利尿，使血容量减少，心输出量降低而降压；②长期作用（3～4 周后）可能由于排钠而降低血管平滑肌内 Na^+ 的浓度，经 Na^+-Ca^{2+} 交换机制，使细胞内 Ca^{2+} 减少，血管平滑肌舒张。利尿药降压作用还可能与直接舒张血管平滑肌及诱导动脉壁产生扩血管物质，如激肽、前列腺素（PGE_2）等有关。

【临床应用】氢氯噻嗪作为基础降压药，单独使用可治疗轻度高血压，若与其他降压药联合应用，可治疗中、重度高血压。对老年人高血压、高血压合并心功能不全者尤为适用。

二、影响交感神经系统的药物

（一）中枢性降压药

中枢性降压药有可乐定、甲基多巴、利美尼定、莫索尼定等，分别作用于中枢 α_2 受体或咪唑啉受体产生降压作用。

1. 可乐定（clonidine） 可乐定又称可乐宁或氯压定，为咪唑啉类化合物。

【药理作用】可乐定降压作用中等偏强，口服给药后，可降低心肌收缩力，减慢心率，减少心输出量，对直立性血压的降压作用大于卧位。静脉给药时，可先有短暂的血压升高，继而出现持久的血压下降。可乐定对肾血管有扩张作用，但对肾血流量无明显影响。此外，尚有镇静、抑制胃肠道蠕动和分泌等作用。

【作用机制】可乐定选择性激动延脑孤束核次一级神经元（抑制性神经元）突触后膜 α_2 受体和延髓腹外侧核吻侧端的 I_1-咪唑啉受体，抑制交感神经中枢的传出冲动，外周血管阻力下降，从而产生降压作用。可乐定还可激动外周去甲肾上腺素能神经末梢突触前膜的 α_2 受体及其相邻的咪唑啉受体，负反馈抑制去甲肾上腺素的释放，产生降压作用。

【临床应用】用于中度高血压，常用于其他降压药无效时。尤适合伴有胃、十二指肠溃疡病的高血压患者和肾性高血压患者。一般口服用药，高血压危象时应静脉滴注给药。此外，也有降低眼压、预防偏头痛、消除吗啡成瘾等作用。

【不良反应】主要有口干、嗜睡、头痛、眩晕、恶心、腮腺痛、阳痿等，停药后可自行消失。长期用药可致水、钠潴留发生，合用利尿药可避免此缺点。此外少数患者突然停药，可出现短时的心悸、失眠、血压骤升等交感神经亢进现象，所以要逐渐减量停药，可恢复应用可乐定或用酚妥拉明治疗。

2. 甲基多巴（methyldopa） 甲基多巴降压作用与可乐定相似，但较温和持久。降压时伴有心率减慢，心输出量减少。用于中度高血压，对肾血流量无明显影响，尤适用于肾性高血压或伴有肾功能不良的高血压患者。常见的不良反应同可乐定，少数患者可出现溶血性贫血、粒细胞减少等自身免疫性反应。

3. 莫索尼定（moxonidine） 莫索尼定为第二代中枢性降压药，作用与可乐定、ACE抑制药、钙通道阻滞药、β受体阻断药相当，适用于轻、中度高血压。其特点是对延髓腹外侧核吻侧端的 I_1 咪唑啉受体选择性比可乐定高，故不良反应少，可有嗜睡、口干、头晕等。长期用药降压效果好，并能逆转高血压患者的心肌肥厚。

（二）去甲肾上腺素能神经末梢阻断药

本类药物主要作用部位为去甲肾上腺素能神经末梢，可耗竭其递质去甲肾上腺素（NA），减少外周 NA 的缩血管作用，从而降低血压。

1. 利血平（reserpine） 利血平降压作用起效慢、温和、持久且伴有心率减慢。口服1周后起效，2～3周达高峰。利血平能与去甲肾上腺素能神经末梢囊泡膜上的胺泵呈难逆性结合，阻止胺泵对去甲肾上腺素的再摄取和阻止多巴胺进入囊泡内，导致去甲肾上腺素的合成和储存逐渐减少，交感神经冲动的传导减少，血管扩张、血压下降。利血平临床用于轻、中度高血压，与噻嗪类利尿药合用可提高疗效。长期应用易引起抑郁症等不良反应，故近年来很少单用，常制成复方制剂。

2. 胍乙啶（guanethidine） 胍乙啶降压作用特点是快、强、持久且伴心率减慢，一般不单独使用，常与其他降压药合用治疗重度或顽固性高血压。胍乙啶不良反应较多，常见的有严重的直立性低血压和运动性低血压。较易引起肾、脑血流量减少及水钠潴留。禁用于心、脑、肾供血不足的患者及嗜铬细胞瘤患者。

（三）神经节阻断药

本类药物有樟磺咪芬（咪噻芬，trimetaphan camsilate）、美卡拉明（mecamylamine）、潘必啶（pempidine）和六甲溴铵（hexamethonium bromide）等。神经节阻断药能与乙酰胆碱竞争神经节细胞的 N_n 胆碱能受体，阻断神经冲动在交感神经节和副交感神经节中的传递。交感神经节被阻断产生强大的降压作用。副交感神经节被阻断，则引起较多的副作用，如心率加快、视力模糊、口干、便秘和尿潴留等。现已少用。

（四）肾上腺素受体阻断药

1. α_1 受体阻断药 α_1 受体阻断药能选择性阻断血管平滑肌细胞膜的 α_1 受体，舒张小动脉和静脉平滑肌，引起血压下降，对 α_2 受体阻断作用较弱。现用于临床的有哌唑嗪、特拉唑嗪、多沙唑嗪等。

（1）哌唑嗪（prazosin）：哌唑嗪是喹唑啉类衍生物。

【药理作用】哌唑嗪阻断血管平滑肌细胞膜 α_1 受体，能舒张小动脉和静脉，降低外周阻力和减少回心血量，达到降压效果。大剂量可直接松弛血管平滑肌。哌唑嗪能发挥中等偏强的降压作用，对卧位和立位血压均有降低作用。

降压作用特点：①降压时对心率与心输出量无明显影响；②对肾血流量和肾小球滤过率无明显影响，不增加肾素分泌；③长期用药还可降低血浆总胆固醇、甘油三酯、低密度脂蛋白和极低密度脂蛋白的含量,升高高密度脂蛋白的含量,故有利于减轻冠状动脉病变;④对糖耐量无影响,可用于伴有糖尿病的高血压患者。膀胱颈、前列腺包膜和腺体、尿道均有α受体,通过阻断$α_1$受体而使膀胱及尿道平滑肌松弛,减轻前列腺增生患者的排尿困难症状。

【临床应用】哌唑嗪单用可治疗轻、中度高血压。重度高血压常与其他降压药如利尿药和β受体阻断药合用,可增强降压效果。可用于合并良性前列腺肥大的高血压患者,亦可用于强心苷、利尿药等治疗无效或疗效欠佳的充血性心力衰竭患者。

【不良反应】常见有眩晕、嗜睡、乏力、头痛等,偶见心动过速。部分患者首次给药时出现"首剂现象",表现为严重的直立性低血压、心悸、眩晕、晕厥等。一般在首次给药后 30～90 min 出现。可能是阻断内脏交感神经的收缩血管效应,使静脉扩张,回心血量减少所致。若将首次剂量减至 0.5 mg 睡前服用,可避免或减轻"首剂现象"。

(2) 特拉唑嗪(terazosin):特拉唑嗪化学结构与哌唑嗪相似,但作用强度弱于哌唑嗪。其特点是作用持续时间较长。特拉唑嗪尚能阻断膀胱颈、前列腺包膜、腺体和尿道的α受体,从而改善前列腺增生患者的排尿困难症状。对伴有前列腺肥大的高血压患者尤为适用。主要不良反应有眩晕、头痛、乏力、鼻黏膜充血等,"首剂现象"较少出现。

2. β受体阻断药　用于临床的β受体阻断药有普萘洛尔、美托洛尔、阿替洛尔等。其中普萘洛尔最为常用。

普萘洛尔(propranolol)

【药理作用】普萘洛尔(心得安)为非选择性β受体阻断药,无内在拟交感活性。降压作用出现缓慢,通常口服 2～3 周后才出现降压效应。其降压机制为:①阻断心脏$β_1$受体,减少心输出量,血压下降;②阻断肾脏$β_1$受体,减少肾素分泌,从而阻断了 RAS 系统而发挥降压作用;③阻断中枢$β_2$受体,使外周交感神经功能降低;④阻断交感神经突触前膜$β_2$受体,减少去甲肾上腺素的释放。

【临床应用】用于各类原发性高血压,可作为抗高血压的首选药单独应用,也可与其他抗高血压药合用。适用于伴有高心输出量、心绞痛、偏头痛、焦虑症、脑血管病变或肾素偏高的高血压患者。与其他抗高血压药物相比,其优点为不引起直立性低血压,较少引起头痛和心悸。

3. α和β受体阻断药　拉贝洛尔(labetalol)。

拉贝洛尔(柳胺苄心定)对$α_1$和β受体均有作用,对$α_2$受体无作用。对β受体的作用较强,对$β_1$、$β_2$受体无选择性。通过阻断$α_1$、β受体,降低外周血管阻力而降压。口服 2 h 内出现明显的降压效果。静脉注射 1.5～2 mg/kg,血压迅速下降,3 min 时已降到最低值,可用于治疗高血压危象。其降压作用温和,对心输出量和心率无明显影响,适用于各种类型高血压的治疗。

三、肾素-血管紧张素-醛固酮系统抑制药

作用于肾素-血管紧张素系统(renin - angiotensin system,RAS)的抗高血压药主要有血管紧张素Ⅰ转化酶抑制药(angiotensin converting enzyme inhibitor,ACEI)和血管紧张素Ⅱ受体(AT_1)阻断药(angiotensin Ⅱ receptor blockers,ARBs)。

(一) 血管紧张素 I 转化酶抑制药

ACEI 类药物的特点是禁忌证相对少,起效慢,作用持久,特别是能防止和逆转心肌肥大及血管增生,对临床具有重要的意义。目前已成为治疗高血压和慢性心功能不全的主要药物。

1. 卡托普利 (captopril)

【药理作用及作用机制】卡托普利 (巯甲丙脯酸,开博通) 是人工合成的第一代 ACEI,口服有效,具有良好的降压效果。

ACEI 与其他降压药比较,具有以下特点:①降压时不伴有反射性心率加快,对心输出血量无明显影响;②降低肾血管阻力,增加肾血流量,改善肾功能;③能改善胰岛素抵抗,对血糖和血脂没有影响;④对心衰患者能改善心脏泵血功能,增加心排血量。

卡托普利的降压机制:①抑制血浆与组织中的 ACE,使循环组织中的血管紧张素 II 减少,直接扩张动脉与静脉,使血压下降;②缓激肽降解减少,缓激肽水平升高,缓激肽可通过刺激一氧化氮和前列腺素生成,产生舒血管效应;③抑制 ACE,防止血管平滑肌增生和血管构型重建,降低血管僵硬度,改善动脉顺应性;④减弱血管紧张素 II 对交感神经末梢突触前膜 AT 受体的作用,减少去甲肾上腺素释放,并能抑制中枢 RAS,降低中枢交感神经活性,使外周交感神经活性降低;⑤减少醛固酮分泌,水钠潴留减轻而降低血压。

【临床应用】

(1) 适用于各型高血压:卡托普利可单独应用作为抗高血压首选药。与利尿药、β 受体阻断药、钙通道阻滞药等联合应用能明显提高疗效。本品尤其适用于伴有缺血性心脏病、慢性心功能不全、糖尿病肾病的高血压患者。

(2) 充血性心力衰竭:是治疗充血性心力衰竭安全而有效的药物,能降低患者的病死率。

(3) 心肌梗死:对缺血心肌具有保护作用,心肌梗死患者早期应用卡托普利,能改善心功能和降低高危患者死亡率。

【不良反应】①干咳:主要不良反应为长期用药可出现频繁的刺激性干咳,女性较为多见,可能与 P 物质、缓激肽、前列腺素等在体内的蓄积有关。停药后可自行消失。②低血压:心衰或重度高血压患者在应用利尿药的基础上,首次应用可出现"首剂现象",宜从小剂量开始试用,并密切监测。③久用可致血锌降低而引起皮疹、味觉和嗅觉障碍等,偶见白细胞减少和蛋白尿。④影响胎儿发育:禁用于孕妇。⑤双侧肾动脉狭窄的患者禁用。肾功能受损时,或与留钾利尿药、非甾体抗炎药、β 受体阻断药合用易致高血钾。⑥血管神经性水肿:发生率低但可危及生命,一旦出现应立即停药。

2. 依那普利 (enalapril) 依那普利为第二代 ACEI,作用及应用同卡托普利,特点如下:①依那普利为前体药物,在体内被肝脏酯酶水解为依那普利拉 (enalaprilat) 而发挥降压作用;②长效,1 次给药作用可持续 24 h 以上,每日用药一次即可;③强效,抑制 ACE 的效价比卡托普利强 10 倍;④不良反应比卡托普利轻,干咳、头痛、头晕较常见,肾动脉狭窄患者及孕妇禁用。

(二) 血管紧张素 II 受体 (AT_1) 阻断药

临床应用的药物有氯沙坦 (losartan)、缬沙坦 (valsartan)、厄贝沙坦 (irbesartan)、坎地沙坦 (candesartan) 等。它们可选择性阻断 AT_1 受体,抑制血管紧张素 II 引起的血管收缩和水钠潴留,降低血压,还能逆转肥大的心肌细胞。

氯沙坦(losartan)

【药理作用与机制】氯沙坦是非肽类强效选择性 AT_1 受体阻断药。可选择性地与 AT_1 受体结合,降低外周血管阻力,从而使血压下降;长期应用,抑制血管紧张素Ⅱ介导的肾小管对水、钠的重吸收及醛固酮的释放,使血容量减少;抑制中枢及外周交感神经系统的活性,改善压力感受器的敏感性而发挥降压效应;改善肾功能,减轻左心肥厚。

【临床应用】氯沙坦可用于轻、中度高血压病的治疗,可作为抗高血压药的首选药。若给药3~6周后血压下降仍不理想,可加用利尿药。亦用于服用ACEI引起剧烈干咳而不能耐受的高血压患者。

【不良反应】与ACEI抑制药不同,本品不会出现干咳和血管神经性水肿等,偶有眩晕、高血钾、胃肠道不适、乏力等。用药期间应慎用保钾利尿药及补钾药。妊娠及哺乳期妇女禁用。

四、钙通道阻滞药

钙通道阻滞药(calcium channel blockers)是临床治疗高血压的一线药物,能选择性地阻断电压依赖性 Ca^{2+} 通道,减少细胞外 Ca^{2+} 内流,松弛血管平滑肌,降低外周血管阻力而降低血压。从化学结构上可将其分为二氢吡啶类和非二氢吡啶类。二氢吡啶类如硝苯地平(nifedipine)、尼莫地平(nimodipine)和氨氯地平(amlodipine)等,对血管选择性较强,对心脏影响小。非二氢吡啶类包括维拉帕米(verapamil)等,对心脏和血管均有作用。

(一)硝苯地平(nifedipine)

【药理作用】硝苯地平对心脏作用小,对血管舒张作用较强,能舒张外周小动脉,降低外周血管阻力,使血压下降。同时尚有扩张冠状血管,解除冠状动脉痉挛,增加冠脉流量等作用。也能降低肺血管阻力及肺动脉压等。

【临床应用】用于治疗轻、中度高血压。一般单用即可,血压不能控制者可加用利尿药或β受体阻断药,严重难治的患者可加用卡托普利等。也可用于治疗各种心绞痛、肺动脉高压症、外周血管痉挛性疾病如雷诺病等。

(二)尼群地平(nitrendipine)

尼群地平降压作用较硝苯地平温和而持久,适用于各型高血压,尤其适用于老年性高血压患者,与β受体阻断药、利尿药或卡托普利合用增加降压效应。

五、直接舒张血管药

本类药物能松弛小动脉平滑肌,降低外周血管阻力,引起血压下降。可用于治疗重度高血压。本类药物不抑制交感神经活性,不引起直立性低血压。但长期应用后能反射性兴奋交感神经、激活肾素-血管紧张素系统,使醛固酮分泌增加,水钠潴留,使降压效果减弱,并可能诱发心绞痛。因此一般不宜单用,常与β受体阻断药和利尿药等合用。

(一)直接扩血管药

1.肼屈嗪(hydralazine) 肼屈嗪(肼苯哒嗪)通过直接舒张小动脉平滑肌,降低外周血管阻力而降压,对立位和卧位血压均有效。适用于中、重度高血压,常与利尿药、β受体阻断药合用,以增强疗效。不良反应较多,常见有头痛、眩晕、恶心、呕吐、体位性低血压及心绞痛等，与扩血管作用有关。长期（5个月以上）大剂量（每日 400 mg 以上）应用，可引起类风湿性关节炎或红斑狼疮样综合征等自身免疫性反应。伴有冠心病的高血压患者或老年人慎用。

2. 硝普钠（sodium nitroprusside）

【药理作用及作用机制】硝普钠为快速、强效而短效的血管扩张药。本品可直接舒张小动脉和静脉血管平滑肌。作用机制与释放 NO，激活血管平滑肌细胞鸟苷酸环化酶，增加血管平滑肌细胞内 cGMP 水平有关。

【临床应用】主要用于高血压危象、高血压脑病和恶性高血压，以及高血压合并心力衰竭、嗜铬细胞瘤发作引起高血压的治疗。

【不良反应】主要有头痛、心悸、恶心、呕吐等，与过度降压有关。长期或过量给药可因血中的硫氰酸盐过高而发生蓄积中毒，引起定向障碍、急性精神病等。用药期间须严密监测血浆氰化物浓度。肾功能不全者禁用。

（二）钾通道开放药

钾通道开放药的作用机制尚未完全阐明，一般认为该类药物能促进血管平滑肌细胞膜上 ATP 敏感性 K^+ 通道开放，使得 K^+ 外流增加，细胞膜超极化，细胞膜上电压依赖性钙通道难以激活，阻止了细胞外钙离子内流。同时又通过 Na^+-Ca^{2+} 交换机制促进细胞内钙离子外流。最终导致血管平滑肌松弛，血管扩张，血压降低。

吡那地尔（pinacidil）

【药理作用】吡那地尔（己吡氰胍）为强效血管扩张药，降低外周血管阻力，使收缩压和舒张压均下降，但有反射性心率加快作用。降压作用强于哌唑嗪3倍以上。

【临床应用】临床主要用于轻、中度高血压病，单用可有效地控制血压。对伴有缺血性心脏病、脑血管疾病和快速型心律失常患者，与 β 受体阻断药合用可提高疗效，减少不良反应。

【不良反应】常见的不良反应为水肿，发生率为 25%～50%，大剂量时更易发生。此外，尚有头痛、嗜睡、乏力、心悸、T 波改变、体位性低血压、鼻黏膜充血及多毛症等不良反应。

钾通道开放药还有米诺地尔（minoxidil）、二氮嗪（diazoxide）、尼可地尔等。

第三节 临床用药原则

高血压的有效治疗，就是将血压控制在正常水平。药物治疗的目的不仅仅是降低血压，更重要的是减少靶器官的损害，降低并发症的发生率和病死率。抗高血压药物种类繁多，各有特点，必须根据病情并结合药物特点合理选用药物。选药原则主要包括：

1. 根据患者的高血压程度选用药物；
2. 根据患者的合并症选用药物；
3. 从小剂量开始，逐渐增量，达到满意效果后改用维持量治疗；
4. 药物剂量个体化；
5. 联合用药。

本章小结

根据作用部位或作用机制的不同，可将抗高血压药分为以下几类：利尿药如氢氯噻嗪；肾上腺素受体阻断药，如 α_1 受体阻断药哌唑嗪和 β 受体阻断药普萘洛尔；钙通道阻断药如硝苯地平；血管紧张素转换酶抑制剂如卡托普利；血管紧张素Ⅱ受体阻断药如氯沙坦；以及血管扩张药如硝普钠等。

思考题

1. 简述抗高血压药的分类及其代表药。
2. 分别简述普萘洛尔和卡托普利的降压机制及其临床应用。

第二十六章 利尿药和脱水药

> **学习目标**
> 1. 掌握 呋塞米、噻嗪类、螺内酯、甘露醇的药理作用、临床应用和不良反应；
> 2. 熟悉 利尿药分类；
> 3. 熟悉 甘露醇的临床应用；
> 4. 了解 肾脏的泌尿生理功能。

第一节 利尿药

利尿药（diuretics）是一类直接作用于肾脏，促进电解质和水排出，使尿量增多的药物。临床主要用于治疗心、肝、肾等疾病引起的水肿，也用于治疗其他非水肿性疾病（如：高血压病、慢性心功能不全、肾结石、尿崩症等）。

一、利尿药的分类及作用部位

(一) 肾脏泌尿生理

1. **肾小球的滤过** 血液流经肾小球时，除蛋白质和血细胞外其他成分均可经肾小球滤过形成原尿，正常人滤过率为 125 ml/min，形成原尿 180 L/d，但 99% 原尿可被肾小管重吸收。凡能增加肾小球滤过率的药物，均可使原尿增加，但由于肾脏球-管平衡的调节作用，终尿并不明显增加，利尿作用十分微弱。

2. **肾小管重吸收**

(1) 近曲小管：重吸收 Na^+ 量约占原尿 Na^+ 量的 65%～70%。重吸收方式为 H^+-Na^+ 交换。该过程需要碳酸酐酶的参与，如果抑制碳酸酐酶的活性，H^+ 生成减少，H^+-Na^+ 交换减少，Na^+ 重吸收减少，使原尿增加，引起肾小管被动扩张，吸收面积增加，尿流速度减慢，重吸收增加，同时下游各段肾小管出现代偿性重吸收增加，故作用于近曲小管的药物（乙酰唑胺）只能产生较弱的利尿作用。

(2) 髓袢升支粗段髓质部和皮质部：重吸收的 Na^+ 量约占原尿中 Na^+ 量的 35%，而且不伴有水的重吸收。重吸收方式依赖于 $Na^+-K^+-2Cl^-$ 同向转运体。钠泵是同向转运体的驱动力，依据电位差 Cl^- 进入组织间液，进入细胞内的 K^+ 大部分通过管腔膜侧 K^+ 通道顺浓度差返回管腔内，形成 K^+ 的再循环；K^+ 进入管腔内使正电位升高而促进 Ca^{2+}、Mg^{2+} 的重吸收。随着小管液离子逐渐减少，渗透压逐渐降低，原尿逐渐被稀释，即肾脏稀释功能。同时，因大量 Na^+、Cl^- 等离子进入髓质间液，使髓质间液渗透压逐渐升高，形成呈渗透压梯度的高渗区。当原尿流经集合管时，因小管液和髓质间液存在渗透压差，在抗利尿激素作用下，小管液中的水被大量重吸收，形成高渗尿，即肾脏浓缩功能。抑制 $Na^+-K^+-2Cl^-$ 同向转运体，既可降低肾脏的稀释功能，也能降低肾脏的浓缩功能，产生强大的利尿作用。

(3) 远曲小管近端：重吸收的 Na^+ 量约占原尿中 Na^+ 量的10%，吸收方式依赖于 Na^+-Cl^- 同向转运体。如果抑制 Na^+-Cl^- 同向转运体，只降低肾脏稀释功能，可产生中等强度利尿作用。

(4) 远曲小管远端和集合管：重吸收原尿中2%~5% Na^+ 量，吸收方式：① H^+-Na^+ 交换，受碳酸酐酶活性的影响；② K^+-Na^+ 交换，受醛固酮（aldosterone）的调节。如果拮抗醛固酮的作用或直接抑制 K^+-Na^+ 交换，可产生弱的利尿作用。

(二) 利尿药分类

根据作用部位、效应强度和作用机制可将利尿药分为三大类。

1. **高效利尿药** 主要作用于肾小管髓袢升支粗段，抑制 $Na^+-K^+-2Cl^-$ 同向转运体，产生强大而迅速的利尿作用，也称袢利尿药。常用药物有呋塞米（furosemide）、布美他尼（bumetanide）、托拉塞米（torasemide）、依他尼酸（etacrynic acid）等。

2. **中效利尿药** 主要作用于远曲小管近端，抑制 Na^+-Cl^- 同向转运体，产生中等强度的利尿作用。常用药物有氢氯噻嗪（hydrochlorothiazide）、苄氟噻嗪（bendrofluazide）、吲达帕胺（indapamide）等。

3. **低效利尿药** 主要作用在远曲小管远端和集合管，根据作用机制分为：

(1) 留钾利尿药：干扰 K^+-Na^+ 交换，产生弱的利尿作用。代表药物有：螺内酯（spironolactone）、氨苯蝶啶（triamterene）和阿米洛利（amiloride）。

(2) 碳酸酐酶抑制剂：抑制近曲小管和远曲小管的碳酸酐酶活性，干扰 H^+-Na^+ 交换。代表药物有：乙酰唑胺（acetazolamide）。

二、常用利尿药

(一) 高效利尿药

1. 呋塞米（furosemide） 呋塞米又称呋喃苯胺酸，速尿。

【药理作用及作用机制】

(1) 利尿作用：呋塞米主要作用于髓袢升支粗段，特异性与管腔膜侧的 $Na^+-K^+-2Cl^-$ 同向转运体结合，抑制 Na^+、K^+、Cl^- 的重吸收，使肾脏的稀释功能降低，同时髓质高渗区渗透压降低，降低了肾脏的浓缩功能，产生强大利尿作用；呋塞米也可抑制近曲小管碳酸酐酶活性，使 HCO_3^- 排泄增加。呋塞米可使尿中 Na^+、K^+、Cl^-、Ca^{2+}、Mg^{2+}、HCO_3^- 排出增加。

(2) 扩血管作用：可扩张肾动脉，降低肾血管阻力，增加肾血流量，促进肾皮质内血流重新分布。还可直接扩张小静脉，减少回心血量，减轻肺淤血。其机制可能与促进前列腺素合成有关。

【临床应用】

(1) 水肿：用于其他利尿药无效的严重水肿。静注呋塞米在利尿同时还迅速扩张血管，降低血容量和外周阻力，减少回心血量，降低左室充盈压，可迅速缓解肺水肿症状，对肺水肿合并左心衰者疗效更佳；由于强大的利尿作用，使血液浓缩，血浆渗透压升高，也有利于消除脑水肿。

(2) 肾功能不全：急性肾功能不全早期，静注呋塞米能扩张肾血管，降低肾血管阻力，使肾皮质血流量增加，尿量增多；强大的利尿作用，可使阻塞的肾小管得到冲刷，减少肾小管的萎缩和坏死。

(3) 高钙血症：抑制 Ca^{2+} 的重吸收，可增加 Ca^{2+} 的排泄，使血 Ca^{2+} 降低，迅速控制高钙血症。

(4) 加速毒物排泄：配合大量输液，使尿量增加，尽快排出体内毒物。

【不良反应】

(1) 严重水电解质紊乱：长期大剂量应用可导致低血容量、低血钾、低血钠、低氯性碱血症。以低血钾最多见，其表现为食欲减退、恶心、呕吐、腹胀、肌无力、心律失常等，应及时补充钾盐或合用留钾利尿药。长期应用可致低镁血症，应注意及时纠正。

(2) 耳毒性：静脉大剂量快速给药，可导致眩晕、耳鸣、听力减退或暂时性耳聋，可能与药物引起内耳淋巴液电解质成分改变，损伤耳蜗管基底膜毛细胞有关。应避免与其他耳毒性药物（如氨基糖苷类）合用。

(3) 胃肠道反应：常见恶心、呕吐、腹泻、上腹疼、胃肠道出血等，宜餐后服用。

(4) 其他：使尿酸分泌减少，有可能诱发痛风。少数人可发生白细胞、血小板减少；也可发生过敏反应，表现为皮疹、嗜酸细胞增多，偶有间质性肾炎，停药后可恢复。久用还可升高血糖和血脂。肝、肾功能严重受损者及孕妇慎用。

2. 布美他尼（bumetanide，丁苯氧酸） 布美他尼化学结构与呋塞米相似，利尿作用强而持久，作用强度为呋塞米的 40~60 倍；口服吸收迅速而完全。生物利用度约 80%；临床上用于各种顽固性水肿和急性肺水肿。对急、慢性肾衰竭者尤为适宜。不良反应较呋塞米轻，大剂量时可出现肌肉疼痛和痉挛。

3. 依他尼酸（etacrynic acid，利尿酸） 依他尼酸药理作用、机制、临床应用与呋塞米相似，利尿作用比呋塞米弱，不良反应（如胃肠道反应、耳毒性）较严重。因化学结构不同于呋塞米，对呋塞米、布美他尼过敏者可选用本药。

(二) 中效利尿药

1. 氢氯噻嗪（hydrochlorothiazede，双氢克尿噻） 氢氯噻嗪是临床常用的口服利尿药。

【药理作用】

(1) 利尿作用：作用于远曲小管近端，抑制 Na^+-Cl^- 同向转运体，使 Na^+、Cl^- 重吸收减少，可降低肾脏对尿液的稀释功能，但不影响浓缩功能，产生中等强度的利尿作用。本类药物也能轻度抑制碳酸酐酶活性，略增加 HCO_3^- 的排泄。

(2) 抗利尿作用：可明显减少尿崩症患者的尿量及口渴症状，其机制可能为药物降低血中 Na^+ 浓度，血浆渗透压降低，减轻患者口渴感，故饮水量减少，尿量减少。也可能通过抑制磷酸二酯酶，增加细胞内 cAMP 浓度，使远曲小管和集合管对水的重吸收增加，使尿量减少。

(3) 降压作用：通过排钠利尿而发挥降压作用（见第二十五章）。

(4) 促进 Ca^{2+} 重吸收：本类药物在远曲小管能够促进甲状旁腺激素（PTH）调节的 Ca^{2+} 重吸收，减少尿钙含量，减少钙在管腔内的沉积。

【临床应用】

(1) 水肿：用于各种原因引起的水肿，对轻、中度心性水肿效果较好；对肾性水肿，疗效与肾功能损害程度有关，损害轻者效果好；对肝硬化腹水需要与抗醛固酮药合用。

(2) 高血压：为常用抗高血压药的基础药物之一，与其他降压药合用，增强降压作用，减少不良反应。

(3) 慢性心功能不全：是治疗慢性心功能不全的主要药物之一，通过排钠利尿作用，降低心脏的前、后负荷，缓解心衰症状。

(4) 其他：可用于治疗肾性尿崩症和加压素无效的垂体性尿崩症；也可用于高尿钙伴有肾结石患者，通过增强远曲小管对钙的重吸收，减少钙的排泄，防止肾结石的形成。

【不良反应】

(1) 水电解质平衡紊乱：长期大剂量应用可导致低血钾、低血钠、低血镁、低氯性碱血症等，多见低钾血症，可合用留钾利尿药或补充钾盐防治。

(2) 高尿酸血症：可竞争性抑制尿酸分泌，使尿酸排出减少，引起高尿酸血症，痛风患者慎用。

(3) 对代谢影响：长期应用可导致高血糖，可能与抑制胰岛素分泌及组织对葡萄糖的利用有关，糖尿病患者慎用；也可升高血甘油三酯、低密度脂蛋白和胆固醇等，高脂血症患者慎用。

(4) 过敏反应：可见皮疹、皮炎，偶见溶血性贫血、血小板减少等。与磺胺类药物有交叉过敏，磺胺过敏者禁用。

2. 氯塞酮（chlortalidone，氯酞酮） 氯塞酮属非噻嗪类利尿药，但利尿作用及作用机制与噻嗪类相似。该药物能通过胎盘屏障，故孕妇使用应慎重，且哺乳期妇女不宜服用。老年患者用药时较易发生低血压、电解质紊乱和肾功能损害。

（三）低效利尿药

1. 螺内酯（spironolactone） 螺内酯又称安体舒通（antisterone），是人工合成的抗醛固酮药。

【药理作用】螺内酯化学结构与醛固酮相似，在远曲小管和集合管的细胞胞浆中与醛固酮竞争醛固酮受体，阻止醛固酮-受体复合物的核转位，产生排Na^+留K^+利尿作用。螺内酯利尿作用弱、起效慢而持久。螺内酯的利尿作用与体内醛固酮的浓度相关，仅在体内有醛固酮存在时才产生利尿作用。

【临床应用】临床上用于治疗与醛固酮升高有关的顽固性水肿，如肝硬化腹水、肾病综合征，常与噻嗪类或袢利尿药合用以增强利尿效果并减少K^+的丢失。也是治疗慢性充血性心力衰竭的主要药物之一。因研究发现醛固酮在慢性心衰发生、发展中起重要作用，螺内酯不仅可以消除水肿，减少K^+的丢失，而且可以通过抑制心肌纤维化等多方面的作用改善患者状况。

【不良反应】长期应用可引起血K^+升高，肾功能损害、少尿、无尿时易发生。肾功能不良及高血钾者禁用。有性激素样作用，可引起妇女多毛症、月经紊乱、男性乳房发育，停药后可消失。偶有中枢神经系统表现，行走不协调、头痛、嗜睡、精神错乱。

2. 氨苯蝶啶（triamterene）和阿米洛利（amiloride） 氨苯蝶啶和阿米洛利两种药物化学结构虽然不同，但药理作用相同。

【药理作用】氨苯蝶啶和阿米洛利可阻断远曲小管和集合管管腔膜的Na^+通道，抑制管腔液中Na^+重吸收，使管腔负电位降低，K^+分泌驱动力下降而减少K^+排泄。与体内醛固酮浓度无关，对肾上腺切除的动物仍然有留 K^+ 排 Na^+ 利尿作用。

【临床应用】氨苯蝶啶和阿米洛利利尿作用弱，多与强效、中效利尿药合用，治疗多种顽固性水肿，以增强利尿效应，维持 K^+ 平衡。

【不良反应】较少，偶见嗜睡、恶心、腹泻、皮疹。长期应用可出现高血钾症，肾功能不良者、有高钾血症倾向者禁用。

第二节 脱水药

脱水药（dehydrant agents）是一类经静脉注射能迅速提高血浆渗透压，使组织脱水的药物。当药物通过肾脏时，也使肾小管渗透压升高，增加水和部分离子的排出，故又称渗透性利尿药（osmotic diuretics）。共同特点：①静注后不易从血管透入组织；②体内不被代谢或少被代谢。③易经肾小球滤过，不易被肾小管再吸收。

（一）甘露醇（mannitol）

甘露醇是一种己六醇，口服极少吸收，常用其 20% 的高渗溶液静脉给药。

【药理作用】

1. 脱水作用 静脉注射后不易通过毛细血管渗入组织，在体内不被代谢，可迅速提高血浆渗透压，促使组织内水分向血管内转移，减轻组织水肿。

2. 利尿作用 药物经肾小球滤过进入肾小管中，增加了小管腔内渗透压，使肾小管中尿液呈高渗状态，滞留足够的水分以维持其渗透压，即产生渗透性利尿作用。

3. 其他 口服不吸收，可增加肠内渗透压，产生渗透性腹泻等。

【临床应用】

1. 脑水肿 甘露醇是降低颅内压的首选药。用于治疗各种原因引起的脑水肿，降低颅内压，防止脑疝。

2. 青光眼 用于其他降眼内压药无效时或眼内手术前准备，可有效降低眼内压。

3. 急性肾功能衰竭 急性肾衰早期及时应用甘露醇，其渗透性利尿效应可维持足够的尿量，稀释肾小管内有害物质，发挥保护肾小管的作用。

【不良反应】静注过快可出现一过性头痛、眩晕、视力模糊、寒颤、发热。快速大量静注可因血容量骤增而导致心力衰竭、稀释性低钠血症，偶可致高钾血症。禁用于慢性心功能不全、颅内活动性出血及急性肺水肿患者。

（二）山梨醇（sorbitol）

山梨醇为甘露醇的同分异构体，其水溶性较高，进入体内后部分在肝内转化为果糖，故作用较弱。一般可制成 25% 高渗液使用。因溶解度较大，不良反应轻，临床常作为甘露醇代用品。

（三）50%葡萄糖（glucose）

50% 高渗葡萄糖静脉注射，有脱水和渗透性利尿作用，用于治疗脑水肿和急性肺水肿。但葡萄糖进入体内后可部分弥散到组织中，而且易被代谢，故作用弱而短暂。单独用于治疗脑水肿时，停药后可出现颅内压回升而引起反跳现象，故临床上应与甘露醇或山梨醇交替使用。

本章小结

利尿药不仅能够消除水肿，而且也是治疗高血压、心力衰竭等疾病的常用药。噻嗪类利尿药主要用于治疗各种原因引起的轻、中度水肿，对心源性水肿疗效较好，尤其适用于高血压、心衰患者；高效利尿药主要用于治疗严重水肿，对肺水肿合并左心衰、急性肾衰者疗效更佳；留钾利尿药常与中效或高效利尿药合用，既可增加利尿效果，又可减少 K^+ 丢失，螺内酯尚可抑制心肌纤维化，有利于改善心功能。甘露醇是治疗脑水肿的首选药。此外，应用利尿药和脱水药时，需注意监测体内电解质及其他不良反应。

思考题

1. 简述各类利尿药的作用部位及分类。
2. 简述呋塞米、噻嗪类利尿药、留钾利尿药的临床应用及不良反应。
3. 简述甘露醇的临床应用及用药注意事项。

第二十七章 作用于血液及造血系统的药物

> **学 习 目 标**
> 1. 掌握 肝素、双香豆素、铁剂的药理作用、临床应用及不良反应；
> 2. 熟悉 叶酸制剂、维生素 B_{12}、维生素 K 的药理作用及临床应用；
> 3. 熟悉 链激酶、尿激酶的药理作用及临床应用。
> 4. 了解 机体凝血及抗凝血机制。

血液凝固是由多种凝血因子参与的一系列蛋白质的有限水解活化反应。已知的凝血因子有 13 个，均为蛋白质，大多在肝脏合成，其中凝血因子Ⅱ、Ⅶ、Ⅸ、Ⅹ的合成需维生素 K 的参与。血液凝固过程可通过内源性凝血途径和外源性凝血途径完成。内源性凝血途径（intrinsic system）是从Ⅻ因子到Ⅹ因子的激活过程；外源性凝血途径（extrinsic system）是由损伤组织释放组织因子（因子Ⅲ），激活因子Ⅶ，与因子Ⅲ、Ca^{2+}、磷脂及Ⅹ形成复合物，激活Ⅹ因子，上述两条途径最终激活因子Ⅱ（凝血酶），导致血液凝固。

同样，血浆中也存在天然的抗凝血物质，包括抗凝血酶Ⅲ（antithrombin Ⅲ，ATⅢ）、蛋白 C、蛋白 S、肝素辅助因子Ⅱ（heparin cofactor Ⅱ）等，发挥抗凝作用。另外，在生理情况下，当止血发生时，纤维蛋白溶解系统也同时被激活，无活性的纤维蛋白溶酶原在许多因子作用下，被激活转变为有活性的纤维蛋白溶酶，纤维蛋白溶酶通过降解纤维蛋白而起到限制血栓增大和溶解血栓的作用。

常用的作用于血液系统的药物包括：抗凝血药、促凝血药和抗贫血药。

第一节 影响血凝过程的药物

抗凝血药是指通过影响凝血因子降低机体凝血功能的药物。主要药物有肝素、香豆素类。

一、抗凝血药

（一）肝素（heparin）

药用肝素是自猪肠黏膜和猪、牛肺脏提取获得。

【药理作用】

1. 抗凝作用 肝素在体内、体外均有抗凝作用，静脉注射 10 min 内可延长部分凝血活酶时间、凝血酶时间和凝血酶原时间，持续 3～4 h。

2. 降血脂 肝素可促进脂蛋白酯酶和甘油三酯酶释放入血，从而加速乳糜微粒和极低密度脂蛋白的分解代谢，起到降血脂作用。

【作用机制】肝素的抗凝作用主要是通过增强抗凝血酶Ⅲ（AT-Ⅲ）活性而发挥作用的。血浆中的抗凝血酶Ⅲ可与激活的凝血因子Ⅱa、Xa、Ⅺa、Ⅻa、Ka、纤溶酶等结合，并抑制这些凝血因子的功能。肝素与抗凝血酶Ⅲ的赖氨酸残基形成可逆性复合物，使AT-Ⅲ构象发生变化，暴露出精氨酸活性位点，AT-Ⅲ此位点与凝血因子Ⅱa、Ⅸa、Xa、Ⅺa、Ⅻa丝氨酸活性中心结合，构成肝素-ATⅢ-凝血因子的三元复合物，加速它们的灭活，可达1 000倍左右。除此之外，高浓度肝素还可激活肝素辅助因子Ⅱ，通过促进组织型纤溶酶原激活剂（tPA）和内源性组织因子通路抑制物（TFPI）达到抗血栓作用。

【临床应用】

1. 血栓栓塞性疾病　主要用于防治静脉栓塞、肺栓塞和周围动脉血栓栓塞。用于心肌梗死、脑梗死或冠状动脉旁路手术、经皮冠状动脉成型手术（PTCA）术后，预防血栓造成的栓塞。

2. 弥散性血管内凝血（DIC）早期　用于胎盘早剥、恶性肿瘤溶解等引起的DIC早期，防止纤维蛋白原和凝血因子消耗引起的继发性出血。

3. 体外抗凝　心导管手术、体外循环、血液透析等过程均需用肝素抗凝。

【不良反应】

1. 出血　主要是易致自发性出血，表现为黏膜出血、关节腔积血和伤口出血。用肝素期间应监测凝血时间或部分凝血活酶时间（partial thromboplastin time，PTT）。严重出血可用特殊对抗剂硫酸鱼精蛋白，缓慢静脉注射，鱼精蛋白携带正电荷与肝素结合后灭活肝素，一般1.0 mg的鱼精蛋白可灭活100 U的肝素。

2. 血小板减少症　发生率达5%～6%，与免疫反应有关，停药后可恢复。

3. 其他　偶有过敏反应，如哮喘、寒战、发热、荨麻疹等。也可引起脱发，妊娠妇女长期应用易致骨质疏松和自发性骨折。

【禁忌证】对肝素过敏、有出血倾向、血友病、血小板功能不全和血小板减少、紫癜、严重高血压、细菌性心内膜炎、肝肾功能不全、溃疡病、颅内出血、活动性肺结核、孕妇、先兆流产及产后、内脏肿瘤、外伤及术后等。

（二）低分子量肝素（low molecular weight heparin，LMWH）

低分子量肝素平均分子量<7 kD，可由普通肝素直接分解而得或由普通肝素降解后再分离而得。与普通肝素相比，低分子量肝素有以下特点：①灭活凝血因子Xa时，仅需与AT-Ⅲ结合，而对凝血酶（Ⅱa）及其他凝血因子影响较小，对血小板的影响也比肝素小，因而保持了肝素的抗凝作用却减少了出血的危险；②生物利用度接近90%，清除缓慢，半衰期较长，皮下注射抗凝血作用可维持4 h；③低分子量肝素由于分子量小，不易被血小板第4因子中和，不易引起血小板减少。低分子量肝素也可非肠道用药，临床主要用途与普通肝素相同，禁忌证和注意事项也相似，常用的制剂有依诺肝素（enoxaparin）、替地肝素（tedelparin）、阿地肝素（ardeparin）等。

（三）华法林（warfarin，苄丙酮香豆素）

华法林为香豆素类药物，口服有效。

【药理作用及机制】华法林体内有效，体外无效。抗凝作用缓慢而持久。抗凝机制为竞争性拮抗维生素K，抑制肝脏维生素K参与的凝血因子的合成。维生素K环氧化物必须转变为氢醌型维生素K才能参与凝血因子Ⅱ、Ⅶ、Ⅸ、X的γ-羧化过程，华法林阻止维生

K转变为氢醌型，阻碍了γ-羧化，导致合成只有抗原性而无活性的凝血因子的前体物，从而发挥抗凝血作用。所以，本类药物体外无效，体内也需待原有凝血因子耗竭后才发挥作用。药物口服后约12~24 h才出现作用。

【临床应用】与肝素相似，主要用于防治血栓栓塞性疾病，如静脉栓塞、肺栓塞、心脏瓣膜病、心瓣膜修补术或置换人工瓣膜、房颤、脑栓塞、心肌梗死、暂时性脑缺血发作等。临床防治静脉栓塞和肺栓塞一般采用先用肝素后用华法林维持治疗的序贯疗法。

【不良反应】过量易致自发性出血，严重的可表现为颅内出血。给药2 d后开始监测凝血酶原时间，控制在正常时间（12秒）的2倍左右，若有出血应立即停药并缓慢静脉注射大量维生素K或输血。少数患者可有皮肤和软组织坏死，本类药物有致畸作用。禁忌证同肝素。

（四）枸橼酸钠（sodium citrate）

枸橼酸钠为体外抗凝药，其枸橼酸根与Ca^{2+}形成难解离的可溶性络合物，使血浆中Ca^{2+}浓度降低，发挥抗凝作用，输血时每100 ml全血中加入2.5%枸橼酸钠10 ml可使血液不凝。

二、促凝血药

（一）维生素K（vitamin K，Vit K）

维生素K基本结构为甲萘醌，广泛存在于自然界。植物中存在的是维生素K_1，腐败鱼粉及肠道菌所产生的是维生素K_2，脂溶性较高，需胆汁协助吸收。维生素K_3、K_4为人工合成品，为水溶性，可直接吸收。

【药理作用及临床应用】维生素K是γ-羧化酶的辅酶，凝血因子Ⅱ、Ⅶ、Ⅸ、Ⅹ的前体必须在γ-羧化酶的催化下，经羧基化生成γ-羧基谷氨酸，才能有活性，羧化后的结构是凝血因子与Ca^{2+}和磷脂膜结合的必要结构，维生素K缺乏时，肝脏只能合成有抗原性而无凝血活性的凝血因子前体物质，导致凝血障碍，造成出血。

临床常用于维生素K缺乏引起的出血，如梗阻性黄疸、胆瘘、慢性腹泻、早产儿、新生儿出血者，也用于预防长期服用广谱抗生素继发的维生素K缺乏和华法林过量引起的出血。

【不良反应】维生素K毒性低，静脉注射过快可产生面部潮红、出汗、胸闷和血压骤降。一般多用肌内注射。较大剂量维生素K_3可致早产儿、新生儿溶血性贫血、胆红素增高，甚至黄疸，对葡萄糖-6-磷酸脱氢酶（G6PD）缺乏的患者可诱发急性溶血性贫血。肝功能不良者慎用。

（二）氨甲苯酸（aminomethylbenzoic acid，PAMBA，对羧基苄胺）和氨甲环酸（tranexamic acid，AMCHA，凝血酸）

氨甲苯酸和氨甲环酸可竞争性抑制纤维蛋白溶酶原激活因子，从而抑制纤维蛋白溶解，产生止血作用。主要用于纤维蛋白溶解系统亢进引起的各种出血，如前列腺、尿道、肺、肝、胰、甲状腺及肾上腺等富含纤溶酶原激活物的脏器外伤或手术出血，产后出血。对癌症、创伤及非纤溶亢进的出血无效。不良反应少，过量可致血栓或诱发心梗；合用避孕药或雌激素的妇女更易发生血栓。肾功能不全患者慎用。

三、溶血栓药

当血管内形成血凝块时，纤维蛋白溶解系统激活使血栓溶解，纤维蛋白溶解药（fibrinolytics）是一类使纤维蛋白溶解酶原转变为纤维蛋白溶解酶（plasmin，简称纤溶酶）的药物，纤维蛋白溶解酶水解纤维蛋白，可起到溶解血栓的作用，是预防和治疗血栓栓塞性疾病的重要药物。

（一）链激酶（streptokinase，SK）

链激酶为第一代溶栓药，本身无酶活性，与内源性纤溶酶原形成 SK-纤溶酶复合物，引起酶构象变化，促使纤溶酶原变为纤溶酶，水解血栓中的纤维蛋白，导致血栓溶解。临床用于治疗血栓栓塞性疾病，静脉给药治疗动、静脉内新鲜血栓形成和栓塞，如肺栓塞和深部静脉血栓。也可用于心肌梗死早期治疗。在血栓形成不超过 6 h 内用药，效果更佳。主要不良反应为易引起出血和过敏反应，出血多发生在穿刺部位。严重出血可用氨甲苯酸等对抗。出血性疾病、溃疡、新近手术、脑肿瘤、月经期、严重高血压者禁用。

（二）尿激酶（urokinase，UK）

尿激酶是从人尿分离而来的一种蛋白质，尿激酶能直接激活纤溶酶原变为纤溶酶，发挥溶栓作用。它无抗原性，故不会产生抗体和引起过敏反应，临床应用、不良反应和禁忌证同链激酶。

第二节 抗贫血药

循环血液中红细胞数或血红蛋白量低于正常称为贫血。根据病因及发病机制不同可分为缺铁性贫血、巨幼红细胞性贫血和再生障碍性贫血。缺铁性贫血由铁缺乏引起，可补充铁剂进行治疗；巨幼红细胞性贫血用叶酸和维生素 B_{12} 治疗。

（一）铁制剂

铁是人体必需的元素，是构成血红蛋白、肌红蛋白、细胞色素及组织酶（细胞色素酶、过氧化物酶、细胞色素氧化酶等）的重要组成部分。在妊娠、哺乳、婴儿等铁需要量增加或胃酸缺乏造成吸收障碍或由于子宫功能性出血、钩虫病等慢性失血引起铁丢失过多时，均易引起缺铁。缺铁形成小细胞低色素性贫血，即缺铁性贫血。

常用的制剂有：口服铁剂为硫酸亚铁（ferrous sulfa）、枸橼酸铁铵（ferric ammonium citrate）；注射铁剂有山梨醇铁（iron sorbit）和右旋糖酐铁（iron detran）。

【药理作用】铁是红细胞成熟阶段合成血红素的必需物质。吸收到骨髓的铁，吸附在红细胞膜表面并进入线粒体与原卟啉结合，形成血红素，再与珠蛋白结合成为血红蛋白。

【临床应用】铁剂治疗各种原因所致的缺铁性贫血疗效极佳。对慢性失血（如月经过多、痔疮出血和子宫肌瘤）、营养不良、妊娠、儿童生长发育所引起的贫血，可改善症状，增加食欲。用药 4~5 天网织红细胞上升，7~12 天达高峰，4~10 周血红蛋白接近正常。为使体内铁储存恢复正常，血红蛋白正常后尚需减半量继续服药 2~3 个月。

【不良反应及防治措施】口服对胃肠道有刺激性，表现为恶心、呕吐、腹痛、腹泻、上腹部不适等，宜饭后服用。引起便秘的原因可能是 Fe^{2+} 与肠内硫化氢结合后，使肠蠕动的生理刺激物硫化氢减少所致。肌内注射可引起局部疼痛和皮肤着色。小儿误服 1 g 以上铁剂即引起急性中毒，表现为坏死性胃肠炎症状，可有呕吐、腹痛、血性腹泻、头痛、头晕、呼吸困难、惊厥，甚至休克，严重者可致死亡。急救措施以磷酸盐或碳酸盐溶液洗胃，并以特殊解毒剂去铁胺灌胃或注射以结合残存的铁。

（二）叶酸（folic acid）

叶酸由蝶啶核、对氨苯甲酸、谷氨酸三部分组成。广泛存在于动、植物中，尤以绿叶蔬菜、肝、酵母含量较多。

【药理作用】食物中叶酸和叶酸制剂进入体内被还原和甲基化为具有活性的 5-甲基四氢叶酸。进入细胞后 5-甲基四氢叶酸作为甲基供给体使维生素 B_{12} 转变成甲基维生素 B_{12}，而自身变为四氢叶酸，后者能与多种一碳单位结合成四氢叶酸类辅酶，传递一碳单位，参与体内核苷酸及 DNA 的合成。

【临床应用】用于各种巨幼红细胞性贫血。治疗因婴儿期、妊娠期对叶酸的需要量增加所致的营养性巨幼红细胞性贫血，以叶酸为主，辅以维生素 B_{12}；而叶酸对抗药乙胺嘧啶、甲氨蝶呤等所致的巨幼红细胞性贫血，因二氢叶酸还原酶受抑制，四氢叶酸合成障碍，故需用甲酰四氢叶酸钙治疗；对缺乏维生素 B_{12} 所致的"恶性贫血"，叶酸仅能纠正异常血象，而不能改善神经损害症状。治疗时应以维生素 B_{12} 为主，叶酸为辅。

（三）维生素 B_{12}（vitamin B_{12}）

维生素 B_{12} 为含钴的水溶性维生素，广泛存在于动物内脏、蛋黄、牛奶中。药用的维生素 B_{12} 为氰钴胺和羟钴胺，性质稳定。

【体内过程】口服维生素 B_{12} 必须与胃壁细胞分泌的糖蛋白即"内因子"结合，才能免受胃液消化而进入空肠吸收。吸收后有 90% 贮存于肝。少量经胃液、胆汁排入肠内。注射的维生素 B_{12} 大部经肾排出。

【药理作用】维生素 B_{12} 为细胞分裂和维持神经组织髓鞘完整所必需。主要参与下列两种代谢过程：①同型半胱氨酸甲基化生成甲硫氨酸和 5-甲基四氢叶酸转化为四氢叶酸。当维生素 B_{12} 缺乏时，叶酸代谢循环受阻，导致叶酸缺乏症。另一方面，同型半胱氨酸堆积，产生高同型半胱氨酸血症。②甲基丙二酰辅酶 A 转变为琥珀酰辅酶 A，进入三羧酸循环。当缺乏维生素 B_{12} 时，此反应不能进行，造成甲基丙二酰辅酶 A 蓄积，合成了异常脂肪酸，进入中枢神经，影响神经膜磷脂的形成，造成神经损害。

【临床应用】主要用于恶性贫血和巨幼红细胞性贫血。也可作为神经萎缩、神经炎、肝脏疾病、粒细胞减少、再生障碍性贫血的辅助治疗。

第三节　血容量扩充药

血容量扩充药主要用以维持血液胶体渗透压，增加血容量，改善微循环，保障重要器官的灌注压，其特点在于作用持久，无毒性，无抗原性。常用的有右旋糖酐。

右旋糖酐（dextran）　右旋糖酐是葡萄糖的聚合物，依聚合的葡萄糖分子数目不同分为中分子右旋糖酐（平均分子量 75 kD）、低分子右旋糖酐（平均分子量 20～40 kD）及小分子右旋糖酐（平均分子量 10 kD）。

【药理作用及应用】

1. 扩充血容量　中分子右旋糖酐分子量较大，不易渗出血管，能提高血浆胶体渗透压，从而扩充血容量。主要用于低血容量性休克,包括烧伤、急性失血和创伤性休克。

2. 抗栓作用　稀释血液,减少血小板聚集黏附及纤维蛋白聚合,降低血液黏滞性,从而能防止血栓形成和改善微循环。用于中毒性、外伤性及失血性休克,及防止休克后期DIC。也用于防治心肌梗死、脑血栓形成、血管闭塞性脉管炎和视网膜动、静脉血栓等。

3. 渗透性利尿作用　小分子右旋糖酐从肾排出,产生强大渗透性利尿作用。

【不良反应及防治措施】少数患者可出现过敏反应如发热、荨麻疹等。有发生过敏性休克的报道,故初次用药应严密观察 5～10 min。偶见血压下降、呼吸困难等严重反应。连续应用时,制剂中的少量大分子右旋糖酐蓄积可致凝血障碍和出血。

右旋糖酐不能与维生素 K、维生素 C、维生素 B_{12} 混合给药。与庆大霉素合用可增加肾毒性。禁用于血小板减少症及出血性疾病。心功能不全和肺水肿及肾功能不全者慎用。

本章小结

肝素通过加速抗凝血酶Ⅲ灭活凝血因子而发挥抗凝作用,华法林通过对抗维生素 K 发挥抗凝作用,临床应用主要用于防治血栓,不良反应是过量引起出血,鱼精蛋白可对抗肝素引起的出血,维生素 K 对抗华法林引起的出血。链激酶、尿激酶通过激活纤溶系统发挥抗凝作用,用于脑卒中等的溶栓治疗。维生素 K 参与凝血因子的合成达到止血作用。铁剂用于缺铁性贫血,叶酸制剂、维生素 B_{12} 用于巨幼红细胞性贫血及恶性贫血。中分子量右旋糖酐用于血容量不足性休克,低分子量右旋糖酐用于渗透性利尿和抗血栓。

思考题

1. 肝素和华法林抗凝机制及各自的应用特点。
2. 贫血的主要类型及治疗药物。
3. 作用于纤维蛋白溶解系统的药物分别产生何种作用,主要临床应用有哪些?

第二十八章 作用于呼吸系统的药物

> **学习目标**
> 1. 掌握　平喘药的分类、各类主要药物的药理作用、临床应用；
> 2. 熟悉　祛痰药和镇咳药的分类、药理作用及临床应用。

咳嗽、咳痰、喘息为呼吸系统疾病最常见的临床症状，除对因治疗外，对症治疗也十分重要。常用的对症治疗药物包括镇咳药、祛痰药和平喘药。

第一节　镇咳药

镇咳药按其作用机制可分为中枢性镇咳药和外周性镇咳药。有些药物兼有外周和中枢两方面的作用。

一、中枢性镇咳药

本类药物通过选择性抑制延髓咳嗽中枢而产生镇咳作用。其镇咳作用强、疗效可靠、临床较常用，但有些药物反复应用易产生依赖性。

（一）成瘾性镇咳药

可待因（codeine，甲基吗啡）　可待因为阿片生物碱类药物，有镇咳、镇痛作用，通过选择性抑制延髓咳嗽中枢发挥镇咳作用，强而迅速，疗效可靠。镇咳强度约为吗啡的1/4，其镇痛强度为吗啡的1/7~1/12，抑制呼吸、便秘、欣快感和成瘾性等弱于吗啡。

临床用于各种原因引起的剧烈干咳，对干咳伴胸痛者尤为适用。

不良反应主要为成瘾性，治疗剂量时不良反应少见，偶有恶心、呕吐、便秘及眩晕等。过量可明显抑制呼吸，并可致兴奋、烦躁不安，在小儿甚至引发惊厥。呼吸道不畅者、孕妇、哺乳期妇女应慎用。

（二）非成瘾性镇咳药

1. 右美沙芬（dextromethorphan，右甲吗南）　右美沙芬的镇咳作用与可待因相似或稍强。无镇痛作用，治疗量对呼吸中枢无抑制，主要用于干咳。治疗剂量不抑制呼吸，不良反应偶有头晕、嗳气。

2. 喷托维林（pentoxyverine，咳必清）　喷托维林为人工合成的非成瘾性镇咳药。对咳嗽中枢有选择性抑制作用，镇咳强度约为可待因的1/3，兼有局麻和轻度阿托品样作用，能轻度抑制呼吸道感受器及传入神经末梢，解除支气管痉挛，适用于上呼吸道炎症引起的干咳、阵咳，对小儿疗效优于成人。不良反应有轻度头痛、头晕、口干、恶心及便秘等。青光眼、前列腺肥大及心功能不全的患者慎用或禁用。

二、外周性镇咳药

外周性镇咳药通过抑制咳嗽反射弧中的末梢感受器,抑制传入神经或传出神经的传导而产生镇咳作用。

苯佐那酯（benzonatate,退嗽） 苯佐那酯具有较强的局部麻醉作用,通过选择性抑制肺牵张感受器及感觉神经末梢,抑制咳嗽冲动的传导而产生镇咳作用,效应弱于可待因。临床主要用于支气管炎、胸膜炎引起的干咳和阵咳,也可用于支气管镜、喉镜或支气管造影前预防用药。常见的不良反应有轻度嗜睡、头晕、鼻塞、眩晕等。偶见过敏性皮炎。

三、双重作用镇咳药

苯丙哌林（benproperine） 为非成瘾性镇咳药,既可抑制咳嗽中枢,也能抑制肺牵张感受器引起的肺-迷走神经反射,还可抑制支气管平滑肌痉挛。镇咳作用强。用于各种原因引起的干咳。不良反应包括口干、头晕、胃烧灼和皮疹。

第二节 祛痰药

能增加呼吸道分泌,使痰液变稀、黏稠度降低,或增加呼吸道黏膜上皮纤毛运动,使痰易于咳出的药物称为祛痰药。根据作用机制可分为两类:痰液稀释药和黏痰溶解药。

一、痰液稀释药

氯化铵（ammomium chloride） 氯化铵为酸性盐,口服后能刺激胃黏膜迷走神经末梢引起恶心,反射性地引起支气管腺体分泌增加。同时部分氯化铵可从呼吸道黏膜排出,提高管腔膜内渗透压,保留水分,使呼吸道水分增加,从而稀释痰液,有利于黏痰的咳出。作用温和,常与其他药物配伍制成复方,用于急、慢性呼吸道炎症,痰黏稠而不易咳出的患者。还可使尿液变酸性,用于酸化尿液及碱血症的治疗,大剂量可产生酸中毒。溃疡病、肝肾功能不全者慎用。

二、黏痰溶解药

（一）乙酰半胱氨酸（acetylcysteine）

乙酰半胱氨酸为含巯基的化合物,可使黏痰中的二硫键裂解,降低痰的黏稠度,使之易咳出。用雾化吸入或气管内滴入给药,用于术后咳痰困难及各种疾病引起的痰液黏稠和咳痰困难。滴入气管时需用吸痰器,不宜与金属、橡胶等器物接触,不宜与β-内酰胺类抗生素合用,因可降低后者的活性。

其他药物有羧甲司坦（carbocisteine）、厄多司坦等。

（二）溴己新（bromhexine,必消痰）

本品直接作用于支气管腺体,裂解痰中的黏多糖纤维,并抑制黏液腺及杯状细胞合成酸性黏多糖,还可促进呼吸道黏膜的纤毛运动。此外,还有镇咳作用。临床用于支气管炎、肺气肿、支气管扩张等白色黏痰难于咳出者。部分患者用后可有恶心、胃部不适等,溃疡病及肝、肾功能不全者慎用。

（三）氨溴索（ambroxol）

本品为溴己新的活性代谢产物，降低痰黏稠度，增强支气管上皮纤毛运动，增加肺泡表面活性物质的分泌，使痰容易咳出。此外还有镇咳作用。祛痰作用较溴己新好，毒性小，耐受性好。临床用于急、慢性支气管炎及支气管哮喘、肺水肿、手术后的咳痰困难。不良反应少，少数患者出现轻微的胃部不适，偶见皮疹等过敏反应。

第三节 平喘药

凡用于缓解、消除或预防喘息发作的药被称为平喘药，主要适用于哮喘和喘息性支气管炎，按其作用环节不同分为支气管扩张药、抗炎平喘药和抗过敏药。

根据机制分为拟肾上腺素药、茶碱类和M受体阻断药。

一、拟肾上腺素药

1. **肾上腺素（adrenaline）** 肾上腺素对 α、β 受体都有强大的激动作用，通过兴奋 $β_2$ 受体而舒张支气管平滑肌，激动肥大细胞和嗜碱性细胞膜上的 $β_2$ 受体，抑制过敏介质释放，激动 $α_1$ 受体，收缩呼吸道黏膜血管，减轻黏膜水肿，改善通气功能。口服无效，皮下注射显效迅速，但维持时间短，且易产生心动过速、头痛、血压升高等心血管不良反应。已不作为平喘的常用药物，仅适用于控制哮喘的急性发作。

2. **异丙肾上腺素（isoprenaline，喘息定）** 异丙肾上腺素对 $β_1$、$β_2$ 受体有强大的激动作用，平喘作用强而迅速。常用气雾剂定量吸入，1 min 内可迅速改善症状，作用维持 1～2 h，主要用于控制支气管哮喘急性发作。重复使用的间隔时间不应少于 2 h，吸入过量或用药次数过于频繁可致心悸、肌震颤，甚至心律失常，严重者可因心室颤动致患者突然死亡。现已逐渐被选择性 $β_2$ 受体激动药取代。

3. **沙丁胺醇（salbutamol，舒喘灵）** 沙丁胺醇是选择性 $β_2$ 受体激动剂。选择性激动支气管平滑肌的 $β_2$ 受体，平喘作用与异丙肾上腺素相似但更持久。对心脏的兴奋作用弱，也能抑制肥大细胞释放过敏介质，防止支气管痉挛。常用气雾吸入，控制哮喘急性发作效果良好。口服给药可用于控制频发性或慢性哮喘症状并预防其发作。

本药的安全性大于异丙肾上腺素和氨茶碱，心血管病患者、高血压、甲状腺功能亢进、糖尿病患者慎用。

4. **特布他林（terbutaline，间羟舒喘灵，博利康尼）** 特布他林是选择性 $β_2$ 受体激动药，作用与沙丁胺醇类似，但较弱，除可口服、气雾吸入外，也可皮下注射给药。能迅速控制症状，不良反应少，患者易耐受，可替代肾上腺素控制哮喘急性发作。

5. **克仑特罗（clenbuterol，氨哮素）** 克仑特罗为强效选择性 $β_2$ 受体激动药，口服给药松弛支气管平滑肌的作用约为沙丁胺醇的 100 倍，微量即能发挥明显的平喘效果。除可以增强呼吸道纤毛运动、促进痰液排出外，尚能阻断组胺和 5-羟色胺释放。可气雾吸入、口服和直肠给药，用于持续性支气管哮喘、喘息性支气管炎、肺气肿等。不良反应与沙丁胺醇相似，孕妇慎用。

6. **福莫特罗（formoterol）** 福莫特罗为一长效选择性 $β_2$ 受体激动药，扩张支气管作用强而持久。同时还有明显的抗炎作用。吸入后 2 min 起效，作用持续 12 h。主要用于治疗慢性哮喘及慢性阻塞性肺病,特别适用于夜间哮喘发作的患者。不良反应与其他β受体激动剂相似。

二、M-胆碱受体阻断药

应用M-胆碱受体阻断药,阻断乙酰胆碱的作用,可收到良好的平喘效果。

异丙托溴铵(ipratropine,异丙基阿托品) 异丙托溴铵为阿托品的异丙基衍生物。口服不易吸收,气雾吸入后可在局部发挥较强的松弛支气管平滑肌作用,对心血管系统无明显影响,不影响痰量和痰黏稠度,也无明显的全身性不良反应。本药对伴有迷走神经功能亢进的哮喘和喘息性支气管炎有较好疗效,适用于对β受体激动剂不能耐受的患者。不良反应少见,少数患者有口干、口苦或咽部痒感。

三、平滑肌松弛药

茶碱类(theophylline) 茶碱为甲基黄嘌呤类衍生物,具有松弛支气管平滑肌的作用,因其难溶于水,常与乙二胺或胆碱制成复盐,如氨茶碱(aminophylline)、胆茶碱(choline theophylline)供临床应用。

【药理作用及机制】

1. 直接松弛支气管平滑肌 作用机制比较复杂:①抑制磷酸二酯酶,减少气道平滑肌细胞内的cAMP降解,升高cAMP水平,致平滑肌舒张。但茶碱在体内有效浓度范围对酶活性的抑制不明显,不足以产生明显作用。因此这一环节可能不是唯一机制。②阻断腺苷受体,腺苷可引起气道平滑肌收缩和促进肥大细胞释放组胺,茶碱阻断腺苷受体,对抗内源性腺苷诱发的支气管哮喘。③促进内源性肾上腺素和去甲肾上腺素的释放,间接扩张支气管。④抑制a^{2+}从平滑肌内质网释放,降低细胞内钙浓度而扩张支气管。

2. 增强膈肌收缩力 此作用可减轻气道阻塞、呼吸负荷增加造成的呼吸肌疲劳,对慢性患者尤为重要。

3. 抗炎作用 长期应用小剂量茶碱类药物,可抑制肥大细胞、嗜酸细胞等炎细胞的功能,降低微血管通透性,减少支气管炎症。

4. 其他 茶碱类通过增强心肌收缩力,可产生弱的强心、利尿作用。

【体内过程】茶碱类口服吸收完全,生物利用度96%,90%在肝内代谢转化,10%以原形由尿排出。$t_{1/2}$个体差异较大,成人一般为5~6 h,儿童平均为3.5 h,有效血浓度为10~20 μg/ml。在体内的消除速率个体差异较大,相同剂量时,不同个体的血浆药物浓度差异显著,故有条件应监测患者的血药浓度,及时调整给药剂量。

【临床应用】主要用于急、慢性哮喘及其他慢性阻塞性肺病患者。口服用于预防发作,静注或静滴用于重症哮喘及哮喘持续状态。

【不良反应及防治措施】茶碱安全范围窄,易引起不良反应。茶碱类消除速率个体差异大,必要时调整用量。

1. 胃肠道反应 口服刺激胃黏膜可引起恶心、呕吐、胃痛等。餐后服用可减轻。

2. 神经系统症状 治疗量可出现失眠或不安等,过量或静注过快可致头晕、头痛。必要时可用镇静催眠药对抗。

3. 心血管系统症状 表现心悸、心率加快及血压骤降,严重时可出现心律失常,甚至心脏猝死，因此静脉用药应充分稀释后缓慢滴注。

急性心肌梗死、低血压、休克者禁用。儿童慎用。

四、过敏介质阻释剂

1. 色甘酸钠（sodium cromoglycate）

【药理作用与作用机制】

（1）稳定肥大细胞膜，阻止过敏介质（如组胺、白三烯、前列腺素等）的释放。其机制可能是在肥大细胞膜外侧的钙通道部位与 Ca^{2+} 形成复合物，加速钙通道关闭，减少外钙内流，从而抑制肥大细胞脱颗粒。

（2）抑制非特异性气道痉挛：色甘酸钠能明显降低气道内感受器的兴奋性。本品抑制感觉神经肽释放，可预防运动和其他非特异性刺激诱发的哮喘。

【临床应用】用于预防各型哮喘发作，须在接触哮喘诱因前 7~10 d 用药。对过敏性（外源性）哮喘疗效最好，可有效地防止运动性哮喘发作。因本药起效缓慢，故不能控制正在发作的哮喘症状。也用于治疗过敏性鼻炎、溃疡性结肠炎等疾病。

【不良反应】不良反应很少，少数患者吸入药物后有咽喉和气管刺激症状，出现呛咳、气急，甚至诱发哮喘。

2. 酮替芬（ketotifen） 酮替芬为口服强效过敏介质阻滞剂，具有阻断 H_1 受体和阻止过敏介质释放的双重作用，效果优于色甘酸钠。口服有效，作用持久。临床用于预防外源性支气管哮喘发作，运动性哮喘及阿司匹林诱发的哮喘；对儿童哮喘疗效优于成人；对糖皮质激素依赖型哮喘患者，可减少糖皮质激素的用量；还可用于过敏性鼻炎、慢性荨麻疹的治疗。

部分患者可出现镇静、疲倦、头晕、口干等副作用，偶见皮疹、谷丙转氨酶和碱性磷酸酶活性升高，用药期间应注意检查肝脏功能。驾驶员、精密仪器操作者慎用。

五、糖皮质激素类药

糖皮质激素具有强大的抗炎功能，药品有氢化可的松、泼尼松和地塞米松，但全身用药作用广泛、不良反应多（见第三十二章），近年多采用吸入方式在呼吸道应用，发挥局部抗炎作用。

倍氯米松（beclomethasone） 倍氯米松是地塞米松的衍生物，局部抗炎比地塞米松强，吸入给药可控制哮喘，对全身作用轻。吸入后，10%~20%进入肺部发挥作用，用于支气管扩张药不能满意控制的慢性哮喘患者，反复使用可终止发作，减轻病情，但不能缓解急性症状。气雾吸入 10 d 后支气管阻力下降，作用达高峰，可减少全身应用糖皮质激素的量。因不能吸入足够的气雾量，不适宜哮喘持续发作患者。

少数人可有口腔霉菌感染（鹅口疮）与声音嘶哑。

本章小结

沙丁胺醇通过激动 β 受体扩张支气管平滑肌并阻止肥大细胞脱颗粒而平喘。氨茶碱抑制磷酸二酯酶，减少气道平滑肌细胞内的 cAMP 降解，升高 cAMP 水平，致平滑肌舒张。糖皮质激素通过抗炎和抗过敏扩张支气管。上述三药可制止哮喘急性发作和持续状态。色甘酸钠主要抑制肥大细胞脱颗粒，用于预防哮喘发作。氯化铵口服后引起恶心，反射性地引起支气管腺体分泌增加来稀释痰液，乙酰半胱氨酸和羧甲司坦裂解黏痰中的二硫键和酸性黏多糖，降低痰的黏稠度，临床用于祛痰。可待因抑制咳嗽中枢而镇咳，但长期应用有成瘾性。苯佐那酯具有局部麻醉作用，选择性抑制肺牵张感受器及感觉神经末梢，抑制咳嗽冲动的传导而产生镇咳。

思考题

1. 平喘药的分类、作用机制及代表药物名称。
2. 糖皮质激素抗喘的作用机制。
3. 氨茶碱的平喘机制及特点。
4. 各类祛痰药的机制及代表药物名称。

第二十九章 作用于消化系统的药物

> **学习目标**
> 1. 掌握 抗消化性溃疡药的分类、各类代表药的药理作用、临床应用;
> 2. 了解 助消化药、止吐药及胃肠动力药、泻药的药理作用及临床应用。

消化系统疾病药物治疗包括病因治疗和对症治疗。病因治疗本章仅介绍抗幽门螺杆菌药物;对症治疗药物介绍治疗消化性溃疡药、助消化药、止吐药、泻药和止泻药、止吐药、促胃肠动力药、利胆药等。

第一节 治疗消化性溃疡药

消化性溃疡包括胃和十二指肠溃疡。消化性溃疡应综合治疗,包括降低胃酸的药物、增强胃黏膜保护作用的药物、控制幽门螺杆菌感染的药物和促胃肠动力药等。

一、质子泵抑制药

质子泵抑制药如奥美拉唑、兰索拉唑、泮托拉唑、雷贝拉唑已成为治疗胃、十二指肠溃疡的一线药物。

(一)奥美拉唑(omeprazole)、埃索美拉唑(esomeprazole)

奥美拉唑和埃索美拉唑为第一代质子泵抑制剂。

【药理作用】

1. 抑酸作用强而持久。一次用药后抑制胃酸分泌能达24 h以上。
2. 对胃液总量与胃蛋白酶的分泌也有一定抑制作用。对五肽促胃液素、组胺、乙酰胆碱、食物等引起的胃酸分泌均能抑制,也能抑制基础胃酸的分泌。
3. 有抗幽门螺杆菌作用。

【作用机制】直接抑制质子泵,减少胃酸分泌。这种作用基本不可逆,胃酸分泌水平的恢复有待新质子泵的合成,因此本药作用维持时间长,停药后3天胃酸分泌水平仍不能完全恢复。

【临床应用】

1. 胃、十二指肠溃疡 可缓解胃、十二指肠溃疡症状,促进溃疡愈合。埃索美拉唑是奥美拉唑的S-异构体,较奥美拉唑作用更强,是目前发现抑酸能力最强、效果最好的一种。
2. 可治疗促胃液素瘤(卓-艾综合征),反流性食管炎,急、慢性胃黏膜出血等。

【不良反应】不良反应少而轻,主要有头痛、口干、恶心、呕吐、腹胀、腹泻及腹痛等,少数患者有皮疹、月经周期延长等,停药可消失;偶有白细胞减少及肝功能受损等。长期服药者，应定期检查胃黏膜有无肿瘤样增生。

（二）兰索拉唑（lansoprazole）

为第二代质子泵抑制剂。生物利用度较奥美拉唑提高30%以上，作用与其相似，但对幽门螺杆菌的抑菌活性比其提高4倍。

（三）潘多拉唑（pantoprazole，泮他拉唑，喷妥拉唑）、雷贝拉唑（rabeprazole）

为第三代质子泵抑制剂。两者的抗溃疡作用与奥美拉唑相似，但潘多拉唑口服吸收快，半衰期更短；雷贝拉唑抗酸活性较奥美拉唑强2~10倍，也有较强的抗幽门螺杆菌作用。两者不良反应轻微，使用更加安全。

二、H_2 受体阻断药

包括西咪替丁、雷尼替丁、法莫替丁、尼扎替丁和罗沙替丁等，已非一线药物。

（一）西咪替丁（cimetidine，甲氰咪胍）

【药理作用】通过阻断壁细胞上的 H_2 受体，抑制基础胃酸分泌和夜间胃酸分泌，使胃液pH升至5，同时胃蛋白酶分泌也减少，对胃黏膜具有保护作用。本药对胃泌素以及M受体激动药引起的胃酸分泌也有抑制作用。

【临床应用】主要治疗消化道溃疡，对十二指肠溃疡的疗效更佳，能迅速改善症状与促进溃疡愈合。疗程约4~6周，停药后易复发。

【不良反应】较多。一般反应表现为头痛、头晕、乏力、皮疹等。胃肠道反应有腹泻或便秘、恶心、呕吐等，可导致急性间质性肾炎甚至肾衰竭，肾功能不良者应用大剂量药物或老年人易出现嗜睡、焦虑、精神错乱、谵妄、幻觉，甚至昏迷。可引起男性乳腺发育、阳痿、精子数减少和女性溢乳、性功能减退等内分泌紊乱现象。

（二）雷尼替丁（ranitidine）

与西咪替丁相似，但抗酸强度为其4~10倍。口服后易吸收，可缓解溃疡病症状，促进溃疡愈合。常见的不良反应与西咪替丁相似。

（三）法莫替丁（famotidine）、尼扎替丁（nizatidine）、罗沙替丁（roxatidine）

与西咪替丁相似，但抑酸作用更强。口服后迅速吸收，可缓解溃疡病症状，也促进溃疡愈合。不抑制肝药酶，无抗雄激素作用，也不影响血催乳素浓度。常见不良反应为消化道反应，如恶心、食欲不振、便秘、腹胀等。此外，还有头晕、头痛、耳鸣，偶见皮疹、白细胞减少、血转氨酶升高。

三、抗酸药

抗酸药（antacids）是一类弱碱性无机化合物，能中和胃酸，降低胃蛋白酶的活性，以缓解酸的刺激症状，促进溃疡愈合。目前抗酸药较少单药应用，大多组成复方制剂应用。

（一）氢氧化铝（aluminum hydroxide）

口服不吸收，中和胃酸作用较强、不产生 CO_2，起效缓慢、作用持久，对阿司匹林或乙醇所致胃黏膜损伤有良好的保护作用。产生的氯化铝有收敛作用，在肠内形成磷酸铝可引起便秘，长期服用可影响肠道对磷酸盐的吸收。

（二）碳酸钙（calcium carbonate）

中和胃酸作用较快、较强、较持久。中和胃酸产生的 CO_2 可引起嗳气、腹胀和继发性胃酸增多。进入小肠的 Ca^{2+} 可促进胃泌素的分泌，引起反跳性胃酸分泌增加，在肠内形成的碳酸钙和磷酸钙可产生便秘。

（三）氢氧化镁（magnesium hydroxide）

中和胃酸作用快、强、持久。与胃酸作用后可生成氯化镁，仍有抗酸能力。口服 Mg^{2+} 有导泻作用，故常与氢氧化铝合用，以互相纠正不良反应，但口服后仍有少量镁盐被吸收，经肾迅速排出，肾功能受损时应慎用。

（四）三硅酸镁（magnesium trisilicate）

中和胃酸作用较弱、较慢但作用持久，不产生 CO_2。在胃内与盐酸作用产生氧化镁和二氧化硅，氧化镁可致轻泻，二氧化硅为胶状物质，对溃疡面有保护作用。

四、胃黏膜保护药

本类药物通过增强胃黏膜的细胞屏障或/和黏液- HCO_3^- 盐屏障而发挥抗溃疡病作用。

（一）米索前列醇（misoprostol）、恩前列素（enprostil）

为合成的前列腺素类似物。口服吸收快，生物利用度较高。分布广，体内可代谢成活性产物，大部分代谢产物经肾排出，$t_{1/2}$ 约 20～40 min。可促进胃黏液和 HCO_3^- 盐分泌，增强黏液- HCO_3^- 屏障，增强细胞屏障。用于治疗消化性溃疡尤其是非甾体抗炎药所致胃肠黏膜损伤、溃疡。不良反应轻微，但可收缩子宫，孕妇禁用。

（二）硫糖铝（sucralfate, ulcerlmin, ulcerban）

为八硫酸盐蔗糖和聚氢氧化铝组成的复合物，具有局部抗溃疡作用。临床用于治疗胃、十二指肠的溃疡。宜于饭前空腹及睡前服用，忌与抗酸药或制酸药合用。不良反应轻微。

（三）胶体次枸橼酸铋（colloidal bismuth subcitrate，枸橼酸铋钾）

对胃、十二指肠黏膜具有保护作用，尚可抑制幽门螺杆菌黏附胃黏膜的能力。用于治疗胃、十二指肠溃疡。避免与牛奶或抗酸药同服，以免影响疗效。不良反应少，但肾衰竭患者慎用。本药气味不佳，口服后可致口腔、舌、粪便染成黑色，偶有便秘或恶心。

（四）思密达（smectite）

思密达系八面体氧化铝组成的多层结构，对消化道黏膜有很强覆盖能力，增加胃黏液合成及胃黏膜中磷脂含量，提高黏液层的疏水性，增强黏液屏障作用，促进胃黏膜上皮修复，增加胃黏膜血流量。本药尚有抗幽门螺杆菌作用。

五、抗幽门螺杆菌药

幽门螺杆菌（HP）在溃疡病中发挥至关重要的作用，抗菌药物通过抑制甚至杀灭 HP 可达到增加溃疡愈合率、减少复发的目的。

对溃疡病有效的抗菌药物主要有两类，第一类为抗菌药物，如阿莫西林（羟氨苄青霉素）、克拉霉素、甲硝唑（替硝唑）、庆大霉素、四环素、呋喃唑酮等。第二类为抗溃疡药如枸橼酸铋钾、质子泵抑制药等，其抗幽门螺杆菌作用较弱，单用疗效较差。

单用一种药物易引起耐药性，临床上常以 2～3 种药物联合应用：①奥美拉唑（或兰索拉唑）与阿莫西林合用；②克拉霉素与奥美拉唑（或兰索拉唑）合用；③奥美拉唑（或兰索拉唑）+阿莫西林+甲硝唑合用或雷尼替丁+克拉霉素+阿莫西林三联疗法。

第二节 助消化药

(一) 胃蛋白酶 (pepsin)

为胃主细胞分泌的一种消化酶,主要在胃内发挥作用,临床上多与稀盐酸配伍成合剂应用,辅助治疗胃酸、消化酶分泌不足引起的消化不良和慢性萎缩性胃炎患者,可餐前或进餐时服用,不宜与口服抗酸药或硫糖铝同服。

(二) 胰酶 (pancreatin)

胰酶来自家畜的胰腺,主要含有胰蛋白酶、胰脂肪酶和胰淀粉酶,能消化蛋白质、脂肪和淀粉。用于消化不良,尤其是慢性胰腺炎引起的消化障碍。需吞服,不得嚼碎。

(三) 乳酶生 (lactasin)

为干燥活乳酸杆菌制剂。用于消化不良及腹胀、小儿消化不良性腹泻。不宜与抗菌药、能吸附乳酸杆菌的药物、碱性药物(如口服抗酸药)等合用。

第三节 泻药和止泻药

一、容积性泻药

容积性泻药(渗透性泻药,osmotic laxatives)口服后肠道很少吸收,增加肠容积而促进肠道推动性蠕动,产生泻下作用。

(一) 硫酸镁 (magnesium sulfate)、硫酸钠 (sodium sulfate)

作用快而强,一般服后 1~6 h 排出液体性粪便。空腹服用,在肠内形成高渗透压,致使肠腔中存留大量水分,肠内容物体积增加,刺激肠蠕动而排便。主要用于外科术前或结肠镜检查前排空肠内物;辅助排除肠内毒物和服驱虫药后的导泻。同时饮用大量温开水,则作用更明显。临床上应注意水、电解质情况。

(二) 乳果糖 (lactulose)

在小肠内不被消化、不吸收,维持高渗,使水分和电解质停留在肠腔,引起轻泻作用。用于治疗慢性便秘,防治肝性脑病。

二、接触性泻药

接触性泻药(contact cathartics,刺激性泻药)能刺激结肠推动性蠕动产生作用。

常用含有蒽醌类(anthraquinones)植物泻药,如大黄、番泻叶和芦荟等。应睡前服药,用于急、慢性便秘的治疗。但长期应用可引起继发性便秘。

常用的二苯甲烷类(diphenylmethane compound)泻药有酚酞和比沙可啶。后者口服 6 h 内、直肠给药 15~60 min 内起效。主要用于 X 线检查或内窥镜检查前以及手术前、后排空肠内容物。

三、润滑性泻药

润滑性泻药通过局部润滑并软化粪便发挥作用。

液体石蜡(liquid paraffin)在肠道内不被消化吸收,可通过润滑肠壁及阻止水分吸收,使粪便软化，并易于排出。适用于老年人及儿童便秘，但久用可妨碍脂溶性维生素如维生素K的吸收。50%甘油（glycerin）制成栓剂，肛门给药，由于局部润滑和高浓度甘油刺激肠壁，在短时间内引起排便，不影响营养物质的吸收。

四、止泻药

止泻效果最好的是阿片类制剂，适用于较严重的非细菌感染性腹泻。比较缓和的慢性腹泻则可用收敛剂以及吸附药。

（一）阿片制剂（opium preparation）

阿片制剂包括阿片酊（opium tincture，含吗啡约1%）和复方樟脑酊（tincture camphor compound，含吗啡约0.4%）等。

（二）地芬诺酯（diphenoxylate，苯乙哌啶）

地芬诺酯为人工合成的哌替啶衍生物，无镇痛作用。具有收敛及减少肠蠕动作用，能有效控制各种原因引起的急、慢性腹泻。不良反应有恶心、呕吐、头痛、头晕、失眠等，减量或停药即消失。大剂量长期服用可致成瘾性。

（三）洛哌丁胺（loperamide，苯乙哌胺）

洛哌丁胺结构与哌替啶相似，对消化道具有更明显的选择性，很少进入中枢。作用强而迅速，较持久。适用于急、慢性非特异性腹泻和炎症性肠疾患所致腹泻。

（四）收敛剂（astringents）

收敛剂包括鞣酸蛋白（tannalbin）、次水杨酸铋（bismuth subsalicylate）、碱式碳酸铋（bismuth subcarbonate）等，临床上用于各种腹泻的治疗。

（五）吸附药（absorbants）

吸附药包括药用碳（medical charcoal，活性炭）、白陶土（kaolin）及复方矽炭银（agysical），可吸附肠道气体、毒素，也可用于止泻。

第四节 止吐药和促胃肠动力药

一、止吐药

（一）昂丹司琼（ondansetron）

昂丹司琼为选择性阻断 $5-HT_3$ 受体。临床用于肿瘤化学治疗和放射治疗引起的呕吐，但对晕动病及去水吗啡引起的呕吐无效。不良反应较少见，有头痛、头晕、便秘或腹泻等。

格拉司琼（granisetron）、托烷司琼（tropisetron）、阿扎司琼（azasetron）、多拉司琼（dolasetron）作用均比昂丹司琼更强、副作用更少。

（二）苯海拉明（diphenhydramine）、异丙嗪（promethazine）、美克洛嗪（meclozine）

苯海拉明、异丙嗪、美克洛嗪为 H_1 受体阻断药，有抗过敏反应、镇静和止吐作用，可用于预防和治疗晕动病、内耳性眩晕病等引起的呕吐。

（三）东莨菪碱（scopolamine）

东莨菪碱为 M 受体阻断药。可降低内耳迷路感受器的敏感性，抑制前庭小脑通路的传导。可用于防治晕动病，以及预防术后恶心、呕吐。

（四）氯丙嗪（chloropromazine）、硫乙拉嗪（thiethylperazine）

氯丙嗪可阻断中枢 D_2 受体，降低呕吐中枢的神经活动，有效减轻肿瘤化学治疗引起的轻度呕吐，但不能控制严重呕吐，对晕动病呕吐亦无效。

二、促胃肠动力药

（一）多潘立酮（domperidone，吗丁啉）

多潘立酮为多巴胺受体阻断药。可加强胃肠蠕动，促进胃排空，防止食物反流。用于治疗各种轻度胃瘫，进食后消化不良、恶心、呕吐和胃潴留；对偏头痛、颅脑外伤、放射治疗及有轻中度致吐作用的化疗药物引起的恶心、呕吐也有效。不良反应有头痛、促催乳素释放及胃酸分泌，中枢不良反应较少。

（二）甲氧氯普胺（metoclopramide，胃复安）

甲氧氯普胺有中枢和外周两方面作用，临床主要用于治疗慢性功能性消化不良引起的胃肠运动障碍如恶心、呕吐等。不良反应常见嗜睡、倦怠等中枢抑制反应，其他有锥体外系反应、焦虑、抑郁、男性乳房发育等。

（三）伊托必利（itopride）

伊托必利阻断多巴胺 D_2 受体和抑制乙酰胆碱酯酶，通过刺激内源性乙酰胆碱释放并抑制其水解而增强胃与十二指肠运动，促进胃排空，并具有中度镇吐作用。

（四）西沙必利（cisapride）

西沙必利选择性激动胃肠道胆碱能中间神经元及肌间神经丛的 $5-HT_4$ 受体，促进乙酰胆碱释放，促进食管、胃、小肠直至结肠的运动，改善胃肠道症状。用于治疗胃运动减弱所致的消化道疾病，消除消化道症状。不良反应有暂时性肠痉挛和腹泻，无锥体外系反应。

第五节 利胆药

利胆药是指能促进胆汁分泌和胆囊排空的药物，辅助用于胆结石的治疗。按照利胆药的作用方式可为促胆汁分泌药如去氢胆酸、熊去氧胆酸、鹅去氧胆酸、牛胆酸钠、苯丙醇以及促胆汁排空药如硫酸镁、曲匹布、通桂美酸。利胆药禁用于阻塞性黄疸，特别是完全性阻塞性黄疸患者。

本章小结

消化性溃疡是最常见的消化系统疾病。奥美拉唑等质子泵抑制药是治疗胃、十二指肠溃疡的一线药物，与抗幽门螺杆菌药等同时使用，发挥综合治疗的作用。此外，助消化药、止吐药、泻药和止泻药、止吐药、促胃肠动力药等在消化系统疾病治疗中也发挥一定作用。

思考题

1. 治疗消化性溃疡的药物分几类？说出各类代表药，并简述各类药的作用。
2. 简述止吐药的分类和作用机制。

第三十章 子宫平滑肌兴奋药和抑制药

学习目标
1. 了解 子宫平滑肌兴奋药物的概念、分类；
2. 熟悉 本类药物的作用、临床应用和不良反应。

第一节 子宫平滑肌兴奋药

(一) 缩宫素（催产素，oxytocin）

缩宫素与加压素（抗利尿激素）是垂体后叶激素的两种主要成分，结构相似，作用不同，但有一定交叉。缩宫素有较弱的抗利尿和加压活性，加压素也有轻微的子宫兴奋作用。

【药理作用】直接兴奋子宫平滑肌，其收缩强度取决于剂量和子宫的收缩状态。小剂量可加强子宫（尤其是妊娠末期子宫）的节律性收缩，使子宫平滑肌张力增加、收缩力增强、收缩频率增加，但仍保持节律性、对称性及极性，其收缩性质与正常分娩相似。

【临床应用】

1. 催产和引产 对宫缩无力而胎位正常、头盆相称、无产道障碍的难产，可用小剂量缩宫素催产；对过期妊娠或死胎、患严重心脏病、肺结核等疾病的患者必须提前终止妊娠者，可用小剂量引产。

2. 产后止血 产后出血时。但因其作用短暂，目前已被麦角新碱取代。

【不良反应】用量过大可引起子宫持续性强直收缩，导致胎儿窒息或子宫破裂。临床应用一定要注意产道情况和全身情况。

(二) 前列腺素（prostaglandins）

前列腺素包括地诺前列酮（dinoprostone，PGE_2）、地诺前列素（dinoprost，$PGF_{2\alpha}$）、硫前列酮（sulprostone）和卡前列素（carboprost，$15\text{-}MePGF_{2\alpha}$）等。

【药理作用】

1. 生殖系统 $PGE_{2\alpha}$ 及 PGE_2 对妊娠各时期的子宫均有收缩作用，妊娠晚期的子宫最敏感。可引起近似正常分娩的子宫收缩，在增强子宫平滑肌收缩性的同时，还能使子宫颈松弛。早孕妇女阴道内给药，可引起强烈宫缩而致流产。

2. 心血管系统 PGE_2 可使血管舒张血压下降，心、肾及子宫血流量增加。$PGE_{2\alpha}$ 作用正好相反。

【临床应用】

1. 足月引产 可静脉滴注，也可经舌下或口服给药。
2. 诱发流产 用于各期妊娠流产，由于对妊娠中期子宫平滑肌兴奋作用比较强，尤其对中期妊娠流产，效果较好，又安全可靠。

3. 抗早孕　停经 49 天以内的早孕妇女，大剂量 15 - MePGF$_{2α}$ 阴道内给药，以终止早孕。

【不良反应与注意事项】可兴奋胃肠道平滑肌，引起较强烈的恶心、呕吐、腹痛、腹泻等不良反应。剂量过大可能引起子宫强直性收缩而致子宫破裂。严重心、肝、肾疾病，青光眼，支气管哮喘患者禁用。

(三) 麦角生物碱 (ergot alkaloid)

麦角生物碱主要有胺生物碱类和肽生物碱类，前者以麦角胺（ergotamine）和麦角毒（ergotoxine）为代表，其中麦角毒是四种生物碱的混合物；后者有麦角新碱（ergometrine）和甲基麦角新碱（methylergometrine）。

【药理作用】

1. 兴奋子宫　选择性兴奋子宫平滑肌，以麦角新碱作用强而迅速。作用强度取决于子宫的功能状态，妊娠子宫比未孕子宫敏感，临产前或新产后最敏感。与缩宫素的不同之处在于麦角生物碱对子宫体和子宫颈均有收缩作用，且作用强大而持久，其中以麦角新碱作用最强、最快。因此，麦角生物碱不适用于催产和引产，只用于产后止血和子宫复旧。

2. 收缩血管　胺生物碱类对动脉和静脉均有收缩作用，以麦角胺作用最强。大剂量可能损害血管内皮细胞，长期使用可能引起肢端干性坏疽。静脉注射麦角新碱可导致血压急剧增高，甚至引起冠状动脉痉挛。

3. 阻断 α 受体的作用　肽生物碱类有阻断血管平滑肌上的 α 肾上腺素受体，翻转肾上腺素的升压作用。

【临床应用】

1. 产后出血的预防和治疗　可促进子宫收缩，加快子宫复原，预防产后出血。

2. 偏头痛　麦角胺能明显收缩脑血管，减少脑动脉搏动幅度，用于偏头痛的诊断和治疗。与咖啡因合用有协同效应，常用复方制剂为麦角胺咖啡因片。

3. 其他　麦角毒的氢化物氢麦角毒具有抑制中枢、扩张血管及降低血压作用，可与异丙嗪、哌替啶组成冬眠合剂用于人工冬眠。

【不良反应与禁忌证】静注可引起恶心、呕吐、血压升高，严重者出现呼吸困难。禁用于催产和引产。多种麦角生物碱类制剂避免合用，也不得与血管收缩药同用，防止出现严重高血压甚至脑血管破裂。

第二节　子宫平滑肌抑制药

一、β$_2$ 肾上腺素受体激动药

(一) 利托君 (ritodrine，羟苄羟麻黄碱，利妥特灵)

利托君结构与异丙肾上腺素相似，为选择性 β$_2$ 受体激动药，能特异性抑制子宫平滑肌，减弱妊娠与非妊娠子宫的收缩频率，减弱收缩力与缩短宫缩时间。用于防治早产。静脉给药不良反应较严重，用药过程中应密切注意孕妇主述及心率、血压和宫缩的变化，并限制静脉输液量。若出现胸痛，应立即停药并作心电监护。禁用于妊娠不足 20 周和分娩进行期的

孕妇。

(二) 沙丁胺醇 (salbutamol)

沙丁胺醇目前国内最常用的 β_2 受体激动剂，作用缓和，副作用轻。用于防治早产。

二、其他子宫平滑肌抑制药

(一) 硫酸镁 (magnesium sulfate)

Mg^{2+} 拮抗 Ca^{2+} 的子宫收缩活性，能抑制早产宫缩。可防治早产和妊娠高血压综合征、子痫发生，对 β_2 肾上腺素受体激动药禁用的产妇，可用硫酸镁治疗早产。

(二) 钙通道阻断药

钙通道阻断药可松弛离体子宫平滑肌，显著拮抗缩宫素所致的子宫兴奋作用。常用药物为硝苯地平 (nifedipine)。治疗过程中应密切注意孕妇心率、血压变化。对充血性心力衰竭及已用硫酸镁者慎用，以防血压急剧下降。

本章小结

子宫平滑肌兴奋药包括缩宫素（催产素）、前列腺素、麦角生物碱类等，通过兴奋子宫平滑肌发挥收缩子宫的作用，用于催产和引产、产后止血、抗早孕。子宫平滑肌抑制药包括 β_2 受体激动药、硫酸镁、钙通道阻断药，用于防治早产。上述两类药物均需注意使用过程中的不良反应。

思考题

1. 缩宫素和麦角新碱兴奋子宫平滑肌的作用及临床应用有何异同点？
2. 缩宫素的不良反应及注意事项有哪些？
3. 利托君松弛子宫平滑肌的机制和作用特点是什么？

第三十一章 组胺和抗组胺药

学习目标
1. 掌握　常用组胺 H_1 受体和 H_2 受体拮抗药的药理作用、临床应用；
2. 了解　组胺的生理作用，组胺受体分类和体内组织器官分布。

第一节　组胺

组胺（histamine）是体内皮肤黏膜局部肥大细胞、血液中嗜碱性细胞和胃肠道嗜铬样细胞分泌的自体活性物质，作用于相应组胺受体而主要参与过敏反应、胃酸分泌、炎症和免疫调节等过程。组胺受体可分成组胺1（H_1）受体和组胺2（H_2）受体。前者主要分布于平滑肌和血管内皮细胞，参与平滑肌收缩、血管扩张和通透性调节；后者主要分布于胃壁细胞，调节胃酸分泌。

目前，组胺及其类似的受体激动药并无临床应用价值。仅 H_1 受体激动药倍他司汀（betahistine，抗眩定）偶用于内耳眩晕症（Meniere's 病）治疗。

第二节　抗组胺药

一、H_1 受体阻断药

H_1 受体阻断药（H_1 receptor blockers）早已单独或作为复方制剂广泛用于临床。第一代 H_1 受体阻断药多有明显中枢镇静催眠作用和阿托品样抗胆碱作用，如苯海拉明（diphenhydramine）、氯苯那敏（chlorpheniramine）、异丙嗪（promethazine）、曲吡拉敏（tripelennamine）、赛根啶（cyproheptadine）等；第二代 H_1 受体阻断药几乎无中枢镇静作用和阿托品样抗胆碱作用，如非索非那定（fexofenadine）、雷氯他定（loratadine）、西替利嗪（cetirizine）、阿司咪唑（astemizole）、阿伐斯汀（acrivastine）、咪唑斯汀（mizolastine）等。

【药理作用】

1. H_1 受体阻断作用　本类药物通过竞争性结合 H_1 受体，拮抗组胺引起的一系列症状，如血管扩张和通透性增加、皮肤黏膜水肿、发痒、荨麻疹等，也拮抗组织胺引起的胃肠和支气管平滑肌收缩。

2. 阿托品样作用　第一代 H_1 受体阻断药，尤其是苯海拉明和异丙嗪有强的阿托品样中枢和外周 M 受体拮抗作用。第二代 H_1 受体阻断药无明显拮抗 M 受体作用。

3. 局部麻醉作用　苯海拉明、异丙嗪和美吡拉敏高浓度能产生普鲁卡因的阻断钠通道作用，产生局部麻醉效果。

4. 其他作用 异丙嗪具明显 α_1 受体阻断作用；赛庚啶有 5-HT 受体阻断作用；西替利嗪有抑制组胺释放作用。

【临床应用】

1. 变态反应性疾病 H_1 受体阻断药作为首选药用于预防或治疗皮肤黏膜变态反应性疾病，如花粉病、过敏性鼻炎、结合膜炎、荨麻疹、血管神经性水肿和皮肤瘙痒症等。对血清病也能减轻水肿症状，但对发热和关节痛无明显改善作用。

2. 晕动病和耳性眩晕病 苯海拉明和异丙嗪提前 15~30 min 给予对晕动病有良好预防效果。苯海拉明对耳性眩晕症也有良好治疗作用。

【不良反应】H_1 受体阻断药的不良反应主要与其中枢和外周 M 受体拮抗作用以及中枢抑制作用有关。引起口干、尿潴留、视力模糊、镇静、嗜睡、疲乏。剂量过大可致谵妄、兴奋，甚至惊厥。

二、H_2 受体阻断药

H_2 受体阻断药（H_2 receptor blockers）包括西咪替丁（cimetidine）、雷尼替丁（ranitidine）、法莫替定（famotidine）、尼扎替定（nizatidine）和罗沙替丁（roxatidine）等。主要用于消化性溃疡治疗。

【药理作用】H_2 受体阻断药阻断胃壁细胞基底膜的 H_2 受体，减少组胺引起的胃酸分泌；对夜间基础胃酸分泌的抑制作用最强。此外，也抑制胃泌素和迷走神经兴奋引起的肠嗜铬细胞释放组胺所产生的促胃酸分泌作用。西咪替丁明显抑制肝脏药物酶活性。

【临床应用】H_2 受体阻断药主要用于胃及十二指肠溃疡和轻度胃-食道反流症的治疗，也用于应激性溃疡的预防。鉴于 H_2 受体阻断药对夜间基础胃酸分泌作用强，临睡前服用本类药有更好地促进胃及十二指肠溃疡愈合作用。

【不良反应】发生率不到 3%，包括腹泻、头痛、头昏、疲乏、肌痛、便秘等。静脉注射偶见精神恍惚、瞻妄、幻觉、口吃。西咪替丁可致男性乳房肿大和女性溢乳，也偶致造血障碍。

本章小结

抗组胺药包括 H_1 受体阻断药和 H_2 受体阻断药；前者主要用于皮肤黏膜的过敏反应防治，后者主要用于消化性溃疡的预防和治疗。第一代 H_1 受体阻断药兼有中枢镇静催眠作用和阿托品样抗 M-胆碱受体作用。

思考题

1. 简述 H_1 受体拮抗药的药理作用。
2. 简述 H_2 受体拮抗药的临床应用。

第三十二章 性激素类药和避孕药

> **学习目标**
> 1. 了解 本章药物的概念、分类及药名;
> 2. 熟悉 性激素的生理作用和药理作用;雌激素、避孕素、雄激素的药理作用;同化激素类药物的作用;复方避孕药的作用。

性激素(sex hormones)包括雌激素、孕激素和雄激素三大类。临床使用的性激素制剂主要是人工合成品及其衍生物。

第一节 雌激素类药和抗雌激素类药

一、雌激素类药

雌二醇(estradiol,E_2)是卵巢分泌的天然雌激素(estrogens),雌酮(estrone,E_1)和雌三醇(estriol,E_3)为雌二醇的代谢产物,雌二醇的活性最强。雌二醇的高效衍生物主要包括炔雌醇、炔雌醚、戊酸雌二醇等,己烯雌酚和己烷雌酚也具有雌激素样作用。

【体内过程】天然雌激素采用注射给药,代谢产物从肾脏或胆道排出。人工合成的炔雌醇、炔雌醚或己烯雌酚等口服效果好,作用较持久。油溶液制剂或与脂肪酸化合成酯,作肌内注射,可以延缓吸收,延长其作用时间。

【药理作用】

1. 生殖系统 促进未成年女性第二性征和性器官发育成熟。保持成年女性性征,并与孕激素共同参与月经周期。

2. 排卵 小剂量雌激素在孕激素配合下,能促进促性腺激素分泌,促进排卵。大剂量可通过负反馈机制减少其释放,从而抑制排卵。

3. 乳腺 小剂量雌激素能促进乳腺导管增生及腺泡生长发育,大剂量时可抑制催乳素对乳腺的刺激作用,减少泌乳。

4. 代谢 似醛固酮,有轻度水钠潴留作用。增加骨骼的钙盐沉积,加速骨骺闭合,对青春期生长发育有促进作用,并预防绝经期妇女骨质丢失。此外,尚可降低低密度脂蛋白含量、升高高密度脂蛋白含量。

5. 其他 雌激素可使凝血因子Ⅱ、Ⅶ、Ⅸ和Ⅹ增加,促进凝血过程。

【临床应用】

1. 绝经期综合征 抑制垂体促性腺激素的分泌而减轻绝经期综合征的各种症状。

2. 功能性子宫出血 促进子宫内膜增生,修复出血创面,使不规则出血停止。

3. 替代治疗　原发性或继发性卵巢功能低下患者以雌激素替代治疗可促进外生殖器、子宫及第二性征的发育，与孕激素类合用能形成人工月经周期。

4. 乳房胀痛和退乳　部分妇女停止授乳后，乳汁继续分泌可导致乳房胀痛，大剂量雌激素能干扰催乳素对乳腺的刺激作用，使乳汁分泌减少而退乳消痛。

5. 晚期乳腺癌　能缓解绝经4年以上的晚期乳腺癌患者的症状，但绝经期以前的患者禁用。

6. 前列腺癌　采用大剂量雌激素治疗。

7. 痤疮　青春期痤疮与雄激素分泌过多有关，雌激素能抑制雄激素分泌和拮抗雄激素作用发挥治疗青春期痤疮的作用。

8. 骨质疏松　可减少绝经后或老年女性的骨质疏松症，防止骨折的发生。

9. 其他　对缺乏雌激素所引起的老年性阴道炎及女阴干燥症，局部用药可奏效。小剂量长期应用可有效预防冠心病和心肌梗死等心血管疾病。与孕激素合用可用于避孕。

【不良反应及注意事项】常见恶心、食欲不振，早晨多见，口服时多见。从小剂量开始，逐渐增加剂量可减轻反应。长期大量应用可引起子宫内膜过度增生及子宫出血，故有子宫出血倾向及子宫内膜炎者慎用。可引起胆汁郁积性黄疸，肝功能不良者慎用。妇科肿瘤患者（绝经期后乳腺癌和前列腺癌除外）禁用。

二、抗雌激素类药

克罗米芬（clomifene）、他莫昔芬（tamoxifen）、雷洛昔芬（raloxifene）等抗雌激素类药或选择性雌激素受体调节剂（selective estrogen-receptor modulators，SERM）对生殖系统表现为雌激素拮抗作用，而对骨骼系统及心血管系统则发挥拟雌激素样作用。

（一）克罗米酚（clomifene）

三苯乙烯衍生物，与己烯雌酚的化学结构相似。

【药理作用】

1. 较强的抗雌激素作用和较弱的拟雌激素活性　与雌二醇竞争下丘脑的雌激素受体从而消除雌二醇的负反馈性抑制，增加GnRH的分泌，使垂体前叶LH分泌增加，FSH也增加，从而使卵巢卵泡发育、成熟与分泌雌激素，诱发成熟卵泡排卵。

2. 大剂量连续服用，可引起卵巢肥大。

3. 促进男性激素分泌　升高血清睾丸素浓度。

【临床应用】

1. 功能性不孕症　通过诱发类似正常排卵周期的激素改变而诱发排卵，适用于体内有一定雌激素水平者。

2. 月经失调　对无排卵型出血、功能性子宫出血、多囊性卵巢综合征以及服避孕药后或分娩后闭经者可诱发排卵，恢复月经。对功能性闭经和闭经溢乳综合征也有疗效。

3. 其他　可用于FSH和17-酮类固醇升高、而睾丸素低于正常的少精症者以及绝经后晚期乳腺癌患者。

【不良反应与注意事项】与所用剂量有关，常见不良反应为脸面潮红、恶心、呕吐、胃痛、盆腔或下腹部痛；少数患者有复视、眼前感到闪光、眼睛对光敏感、视力减退、皮肤和巩膜黄染等。偶有肝功能试验异常。停用后以上症状可减轻或消失。卵巢囊肿患者禁用。

(二) 他莫西芬 （tamoxifen）

为乳腺癌激素治疗的一线药物，常用于姑息治疗已绝经的晚期乳腺癌患者，一般疗效较好。用药后部分患者可发生潮热、恶心和呕吐等轻微不良反应，偶见月经不规则、阴道出血、皮炎等。

第二节 孕激素类药和抗孕激素类药

一、孕激素类药

孕激素（progestogens）主要由卵巢黄体分泌，妊娠 4 个月后黄体逐渐萎缩而由胎盘分泌，直至分娩。

天然孕激素为黄体酮（孕酮），临床应用的是人工合成品及其衍生物。孕激素可分为天然孕激素和人工合成孕激素两大类。天然孕激素制剂主要有黄体酮针剂、微粉化黄体酮、黄体酮胶囊（丸）、地屈孕酮。

【体内过程】需肌注或舌下给药。采用油溶液肌内注射可发挥长效作用。肝脏代谢，代谢产物从肾排出。人工合成的高效的炔诺酮、甲地孕酮及地屈孕酮等，可口服给药。

【生理与药理作用】

1. 生殖系统　月经后期，使子宫内膜由增殖期转变为分泌期，有利于孕卵着床与胚胎发育。妊娠期，孕激素能抑制子宫的收缩，并降低子宫对缩宫素的敏感性，有保胎作用；大剂量时可抑制垂体前叶 LH 的分泌，抑制卵巢的排卵过程。在月经周期后半期及妊娠期，孕激素与雌激素一起促进乳腺腺泡发育，为哺乳做准备。

2. 代谢　促进蛋白质分解代谢，增加尿素氮的排泄。

3. 升高体温　影响下丘脑体温调节中枢，使月经周期的黄体相基础体温轻度升高。

【临床应用】

1. 功能性子宫出血　替代治疗。经前应用可使增生期子宫内膜协调一致地转为分泌期，在行经期有助于子宫内膜全部脱落。

2. 痛经和子宫内膜异位症　与雌激素类药物合用效果更好。

3. 先兆流产与习惯性流产　治疗黄体功能不足引起的先兆流产与习惯性流产。

4. 子宫内膜腺癌、前列腺癌。

5. 避孕。

【不良反应】较少，长期应用可引起子宫内膜萎缩，大剂量有雄激素样作用，可使女性胎儿男性化。

二、抗孕激素类药

包括米非司酮、利洛司酮、奥那司酮等。竞争性阻断孕酮与孕酮受体结合，在受体水平发挥抗孕激素作用。临床用于抗早孕、房事后紧急避孕、子宫肌瘤、子宫内膜异位症。可有恶心、呕吐、眩晕、乏力和下腹痛、肛门坠胀感、子宫出血等不良反应。合用前列腺素类药物后不良反应可加重。心、肝、肾功能不全者和带宫内节育器妊娠者、怀疑宫外孕者禁用。

第三节　雄激素类药和同化激素类药

一、雄激素类药

临床使用的是人工合成的睾丸素及其衍生物，如甲基睾丸素（甲睾酮）、丙酸睾丸素（丙酸睾酮）和苯乙酸睾丸素（苯乙酸睾酮）等。

【体内过程】睾丸素口服生物利用度低，易被肝脏破坏，一般使用油剂肌注或植入皮下，作用时间可达6周。甲基睾丸素可口服或舌下给药，不易被肝脏破坏。

【生理和药理作用】

1. 生殖系统　促进男性性征、生殖器官发育成熟，促进精子的生成与成熟。较大剂量能抑制下丘脑与垂体前叶分泌促腺激素，使睾丸的雄激素合成和精子发生功能受抑，对女性也可减少卵巢分泌雌激素。此外尚有抗雌激素作用。

2. 同化作用　促进蛋白质合成，减少蛋白质分解，促进生长发育。

3. 提高骨髓造血功能　较大剂量的雄激素能刺激功能低下的骨髓，提高其造血功能，特别是红细胞生成。

4. 增强免疫　促进免疫球蛋白的合成，增强机体的免疫功能；尚有糖皮质激素样抗炎作用。

【临床应用】

1. 睾丸功能不全　作为替代治疗，用于无睾丸症及类无睾症。

2. 围绝经期综合征和功能性子宫出血　使内膜萎缩或子宫平滑肌及其血管收缩而止血。对严重出血病例，可用己烯雌酚、黄体酮和丙酸睾丸素三种激素的混合物（三合激素）同时注射，但停药后可出现撤退性出血。

3. 晚期乳腺癌　对晚期乳腺癌或乳腺癌转移者，采用雄激素治疗可使部分病例的病情得到缓解。

4. 再生障碍性贫血及其他贫血　用药2～4月后出现疗效。

【不良反应与注意事项】女性患者长期应用可引起多毛、闭经、乳腺退化等男性化现象，可引起胆汁郁积性黄疸，如出现上述情况应停药。肾炎、肾病综合征、心力衰竭及高血压患者慎用。孕妇及前列腺癌患者禁用。

二、同化激素类药

同化激素（anabolic hormone）为苯丙酸诺龙、司坦唑醇、去氢甲基睾丸素等同化作用较强而雄激素作用较弱的人工合成的睾丸素衍生物。主要用于蛋白质合成不足或分解亢进的患者如严重烧伤、手术后恢复期、慢性消耗性疾病、老年骨质疏松和肿瘤恶病质等患者。使用时应同时增加食物中蛋白质的量。不良反应同雄激素。

第四节　避孕药

临床应用的避孕药可分为甾体避孕药、男用避孕药和外用避孕药等。

一、甾体避孕药

女用避孕药以此类为主,由不同类型的孕激素和雌激素以不同的种类与剂量配伍而成,分为口服避孕药、注射避孕针、缓释系统避孕药及避孕贴膜剂。

【药理作用】

1. 干扰下丘脑-垂体-卵巢轴的正常功能　通过负反馈机制,抑制 GnRH、FSH、LH 释放,导致不排卵。停药后,FSH 和 LH 释放,卵巢排卵功能都可很快恢复。

2. 干扰生殖过程的其他环节　增加宫颈黏液黏稠度,抑制子宫内膜的增殖,改变输卵管的正常功能和受精卵的运行速度。

【不良反应】

1. 类早孕反应　轻者不需处理,严重者可考虑更换制剂。
2. 阴道流血、突破性出血　多由于漏服、迟服、服药方法错误等所致,如出现不规则出血,可加服炔雌醇。
3. 停经或月经减少　多数在停药后可自然恢复。如连续2个月停经,可更换避孕药或停药。
4. 乳汁分泌减少　哺乳期妇女出现。
5. 凝血功能亢进。
6. 心血管系统损害。
7. 代谢紊乱。
8. 痤疮、皮肤色素。

二、男用避孕药

目前无成熟的男用避孕药可供应用,国内外研究较多的几种男用避孕药为棉酚、孕激素-雄激素复合剂、环丙氯地孕酮。

三、外用避孕药

外用避孕药物/杀精剂为胶浆、片剂或栓剂,使用方便、不影响性功能。长期或短期使用对机体、胚胎以及胎儿的发育无不良影响。常用的药物有壬苯醇醚、辛苯醇醚等。

本章小结

性激素包括雌激素、孕激素和雄激素。雌激素类药主要用于绝经期综合征、功能性子宫出血以及替代治疗,孕激素类药主要用于功能性子宫出血、痛经和子宫内膜异位症、避孕等,雄激素类药主要作为替代治疗药物用于临床。

思考题

1. 比较雌、孕激素药理作用、临床应用和不良反应的异同点。
2. 简述避孕药的分类,代表药的临床应用及主要不良反应。
3. 简述抗雌激素药的药理作用特点及主要用途。

第三十三章　肾上腺皮质激素类药

> **学习目标**
> 1. 掌握　糖皮质激素的生理作用、药理作用、作用机制、临床应用、不良反应及应用注意事项；
> 2. 熟悉　盐皮质激素、促皮质素的作用特点和主要临床用途。

第一节　糖皮质激素类药

糖皮质激素（glucocorticoids，GC）的作用广泛而复杂，且随剂量不同而变化。在生理情况下所分泌的糖皮质激素主要影响正常物质代谢过程。超生理剂量（药理剂量）时，糖皮质激素除影响物质代谢外，还有抗炎、免疫抑制和抗休克等广泛的药理活性。

【体内过程】注射、口服均可吸收。口服可的松或氢化可的松吸收迅速而完全，约90%与血浆蛋白结合，其中约80%与皮质激素运载蛋白（CBG）结合，10%与白蛋白结合。GC在肝脏中代谢，代谢产物由尿中排出，故肝、肾功能不全时，血浆 $t_{1/2}$ 可以延长。可的松与泼尼松（prednisone）等在肝脏中转化为氢化可的松和泼尼松龙（prednisolone）方有活性，因此严重肝功能不全的患者只宜用氢化可的松或泼尼松龙。苯巴比妥、苯妥英钠和利福平等肝药酶诱导剂与皮质激素合用时，则加快其分解，故须增加后者的用量。

【药理作用】糖皮质激素有广泛的药理作用。

1. 对物质代谢的影响

（1）糖代谢：能够增加肝、肌糖原含量，并升高血糖。其机制是：①促进糖原异生；②减慢葡萄糖氧化分解过程，增加血糖的来源；③减少机体组织对葡萄糖的利用。

（2）蛋白质代谢：能加速肝外组织，如胸腺、肌肉、骨等的蛋白质分解代谢，增加血清中氨基酸含量和尿中氮的排泄量，造成负氮平衡；大剂量GC还可以抑制蛋白质合成。长期大量用药可引起胸腺萎缩、骨质形成障碍等，进而出现生长减慢、肌肉消瘦、创伤难愈、皮肤变薄等。

（3）脂质代谢：短期使用对脂质代谢无明显影响。大剂量长期使用能够使四肢皮下的脂酶激活，促使皮下脂肪分解，重新分布在面部、上胸部、颈背部、腹部和臀部，形成向心性肥胖，表现为"满月脸，水牛背"。

（4）核酸代谢：GC对各种代谢的影响，主要是通过影响敏感组织中的核酸代谢来实现的。

（5）水和电解质代谢：GC也可作用于盐皮质激素受体，产生较弱的保钠排钾作用。长期用药将造成骨质脱钙，这可能与减少小肠对钙的吸收和抑制肾小管对钙的重吸收，促进尿钙排泄有关。

2. 允许作用　GC对有些组织细胞虽无直接活性，但可给其他激素发挥作用创造有利条件，称为允许作用（permissive action）。例如 GC 可增强儿茶酚胺的血管收缩作用和胰高血糖素的血糖升高作用等。

3. **抗炎作用** GC 具有强大的抗炎作用，可以抑制由物理性、化学性、免疫性、感染性及无菌性（如缺血性组织损伤）等多种因素引起的炎症反应。在炎症初期，通过降低毛细血管的通透性、抑制白细胞浸润及吞噬反应，减少各种炎症因子的释放等，减轻炎症的充血、渗出、水肿反应，缓解红、肿、热、痛等症状；在炎症后期，通过抑制毛细血管和纤维母细胞的增生，防止粘连及瘢痕形成，减轻后遗症。但炎症反应是机体的有效防御性反应，炎症后期的增生是组织修复的过程。因此，应合理使用糖皮质激素类药物，否则会导致感染扩散、创面愈合延迟等不良后果。

4. **免疫抑制与抗过敏作用** GC 可以通过多种途径发挥对免疫系统的抑制作用。可以缓解过敏性疾病的症状，如水肿、皮疹、平滑肌痉挛等。并能抑制组织器官的移植排异反应和皮肤迟发性过敏反应。对于自身免疫性疾病也可以发挥一定的近期疗效。

（1）对免疫系统的抑制作用：GC 能通过干扰淋巴组织在抗原作用下的分裂和增殖，减少淋巴细胞数量；阻断致敏 T 淋巴细胞所诱发的单核细胞和巨噬细胞的募集等途径发挥免疫抑制作用。

（2）抗过敏作用：在免疫过程中，由于抗原-抗体反应引起肥大细胞脱颗粒而释放组胺、5-羟色胺、过敏性慢反应物质、缓激肽等，从而引起一系列过敏性反应症状。GC 被认为能减少上述过敏介质的产生，抑制因过敏介质所致的炎症反应，减轻过敏性症状。

5. **抗毒素** 可提高机体对细菌内毒素的耐受力，但对外毒素则无作用。

6. **抗休克作用** 大剂量 GC 具有抗休克作用。机制可能是：①扩张痉挛收缩的血管、兴奋心脏、加强心肌收缩力；②稳定溶酶体膜，减少心肌抑制因子（myocardial depressant factor，MDF）的释放，MDF 有抑制心肌收缩力、收缩内脏血管等作用；③抑制某些炎性因子的产生，减轻全身炎症反应及组织损伤，使微循环障碍得以改善。

7. **其他作用**

（1）退热作用：对严重感染引起的发热，有迅速、良好的退热作用。机制可能与其抑制体温调节中枢对致热原的反应、稳定溶酶体膜、减少内源性致热原的释放有关。

（2）血液与造血系统：能刺激骨髓造血机能，使红细胞和血红蛋白含量增加，大剂量应用可增加血小板含量、提高纤维蛋白原浓度、缩短凝血时间；可以刺激骨髓中的中性粒细胞释放入血，使血中中性粒细胞数量增多，但降低其游走、吞噬、消化等功能，减弱对炎症区的细胞浸润与吞噬活动。可使淋巴组织萎缩，导致血淋巴细胞、单核细胞和嗜酸性粒细胞计数明显减少。

（3）骨骼：能抑制成骨细胞的活力，减少骨胶原的合成，促进胶原和骨基质的分解，使骨盐不易沉积，导致骨质形成障碍，还可以通过促进钙由尿液排泄而使骨盐进一步减少。故长期大量应用本类药物时，可出现骨质疏松，特别是脊椎骨，可发生腰背痛，甚至发生压缩性骨折、鱼骨样及楔形畸形。

（4）中枢神经系统：可提高中枢的兴奋性，引起欣快、激动、失眠等，偶可诱发精神失常；且能降低大脑的电兴奋阈，促使癫痫发作，故精神病患者和癫痫患者宜慎用。大剂量能致儿童惊厥。

（5）消化系统：能增加胃酸及胃蛋白酶的分泌，增强食欲，促进消化。长期超生理量使用时有诱发或加重溃疡形成的危险。

（6）心血管系统：部分应用合成的糖皮质激素患者，可出现高血压。

【作用机制】

1. 抗炎作用机制　GC抗炎作用的基本机制是基因效应。GC通过扩散进入细胞内，与胞浆内的受体（glucocorticoid receptor，GR）结合。GR有GRα和GRβ两种亚型，GRα活化后产生经典的激素效应，GRβ不具备与激素结合的能力，作为GRα拮抗体起作用，当GRβ表达升高时可导致对激素不敏感。GRα未活化时在胞浆内与热休克蛋白90（heat shock protein 90，HSP90）等结合，以复合体形式存在。当该复合体与GC结合后，其构型发生变化，GRα与复合体分离，随之糖皮质激素-GRα复合体进入细胞核，在细胞核内与特异性DNA位点即靶基因的启动子（promoter）序列的糖皮质激素反应元件（glucocorticoid response element，GRE）或负性糖皮质激素反应元件（negative glucocorticoid response element，nGRE）相结合，影响基因转录，改变介质相关蛋白的水平，进而对炎症细胞和分子产生影响而发挥抗炎作用。

2. 抑制免疫作用机制　包括：①诱导淋巴组织中的淋巴细胞核DNA降解；②影响淋巴细胞的物质代谢；③诱导淋巴细胞凋亡；④抑制核转录因子NF-κB活性。

3. 糖皮质激素的非基因作用　非基因作用是GC的另一重要作用。其机制可能与作用于细胞膜类固醇受体或细胞质受体的受体外成分介导的信号通路有关。

【临床应用】

1. 替代疗法　用于急、慢性肾上腺皮质功能不全者，脑垂体前叶功能减退及肾上腺次全切除术后，作为补充治疗。

2. 严重感染或炎症

（1）严重急性感染：①对严重急性感染大剂量应用常可迅速缓解症状，减轻炎症，保护重要器官，从而帮助患者渡过危险期。中毒性菌痢、中毒性肺炎、猩红热、败血症、暴发性流行性脑脊髓膜炎、粟粒性肺结核、结核性脑膜炎、心包炎、心瓣膜炎等感染性炎症，在应用足量有效的抗菌药治疗前提下，可加用GC作辅助治疗；②对病毒性感染一般不用，但当某些严重病毒感染（如严重的非典型肺炎、病毒性肝炎、流行性乙型脑炎和腮腺炎）所致病变和症状已对机体构成严重威胁时，需用GC迅速控制症状，防止或减轻并发症和后遗症；③在严重感染性炎症时应用激素一般宜足量短期（3～5天）使用，达到目的后即可迅速撤药。

（2）防止某些炎症的后遗症：发生在人体重要器官或关键部位的炎症，由于炎症损害或恢复时产生粘连和疤痕，将引起严重功能障碍时，如风湿性心瓣膜炎、损伤性关节炎以及烧伤后疤痕挛缩等，早期应用糖皮质激素类药可减少炎性渗出，减轻愈合过程中纤维组织过度增生及粘连，达到防止后遗症的效果。

（3）在眼科中的应用：局部点眼和结膜下注射广泛应用于眼睑及结膜急性过敏反应、急性表层巩膜炎和巩膜炎、前葡萄膜炎、中间部葡萄膜炎、白内障摘除等眼部手术后、穿透性角膜移植、视神经炎和外伤性视神经病变等，取得良好效果。但应注意，有角膜溃疡者禁用，而且可能导致青光眼和白内障。

3. 过敏性疾病、自身免疫性疾病和器官移植排斥反应

（1）过敏性疾病：对血清病、花粉症、药物过敏、接触性皮炎、荨麻疹、血管神经性水

肿、过敏性休克、鼻炎等，糖皮质激素可作辅助治疗。倍氯米松等气雾剂，用于支气管哮喘疗效好，全身不良反应少。

（2）自身免疫性疾病：如严重风湿热、风湿性心肌炎、风湿性及类风湿性关节炎、全身性红斑狼疮、自身免疫性贫血和肾病综合征等应用糖皮质激素类药可缓解症状。对多发性皮肌炎本类药为首选药。

（3）器官移植排斥反应：可抑制异体器官移植所致的免疫性排斥反应。若与环孢霉素A等免疫抑制剂合用，疗效更好，并可减少药量。

4. 抗休克治疗　适用于各种休克。对感染中毒性休克，须在确定足量有效的抗菌药物治疗前提下使用，及早、短时间、大剂量突击使用，一旦微循环改善、脱离休克状态时及时停用，糖皮质激素应在使用抗菌药物之后使用，在抗菌药物停药之前停用。对过敏性休克为次选药，可与首选药肾上腺素合用。对低血容量性休克，补液补电解质或输血后效果不佳者，可合用糖皮质激素类药。

5. 血液病　目前与抗肿瘤药物联合用药，治疗儿童急性淋巴细胞性白血病；但对急性非淋巴细胞性白血病的疗效较差。此外，还可用于再生障碍性贫血、粒细胞减少症、血小板减少症和过敏性紫癜等的治疗。停药后易复发。

6. 局部应用　对湿疹、肛门瘙痒、接触性皮炎、牛皮癣等，临床上采用氢化可的松、氢化泼尼松或肤氢松等软膏、霜剂或洗剂局部用药。对肌肉韧带或关节无菌性炎症，可将醋酸氢化可的松等混悬液加入1％普鲁卡因注射液，局部痛点注射可消炎止痛。

7. 其他　为避免早产儿呼吸窘迫综合征，在分娩前给母亲短期应用地塞米松，以诱导早产儿肺表面活化蛋白的形成。

【不良反应】

1. 长期大剂量应用引起的不良反应

（1）消化系统并发症：可诱发或加剧胃、十二指肠溃疡，甚至造成消化道出血或穿孔。少数患者可诱发胰腺炎或脂肪肝。

（2）诱发或加重感染：长期应用可诱发感染或使体内潜在病灶扩散，特别是对某些患有使抵抗力降低疾病的患者，比如白血病、再生障碍性贫血、肾病综合征等。

（3）白内障和青光眼：全身或眼睛局部给药均可诱发白内障。原因可能与抑制晶状体上皮Na^+-K^+泵功能，导致晶状体纤维积水和蛋白质凝集有关。GC也可诱发或加重青光眼。故用药期间要定期检查眼压、眼底、视野。

（4）医源性肾上腺皮质功能亢进症：由过量激素导致的脂质代谢和水盐代谢紊乱引起，又称类肾上腺皮质功能亢进综合征。表现为"满月脸"、"水牛背"、皮肤变薄、多毛、浮肿、高血压、低血钾、糖尿病等，停药后症状可自行消失。必要时采用抗高血压药，抗糖尿病药治疗，并限制盐、糖、蛋白质的摄入及补充氯化钾。

（5）心血管系统并发症：因长期应用会导致钠、水潴留和血脂升高，可引起高血压和动脉粥样硬化。

（6）骨质疏松、肌肉萎缩、伤口愈合延迟、生长发育迟缓：与激素对蛋白代谢的影响、对骨骼的影响、对炎症增生期的抑制及增加钙、磷排泄有关。骨质疏松多见于儿童、绝经期妇女和老人，严重者可发生自发性骨折。

（7）对妊娠的影响：糖皮质激素可通过胎盘。使用药理剂量的糖皮质激素可增加胎盘功能不全、新生儿体重减少或死胎的发生率。偶见胎儿畸形。

(8) 糖尿病：约半数长期超生理量应用糖皮质激素的患者出现糖耐量受损或糖尿病（类固醇性糖尿病）。此类糖尿病对降糖药敏感性较差，应尽可能减少激素的用量或停药。不能停药者，需加服口服降糖药或注射胰岛素。

(9) 其他：可诱发精神异常或癫痫发作。有癫痫或精神病史者禁用或慎用。临床及实验研究已证实长期用糖皮质激素可引起股骨头坏死，其机制较为复杂，可能与脂肪栓塞、骨盐丢失、股骨头血管内凝血等多种因素相互影响有关。

2. 停药反应

(1) 医源性肾上腺皮质功能不全：连续长期给药的患者，如果减量过快或突然停药，可引起肾上腺皮质功能不全或危象，表现为恶心、呕吐、乏力、低血压和休克等，需及时抢救。这是由于长期大剂量使用，反馈性抑制垂体-肾上腺皮质轴致肾上腺皮质萎缩所致。防治方法：停药须经缓慢减量过程，不可骤然停药，停用激素后连续应用 ACTH 7 d 左右；在停药 1 年内如遇应激情况（如感染或手术等），应及时投予足量的激素。

肾上腺皮质功能的恢复时间与剂量、用药时间长短和个体差异等有关。停用激素后，垂体分泌 ACTH 的功能一般需经 3～5 个月才恢复；肾上腺皮质对 ACTH 起反应机能的恢复约需 6～9 个月，甚至 1～2 年才能恢复。

(2) 反跳现象：突然停药或减量过快会使原病复发或恶化。治疗需重新加大剂量给药，待症状缓解后再缓慢减量、停药。

3. 糖皮质激素抵抗　GC 抵抗是指大剂量 GC 治疗对患者疗效很差或无效。对糖皮质激素抵抗的患者盲目加大剂量和延长疗程不但无效，而且会引起严重的后果。但目前临床上并没有可以解决 GC 抵抗的有效措施。

【禁忌证】心脏病或急性心力衰竭，严重的精神病（过去或现在）和癫痫，活动性消化性溃疡病，新近胃肠吻合术，骨折，骨质疏松，创伤修复期，青光眼，角膜溃疡，肾上腺皮质机能亢进症，严重高血压，糖尿病，孕妇，抗菌药物不能控制的感染如水痘、麻疹、全身性真菌感染等。小儿及老人应慎用。

第二节　盐皮质激素类药

盐皮质激素（mineralocorticoids）主要包括醛固酮（aldosterone）和去氧皮质酮（desoxycorticosterone）两种。

醛固酮主要作用于肾脏的远曲小管，促进 Na^+、Cl^- 的重吸收和 K^+、H^+ 的排出；尿氨的排出也随 H^+ 的排出增多而增加。此外，对唾液腺、汗腺、肌肉和胃肠道黏膜细胞也同样有保 Na^+ 排 K^+ 的作用。

去氧皮质酮保钠作用只有醛固酮的 1‰～3‰。临床常与氢化可的松等合用作为替代疗法，治疗慢性肾上腺皮质机能减退症，以纠正患者失钠、失水和钾潴留等，恢复水和电解质的平衡。替代疗法的同时，须补充食盐 6～10 g/d。

第三节 促皮质素及皮质激素抑制剂

一、促皮质素

促皮质素（adreno-corticotrophic hormone，ACTH）由垂体前叶嗜碱细胞合成分泌，受下丘脑促皮质素释放激素（corticotropin releasing hormone，CRH）的调节，对维持机体肾上腺正常形态和功能具有重要作用。ACTH 缺乏会引起肾上腺皮质萎缩、分泌功能减退。

ACTH 只能注射应用。血浆 $t_{1/2}$ 约为 10 min。一般在给药后 2 h，肾上腺皮质才开始反应。临床上可用于诊断脑垂体前叶-肾上腺皮质功能水平状态及长期使用皮质激素的停药前、后的皮质功能水平，以防止因停药而发生皮质功能不全。此外，临床上用 ACTH 治疗婴儿痉挛症有显著疗效，是目前治疗婴儿痉挛症的主要有效药物。

二、皮质激素抑制药

皮质激素抑制剂可代替外科的肾上腺皮质切除术，临床常用的有米托坦和美替拉酮等。

（一）米托坦（mitotane，双氯苯二氯乙烷）

米托坦为杀虫剂滴滴涕（DDT）一类化合物。它能相对选择性地作用于肾上腺皮质细胞，损伤肾上腺皮质的正常细胞或瘤细胞；尤其是选择性地作用于肾上腺皮质束状带及网状带细胞，使其萎缩、坏死，使血、尿中氢化可的松及其代谢物迅速减少。但不影响醛固酮分泌。

主要用于无法切除的皮质癌、切除复发癌以及皮质癌术后辅助治疗。可有消化道不适、中枢抑制及运动失调等不良反应，减小剂量这些症状可以消失。过量可引起肾上腺皮质功能不全。不宜与螺内酯合用。

（二）美替拉酮（metyrapone，甲吡酮）

美替拉酮能抑制 11-去氧皮质酮转化为皮质酮，抑制 11-去氧氢化可的松转化为氢化可的松，而降低其血浆水平；又能反馈性地促进 ACTH 分泌，导致 11-去氧皮质酮和 11-去氧氢化可的松代偿性增加，故尿中 17-羟类固醇排泄也相应增加。

临床用于治疗肾上腺皮质肿瘤和产生 ACTH 的肿瘤所引起的氢化可的松过多症和皮质癌。还可用于垂体释放 ACTH 功能试验。不良反应有眩晕、消化道反应等。

（三）氨鲁米特（aminoglutethimide，又称氨基苯哌啶酮）

氨鲁米特能抑制胆固醇转变成 20-α-羟胆固醇，而阻断类胆固醇生物合成的第一个反应，从而抑制氢化可的松和醛固酮的合成。能有效减少肾上腺肿瘤和 ACTH 过度分泌时氢化可的松的增多，也能与美替拉酮合用，治疗由垂体所致 ACTH 过度分泌诱发的柯兴氏综合征。为了防止肾上腺功能不足，可给予生理剂量的氢化可的松。

本章小结

1. 糖皮质激素类药：
(1) 作用：生理量调节糖、蛋白、脂肪及水盐代谢、允许作用；超生理量有抗炎、免疫抑制、抗过敏、抗休克、抗内毒素及影响血液造血系统、消化系统、骨骼、中枢神经系统等功能；

(2) 应用：急、慢性肾上腺皮质功能不全者补充替代，严重感染及炎症、过敏性疾病、自身免疫性疾病、器官移植排斥反应、休克、儿童急淋、再障、粒细胞减少症、血小板减少等，局部用于某处皮肤病变或皮炎等；

(3) 不良反应：①长期大剂量用药引起类肾上腺皮质功能亢进症、诱发或加重溃疡、糖尿病、精神异常、癫痫等，可致白内障、青光眼、升高血压、动脉粥样硬化、骨质疏松、肌肉萎缩、伤口愈合延迟、生长发育迟缓等；②停药反应：医源性肾上腺皮质功能不全、反跳现象、糖皮质激素抵抗。

2. **盐皮质激素类药** 醛固酮、去氧皮质酮，主要作用为调节水、盐代谢，与糖皮质激素合用于替代疗法。

3. **促皮质素及皮质激素抑制剂** 促皮质素：主要用于诊断脑垂体前叶-肾上腺皮质功能水平状态及长期使用皮质激素停药前、后的皮质功能水平。皮质激素抑制药米托坦等，主要用于无法切除的皮质癌、皮质癌术后复发及术后辅助治疗等。

思考题

1. 糖皮质激素类药的主要药理作用、临床应用及不良反应有哪些？
2. 长期应用糖皮质激素类药突然停药引起类肾上腺皮质功能不全的原理是什么？应如何防治？
3. 简述糖皮质激素类药的抗炎机制。
4. 糖皮质激素类药的禁忌证有哪些？

第三十四章 甲状腺激素和抗甲状腺药

> **学习目标**
> 1. 掌握 抗甲状腺药分类以及硫脲类药物的药理作用、临床应用及主要不良反应;
> 2. 熟悉 甲状腺激素的生理作用、临床应用;
> 3. 熟悉 碘及碘化物大小剂量应用时药理作用及临床应用差异;
> 4. 了解 甲状腺激素合成、分泌及其调节;了解放射性碘的临床应用及不良反应。

甲状腺激素(thyroid hormone,TH)包括三碘甲状腺原氨酸(3,5,3'-triiodothyronine,T_3)和四碘甲状腺原氨酸(3,5,3'5'-tetraiodothyronine,T_4),T_4即甲状腺素(thyroxine)。T_3、T_4合成分泌减少,可引起甲状腺功能减退症,需给予补充治疗;过多引发甲状腺功能亢进症,治疗甲亢可用手术切除,也可用抗甲状腺药暂时或长期消除甲亢症状。

第一节 甲状腺激素

【生理、药理作用】

1. **维持生长发育** 能够促进蛋白质合成,维持骨骼及中枢神经系统的生长发育。如因缺碘、母体用抗甲状腺药或先天缺陷而致婴幼儿甲状腺功能不足,则影响躯体和智力发育,形成呆小病(cretinism,克汀病),表现为身材矮小,智力低下。成人甲状腺功能低下时会发生记忆力减退,反应迟钝。

2. **促进代谢** 促进物质氧化,提高基础代谢率,使产热和散热增多,因此甲亢患者有怕热、多汗、消瘦等症状。甲状腺功能不全者,表现为怕冷、皮肤干燥,严重时蛋白质合成障碍,组织间黏蛋白沉积,引起黏液性水肿。

3. **增强机体交感-肾上腺系统的反应性** 甲亢时交感-肾上腺系统活性增强,患者出现神经过敏、易激动、急躁、震颤、心率加快、血压增高等现象。

TH的作用机制是与分布在细胞膜、线粒体、核内等甲状腺激素受体(thyroid hormone receptor,TR)结合,在细胞核内启动靶基因的转录过程,通过翻译合成新的蛋白酶,进一步产生生物效应。

【临床应用】

1. **呆小病** 甲状腺功能减退始于胎儿或新生儿,应及早诊治。治疗从小剂量开始,渐增至症状明显好转时即以此量维持。

2. **黏液性水肿** 小量开始逐渐增至足量。儿童和青年可迅即采用足量,而老年、循环系统严重疾病及垂体功能减退者须谨慎用药,以防过量诱发或加重心脏病。

3. **单纯性甲状腺肿** 多因缺碘所致,以补碘为主。无明显病因者可给予适量TH作为补充治疗，并可抑制 TSH 分泌过多，缓解甲状腺组织代偿性增生肥大。

4. T_3 抑制试验　主要用于单纯性甲状腺肿与甲亢的鉴别诊断。单纯性甲状腺肿患者，摄 ^{131}I 抑制率应超过服药前的 50% 以上，甲亢患者的抑制率低于 50%。

5. 其他　①甲亢患者服用抗甲状腺药期间，加服 T_4 有利于减轻突眼、甲状腺肿大，并可防止甲状腺功能减退。②甲状腺癌术后应用 T_4，可抑制残余的甲状腺组织，减少复发；③T_4 还可用于内分泌性突眼的治疗。

【不良反应】过量时可出现心悸、手震颤、多汗、体重减轻、失眠等不良反应，重者可腹泻、呕吐、发热、脉搏快而不规则等。对心脏病患者或老年人可诱发心绞痛、心肌梗死，一旦出现应立即停药，可用 β 受体阻断药对抗。长期服用 T_4 能引起骨质疏松。能降低癫痫发作阈，偶尔诱发癫痫发作。冠心病、糖尿病、快速型心律失常患者禁用。

（一）优甲乐（euthyrox）

优甲乐活性成份为左甲状腺素钠。左甲状腺素（levothyroxine or L-thyroxine，L-T_4），即人工合成的 $3,5,3',5'$-四碘甲状腺原氨酸，作用与天然甲状腺素相同，为临床最常用的甲状腺激素替代治疗药物。临床应用及不良反应同甲状腺激素。

（二）促甲状腺激素（thyroid stimulating hormone，TSH）

TSH 能促使甲状腺合成并分泌 TH，但如甲状腺已被破坏，则不能产生此作用。临床用于：①TSH 试验：用于区别原发性或继发性甲状腺功能减退症；②甲状腺癌切除术后，应用 TSH，可以使转移病灶的 ^{131}I 吸收增加，疗效增强。少数患者可产生过敏反应，冠心病患者忌用。

第二节　抗甲状腺药

治疗甲状腺功能亢进症的常用药物有硫脲类、碘及碘化物、放射性碘及 β 受体阻断药四类。

一、硫脲类

硫脲类分为硫氧嘧啶类和咪唑类。前者包括甲硫氧嘧啶（methylthiouracil，MTU）和丙硫氧嘧啶（propylthiouracil，PTU），后者包括甲巯咪唑（thiamazole，tapazole，他巴唑）和卡比马唑（carbimazole，甲亢平）。

【体内过程】硫氧嘧啶类药物口服吸收迅速，生物利用度约为 80%，血浆蛋白结合率约为 75%。易进入乳汁和通过胎盘，在甲状腺浓集较多。主要在肝脏代谢，$t_{1/2}$ 为 2h。甲巯咪唑的血浆 $t_{1/2}$ 约为 4.7h，但在甲状腺组织中药物浓度可维持 16～24 h。卡比马唑在体内转化成甲巯咪唑而发挥作用。

【药理作用】

1. 抑制甲状腺激素的合成　硫脲类通过抑制甲状腺过氧化物酶来抑制酪氨酸的碘化及耦联过程，使氧化碘不能结合到甲状腺球蛋白上，从而抑制 TH 的生物合成。对已合成的 TH 无效，需已合成的 TH 被消耗后才能生效，症状改善常需用药后 2～3 周，基础代谢率恢复正常需 1～2 个月。

2. 抑制 T_4 的脱碘　丙硫氧嘧啶除抑制 TH 合成作用外，还能抑制外周组织的 T_4 转化为 T_3，迅速控制血浆 T_3 水平，在重症甲亢、甲状腺危象时可列为首选。

3. 减弱 β-受体介导的糖代谢活动　研究发现本类药可减少心肌和骨骼肌内 β-受体数

目，降低腺苷酸环化酶活性，减弱由 β-受体介导的糖代谢活动。

4. 抑制免疫球蛋白的生成　硫脲类能轻度抑制免疫球蛋白的生成，降低血循环中甲状腺刺激性免疫球蛋白的水平，对甲亢患者有一定的对因治疗作用。

【临床应用】

1. 甲亢的内科治疗　适用于轻症和不宜手术或不宜采用 ^{131}I 治疗的甲亢患者。1~3 个月后症状明显减轻，疗程需 1~2 年。内科治疗约 40%~70% 患者获得痊愈。

2. 甲亢手术治疗前准备　为防止甲状腺次全切除术患者在麻醉和术后发生甲状腺危象，术前应先服用硫脲类药物，使甲状腺功能恢复或接近正常。用硫脲类后因降低 TH 水平而使 TSH 分泌增多，腺体增生、充血，需在手术前 2 周左右加服大量碘剂，使腺体缩小变韧，以利手术进行及减少出血。

3. 甲状腺危象的治疗　甲亢患者因精神刺激、手术、外伤、感染等诱因，使 TH 突然大量释放入血，而出现高热、虚脱、肺水肿、心力衰竭、电解质紊乱等一系列危重表现，称之为甲状腺危象。治疗措施需消除诱因、对症治疗，同时给予大剂量碘剂、大剂量硫脲类以阻断 TH 的合成。

【不良反应】

1. 过敏反应　最常见，多为搔痒、药疹等，少数伴有发热，应密切观察。

2. 消化道反应　有厌食、呕吐、腹泻、腹痛等。

3. 粒细胞缺乏症　为严重不良反应，发生率约 0.3%~0.6%。多见于用药后 2~3 个月内，应定期检查血象，若用药后出现咽痛或发热，应立即停药并检查。

4. 甲状腺肿　长期用药可使血清甲状腺激素水平显著下降，反馈性增加 TSH 分泌而引起腺体代偿性增生，腺体增大、充血，严重者可产生压迫症状。

妊娠期慎用或不用，哺乳妇女禁用；结节性甲状腺肿合并甲亢及甲状腺癌者禁用。

二、碘及碘化物

常用的有碘化钾、碘化钠和复方碘溶液（又称卢戈液，含碘 5%，碘化钾 10%）等。

【药理作用】

1. 小剂量碘为合成 TH 的原料。

2. 大剂量碘对甲亢患者和正常人都能产生抗甲状腺作用：①主要是通过抑制谷胱甘肽还原酶，使甲状腺球蛋白水解过程中所需要的还原型谷胱甘肽生成不足，导致 T_3、T_4 不能和甲状腺球蛋白解离而抑制 TH 释放；②大剂量碘能抑制甲状腺过氧化物酶，进而抑制酪氨酸碘化和 T_3、T_4 合成，用药 1~2 d 起效，10~15 d 达最大效应，继续用药，反而抑制碘的摄取，失去抑制 TH 合成的效应，甲亢又可复发；③大剂量碘还能抑制 TSH 促腺体增生的作用，使腺体缩小变硬，血管减少。

【临床应用】

1. 防治单纯性甲状腺肿　缺碘地区应食用加碘盐给予预防。早期患者用碘化钾或复方碘溶液疗效好，晚期疗效差。如腺体太大或已有压迫症状者应考虑手术治疗。

2. 大剂量碘的应用只限于以下情况　①甲状腺机能亢进症的手术前准备，于术前 2 周给予复方碘溶液以利手术进行及减少出血；②甲状腺危象的治疗，可用碘化物或复方碘溶液，并在 2 周内逐渐停服，需同时合用硫脲类药物。

【不良反应】

1. **急性反应** 用药后立即或几小时后可发生血管神经性水肿、上呼吸道水肿及严重喉头水肿等反应。

2. **诱发甲状腺功能紊乱** 长期服用碘化物可诱发甲亢。碘还可进入乳汁并通过胎盘引起新生儿甲状腺肿，故孕妇及乳母应慎用。

3. **慢性碘中毒** 表现为咽喉及口腔烧灼感、唾液分泌增多、眼刺激症状等。

三、放射性碘

临床应用的放射性碘（radioiodine）是 ^{131}I，其 $t_{1/2}$ 为 8 d，用药后 2 个月其放射性消除可达 99%。^{131}I 可被甲状腺摄取，并可产生 β 射线（占 99%），其射程仅约 0.5～2 mm，能使腺泡上皮破坏、萎缩，分泌减少，同时减少腺泡内淋巴细胞使抗体产生减少。很少波及周围组织。此外 ^{131}I 还可产生 γ 射线（占 1%），在体外可测得，用于测定甲状腺摄碘功能。

^{131}I 仅用于不宜手术或术后复发及硫脲类无效或过敏的甲亢患者。小剂量 ^{131}I 可用于甲状腺摄碘功能的测定。^{131}I 碘化钠胶囊和口服溶液可用于治疗甲状腺癌。

易致甲状腺功能低下，应严格掌握剂量和密切观察不良反应。20 岁以下患者、妊娠或哺乳期妇女及肾功能不良者慎用。

四、β-肾上腺素受体阻断药

阻断 $β_1$ 肾上腺素受体而减慢心率，阻断中枢 β 肾上腺素受体，减轻焦虑，对抗由甲亢所致的心率加快、心收缩力增强等交感神经活动增强的症状。还可抑制外周 T_4 脱碘转变为 T_3。普萘洛尔等是甲亢及甲状腺危象时的辅助治疗药，适用于不宜手术、不宜应用抗甲状腺药及 ^{131}I 治疗的甲亢患者。

比索洛尔（bisoprolol） 比索洛尔选择性阻滞 $β_1$ 受体，具有疗效好，副作用少的特点，尤其适用于甲亢合并心衰或伴快速心律失常者，是治疗甲亢安全可靠的首选辅助药物。

本章小结

甲状腺激素（T_3、T_4）：具有维持生长发育、促进代谢、增强交感-肾上腺系统反应性的作用，用于呆小病、黏液性水肿、单纯性甲状腺肿的治疗，还可用于 T_3 抑制试验、甲亢伴有突眼及甲状腺癌术后。过量引起甲状腺功能亢进的症状。抗甲状腺药：①硫脲类：抑制 TH 的合成、抑制 T_4 脱碘（丙硫氧嘧啶）、减弱 β 受体介导的糖代谢、抑制免疫球蛋白的生成。主要用于甲亢内科治疗、甲亢术前准备、甲状腺危象的治疗。②碘及碘化物：小剂量合成 TH，用于治疗单纯性甲状腺肿。大剂量碘抑制 TH 释放及合成、抑制 TSH 促腺体增生的作用。用于甲亢术前准备以利手术及减少出血、治疗甲状腺危象。③^{131}I：产生 β 射线（99%），可破坏甲状腺腺泡细胞，用于治疗不宜手术或术后复发、硫脲类无效或过敏的甲亢患者；还可产生 γ 射线（1%），用于测定甲状腺摄碘功能。易引起甲状腺功能低下。④β 受体阻断药：阻断 $β_1$ 受体，减慢心率，改善甲亢症状；抑制 T_4 脱碘生成 T_3，是甲亢及甲状腺危象的辅助治疗药。用于不宜手术、不宜用硫脲类及不宜用 ^{131}I 的甲亢患者。

思考题

1. 常用的抗甲状腺药物有哪几类？每类药物的主要作用及临床应用有哪些？
2. 硫脲类治疗甲亢的作用机制是什么？主要的不良反应是什么？如何防治？

第三十五章 胰岛素和口服降血糖药

> **学习目标**
> 1. 掌握　胰岛素的作用、临床应用及主要不良反应；
> 2. 掌握　磺酰脲类、双胍类的降糖作用机制及主要不良反应；
> 3. 熟悉　α-葡萄糖苷酶抑制剂的作用特点；
> 4. 了解　胰岛素增敏剂、餐时血糖调节剂的作用特点。

糖尿病（diabetes mellitus）是一组以血糖水平升高为特征的代谢性疾病群。糖尿病患者长期血糖升高可致组织器官损害，引起脏器功能障碍以致功能衰竭。糖尿病可分为1型（胰岛素依赖性糖尿病，IDDM）、2型（非胰岛素依赖性糖尿病，NIDDM）、妊娠糖尿病及其他特殊类型4种。

胰岛素（insulin）及口服降血糖药（oral hypoglycemic drugs）是临床治疗糖尿病的主要药物。糖尿病的治疗应采用综合治疗原则，其核心是针对高血糖，同时防治并发症。在饮食疗法和运动疗法的基础上应用降血糖药物，目的是使患者的血糖控制在正常或接近正常范围，纠正代谢紊乱，防止或减少并发症。

第一节　胰岛素

胰岛素（insulin）是由胰岛B细胞分泌的一种分子量为56 kD的蛋白质，药用胰岛素可分为由猪或牛胰腺提取的胰岛素、基因工程重组人胰岛素和半人工合成的胰岛素4类。

胰岛素易被消化酶破坏，口服无效，需注射给药，皮下注射吸收快。在肝内迅速灭活，作用维持时间短，$t_{1/2}$为9~10 min。为延长胰岛素的作用时间，将胰岛素与碱性蛋白质（珠蛋白、精蛋白）结合，再加入微量锌使其性质稳定，制成多种中效或长效制剂。所有中、长效制剂均为混悬剂，不可静脉注射。

【药理作用】

1. 糖代谢　胰岛素可增加葡萄糖的转运，加速葡萄糖的氧化和酵解，促进糖原的合成和贮存，抑制糖原分解和糖异生而降低血糖。

2. 脂肪代谢　胰岛素能增加脂肪酸的转运，促进脂肪合成并抑制其分解，减少游离脂肪酸和酮体的生成。

3. 蛋白质代谢　胰岛素可增加氨基酸的转运和蛋白质的合成，同时又抑制蛋白质的分解，对人体生长有促进作用。

4. 促进钾离子K^+转运　促进K^+进入细胞内，增加细胞内K^+浓度。

【临床应用】

1. 糖尿病　对胰岛素缺乏的各型糖尿病均有效。主要用于以下情况：①1型糖尿病；②经饮食控制和口服降血糖药治疗未获良好控制的2型糖尿病；③糖尿病酮症酸中毒、高渗性高血糖昏迷和乳酸性酸中毒伴高血糖时；④合并重症感染、消耗性疾病、高热、妊娠、创伤及手术的各型糖尿病；⑤全胰腺切除引起的继发性糖尿病。

2. 细胞内缺钾　临床上将葡萄糖（glucose）、胰岛素（insulin）、氯化钾（KCl）联合组成GIK液，可促进钾内流，纠正细胞内缺钾，提供能量，防治心肌梗死时的心律失常。

3. 其他用途　胰岛素与ATP及辅酶A组成能量合剂用于急/慢性肝炎、肝硬化、肾炎、心衰等患者的辅助治疗，以增加食欲、恢复体力。

【不良反应】

1. 低血糖　为最常见的不良反应，多为胰岛素用量过大或未按时进食或运动量过大所致。患者可出现饥饿感、出汗、心跳加快、焦虑、震颤等症状，严重者可出现低血糖休克，如不及时抢救可引起死亡。

2. 过敏反应　胰岛素制剂有抗原性，可产生相应的抗体及过敏反应。一般轻微而短暂，如注射部位瘙痒、肿胀、红斑，少数出现荨麻疹、血管神经性水肿，偶见过敏性休克。可用H_1受体阻断药和糖皮质激素处理。多数为使用牛胰岛素所致，可换用抗原性较弱的猪胰岛素、高纯度胰岛素或人胰岛素。

3. 胰岛素耐受性　可分为急性耐受性和慢性耐受性，急性耐受性可由创伤、感染、手术、情绪激动等引起，可能与血中具有抗胰岛素作用的物质增多有关。处理方法是清除诱因，并加大胰岛素用量，调整酸碱电解质平衡，常可取得良好疗效。慢性耐受性可能与体内产生抗胰岛素抗体或靶细胞膜上胰岛素受体数量减少有关。处理方法是可换用高纯度胰岛素或人胰岛素，并适当调整剂量。尽量避免间断使用胰岛素。

4. 脂肪萎缩　胰岛素注射部位皮下脂肪萎缩，改用高纯度胰岛素可减少该反应。

5. 反应性高血糖　当胰岛素用量略超需要而发生轻度低血糖时，可不出现明显症状，却能引起调节机制的代偿反应使生长激素、肾上腺素、胰高血糖素和糖皮质激素分泌增加而引起高血糖，甚至出现糖尿甚至酮尿，容易误认为胰岛素用量不足而得不到正确处理，应引起重视。

第二节　口服降血糖药

常用的口服降糖药包括磺酰脲类、双胍类、葡萄糖苷酶抑制药、胰岛素增敏剂和餐时血糖调节剂等。

一、磺酰脲类

根据两端侧链结构不同可分为第一代、第二代和第三代磺酰脲类。第一代磺酰脲类：主要有甲苯磺丁脲（tolbutamide，甲磺丁脲，甲糖宁，D860）、氯磺丙脲（chlorpropamide）。第二代磺酰脲类：主要有格列本脲（glibenclamide，优降糖）、格列吡嗪（glipizide）等。第三代磺酰脲类：代表药有格列齐特（gliclazide，达美康），新一代磺酰脲类不仅具有降血糖作用，还具有抑制血小板聚集和甘油三酯合成等作用，可能有益解决糖尿病患者容易凝血和有血管栓塞倾向的问题。

【药理作用与机制】

1. 降血糖作用　对正常人及胰岛功能尚存的糖尿病患者均有降血糖作用，但对严重糖尿病患者或完全切除胰腺的糖尿病患者则无效。作用机制：①刺激胰岛 B 细胞分泌胰岛素，使血中胰岛素增多；②增加靶细胞膜上胰岛素受体的数目与亲和力，提高靶细胞对胰岛素的敏感性；③抑制胰高血糖素的分泌。

2. 抗利尿作用　格列本脲、氯磺丙脲通过促进抗利尿激素分泌并增强其作用，而发挥抗利尿作用，可用于尿崩症。

3. 影响凝血功能　第三代磺酰脲类有抑制血小板黏附、刺激纤溶酶原合成和恢复纤溶酶活性的作用，还能降低微血管对血管活性胺类的敏感性。这可能对预防或减轻糖尿病患者微血管并发症有一定作用。

【体内过程】本类药物口服后吸收较好，除氯磺丙脲外大多数药物吸收较快，约经 2～6 h 血药浓度达峰值。吸收后与血浆蛋白结合率较高，格列美脲血浆蛋白结合率可达 99.5%。多数药物经肝代谢成无活性代谢产物，经肾排出。氯磺丙脲大部分以原形经肾排出，易在体内蓄积而致低血糖，因此老年人及肾功能不良者慎用。本类药物除氯磺丙脲 $t_{1/2}$ 较长外，多数消除较快。

【临床应用】

1. 糖尿病　用于胰岛功能尚存的 2 型糖尿病，且单用饮食控制无效者。与胰岛素或双胍类药物合用有协同作用。对胰岛素产生耐受性的患者加用本类药物可刺激内源性胰岛素分泌，增强胰岛素的作用。

2. 尿崩症　氯磺丙脲能促进抗利尿激素的分泌，增强抗利尿激素的作用而产生抗利尿作用。可用于治疗尿崩症。

【不良反应】较安全，不良反应较少，第二代和第三代磺酰脲类药物不良反应发生率较第一代低。

1. 胃肠道反应　较常见，恶心、呕吐、胃痛、厌食和腹泻，多与剂量有关，减少剂量或继续服药可消失。偶见肝损伤和胆汁淤积性黄疸，应注意肝功能。

2. 低血糖　虽不多见，也应提高警惕。氯磺丙脲和格列苯脲可引起持久性低血糖，处理不当可引起不可逆损伤或死亡，老年患者和肝肾功能不良者更易发生。由于低血糖往往持续较久，须反复注射葡萄糖解救。

3. 其他　少数患者可出现皮疹或红斑等过敏反应，嗜睡、眩晕、共济失调等中枢神经系统反应，以及白细胞和血小板减少、溶血性贫血等血液系统反应。

二、双胍类

常用的有甲福明（metformin，二甲双胍）和苯乙福明（phenformin，苯乙双胍）。

双胍类对胰岛功能正常或丧失的糖尿病患者均有效，能明显降低糖尿病患者血糖水平，但对正常人血糖无影响。其作用机制不同于磺酰脲类药物，不是刺激胰岛 B 细胞分泌胰岛素，而是由于促进组织对葡萄糖的摄取，减少葡萄糖经肠道吸收，增加肌肉组织中糖的无氧酵解，减少肝内糖异生，抑制胰高血糖素的释放等。此外，双胍类还能降低高血脂患者的低密度脂蛋白、极低密度脂蛋白、甘油三酯和胆固醇水平，可能延缓糖尿病患者血管并发症的发生。

主要用于轻、中度2型糖尿病患者，尤其是有胰岛素耐受的肥胖患者。也可与胰岛素和/或磺酰脲类药物合用于中、重度患者，以增强疗效，减少胰岛素用量。甲福明较苯乙福明常用。

常见的不良反应有恶心、呕吐、腹泻、口中有金属味等。乳酸性酸中毒为严重不良反应，以苯乙福明更常见。应用时应严格掌握适应证并限制剂量，每日剂量不得超过75 mg，对有肝、肾功能不良，慢性心功能不全和尿酮体阳性者等应禁用。

三、α-葡萄糖苷酶抑制剂

目前用于临床的有阿卡波糖（acarbose）、伏格列波糖（voglibose）、米格列醇（miglitol）等。

本类药物不增加胰岛素分泌，其降血糖机制主要是通过抑制小肠中各种α-葡萄糖苷酶，使淀粉和蔗糖等分解为葡萄糖的速度减慢，吸收延缓，而使餐后血糖降低。其中抑制淀粉酶的作用最强，其次是蔗糖酶和麦芽糖酶等，对乳糖酶无影响，对乳糖的消化吸收无影响。由于淀粉等的消化只被延缓，并未完全阻断，长期应用并无热量损失。

主要用于2型糖尿病，尤其适用于空腹血糖正常而餐后血糖明显升高者。对应用磺酰脲类或胰岛素疗效不佳者，加用本类药物可明显降低餐后血糖，使血糖波动减小，减少磺酰脲类或胰岛素用量。服药期间应增加碳水化合物的比例，并限制单糖的摄入量，以提高药物的疗效。

由于吸收很少，几无全身不良反应。主要引起胃肠道症状，表现有腹胀、嗳气、肛门排气增多、腹泻等，多不影响治疗。胃肠道溃疡患者慎用。

四、胰岛素增敏药

包括罗格列酮（rosiglitazone）、环格列酮（ciglitazone）、吡格列酮（pioglitazone）、恩格列酮（englitazone）等。主要作用是增强靶细胞对胰岛素的敏感性，具有改善胰岛素抵抗、降低高胰岛素血症、降低高血糖和纠正脂质代谢紊乱作用，对2型糖尿病及其心血管并发症均有明显疗效。主要用于其他降血糖药疗效不佳的2型糖尿病，尤其是有胰岛素抵抗者。低血糖发生率低，副作用主要有嗜睡、水肿、头痛、胃肠道刺激症状等。

五、餐时血糖调节剂

此类药物能直接作用于胰岛B细胞，刺激餐后胰岛素的产生。瑞格列奈为第一个餐时血糖调节剂，最大优点是可以模仿胰岛素的生理性分泌。该药作用特点是吸收快速，T_{max}短，$t_{1/2}$短，在体内快速消除故不易引起低血糖，无肝肾损伤。通常在进餐前15 min内服用。服后出现低血糖较磺酰脲类药物少见。该药主要适用于2型糖尿病患者，老年糖尿病患者也可服用，且适用于糖尿病肾病者。与双胍类药物合用有协同作用。常见的不良反应有食欲不佳、恶心、呕吐、便秘、口腔金属味、腹泻等消化道症状。偶见低血糖、皮肤过敏反应，对视力和肝功能的影响均少见。

本章小结

胰岛素及口服降血糖药是临床治疗糖尿病的主要药物。常用的口服降糖药包括磺酰脲类、双胍类、葡萄糖苷酶抑制药及胰岛素增敏剂和餐时血糖调节剂。胰岛素主要用于1型糖尿病；经饮食和口服降血糖药治疗未获良好控制的2型糖尿病；糖尿病酮症酸中毒、高渗性高血糖昏迷和乳酸性酸中毒伴高血糖时；合并重症感染、消耗性疾病、高热、妊娠、创伤及手术的各型糖尿病及全胰腺切除引起的继发性糖尿病，主要不良反应为低血糖。磺酰脲类药物主要通过刺激胰岛B细胞分泌胰岛素产生降血糖作用，用于胰岛功能尚存的2型糖尿病且单用饮食控制无效者，对胰岛功能完全丧失者无效。双胍类药物对胰岛功能正常或丧失的糖尿病患者均有效，不影响正常人血糖。主要用于轻、中度2型糖尿病患者，尤其是有胰岛素耐受的肥胖患者。乳酸性酸中毒为严重不良反应。葡萄糖苷酶抑制药主要是通过抑制α-葡萄糖苷酶，使淀粉和蔗糖等吸收延缓，而使餐后血糖降低。

思考题

1. 胰岛素的药理作用、临床应用及不良反应是什么？
2. 口服降血糖药有哪几类？简述它们的代表药物。
3. 比较胰岛素和口服降血糖药作用、作用机制、临床应用及不良反应。
4. 对胰岛功能丧失的糖尿病患者可选用的药物有哪些？为什么？

第三十六章 抗菌药物概论

学 习 目 标

1. 掌握 化学治疗及抗菌药物有关概念；
2. 熟悉 抗菌药物的基本作用机制；
3. 了解 细菌耐药性及其产生机制和抗菌药物应用的基本原则。

用于防治病原微生物、寄生虫及癌细胞所致疾病的药物统称化学治疗药物，简称化疗药物，包括抗微生物药、抗寄生虫药、抗恶性肿瘤药。抗菌药物属于抗微生物药范畴，在化疗药物中占有重要地位，临床上用于治疗细菌感染性疾病。

在化疗药物的临床应用过程中，要正确处理宿主、药物和病原体三者之间的关系。化疗药物通过抑制或杀灭病原体，去除致病的外因，是控制疾病发展、促进宿主康复的重要手段，但是化疗药物对病原体入侵造成的宿主机能失调几无直接的调整作用，而且对宿主可产生不良反应，还可诱导病原体产生耐药性。因此，一方面要充分发挥药物对病原体的选择性抑制或杀灭作用，同时要充分保护并调动宿主的免疫功能，以迅速清除病原体，促进宿主康复；另一方面应尽力避免或减少药物对宿主的不良反应，延缓病原体耐药性的产生，达到理想的化疗效果（图36-1）。

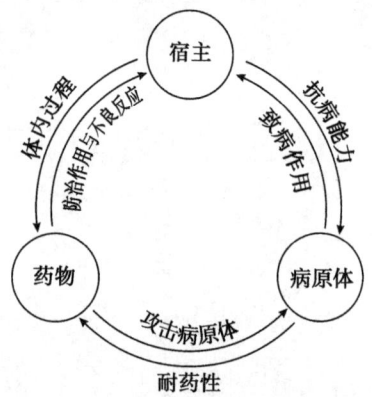

图 36-1 宿主、病原体和药物三者的相互关系

第一节 常用术语

1. 抗菌药（antibacterial drugs） 指对细菌具有抑制或杀灭作用的药物，包括抗生素和人工合成抗菌药物（喹诺酮类、磺胺类等）。

2. 抗生素（antibiotics） 指某些微生物（细菌、真菌、放线菌等）产生的具有抗病原体作用和其他活性的一类物质。抗生素除了从微生物的培养液中提取以外，还可用半合成或合成的方法制备。

3. 抗菌谱（antibacterial spectrum） 每种药物抑制或杀灭病原菌的范围称为抗菌谱。仅作用于单个菌种或某些菌属的称窄谱抗菌药，如异烟肼仅对结核杆菌有效；抗菌谱广泛者称广谱抗菌药，如四环素和氯霉素，不仅对革兰阳性菌和革兰阴性菌有抗菌作用，而且对衣原体、支原体、立克次体及某些原虫等也有抑制作用。

4. 抗菌活性 指抗菌药物抑制或杀灭病原菌的能力。能抑制培养基内细菌生长的最低浓度称最低抑菌浓度（minimal inhibitory concentration，MIC），能够杀灭培养基内细菌（即杀死99.9%供试微生物）的最低浓度称为最低杀菌浓度（minimal bactericidal concentration，MBC）。最低抑菌浓度或最低杀菌浓度对临床用药具有指导作用。

5. 抑菌药（bacteriortatic drugs） 指对病原菌生长繁殖只有抑制作用而无杀灭作用的药物，如磺胺类药、四环素、氯霉素、红霉素、林可霉素等。

6. 杀菌药（bactericidal drugs） 指不仅能抑制而且能杀灭病原菌的药物，如青霉素、头孢菌素、氨基糖苷类抗生素等。

7. 化疗指数（chemotherapeutic index，CI） 就是化疗药的治疗指数。通常用某药的LD_{50}/ED_{50}来表示，是评价药物安全性的重要参数。但是化疗指数高的药物并非绝对安全，例如青霉素的化疗指数很大，但对极少数过敏体质者，可引起过敏性休克甚至死亡。

8. 抗菌药物后效应（post antibiotic effect，PAE） 当有效浓度的抗菌药物与细菌接触一定时间后，在去除药物后的一段时间内，细菌的生长繁殖继续受到抑制。PAE与药动学特性相结合，在保证疗效的前提下，可延长给药间隔，减少给药次数，从而达到减少不良反应、节约药品、方便患者的目的。

第二节 抗菌药物的主要作用机制

抗菌药物作用主要通过干扰病原菌的生化代谢过程，影响其结构与功能而产生抗菌作用。

一、干扰细菌的物质代谢

（一）干扰细菌叶酸代谢

磺胺类药物抑制二氢叶酸合成酶，阻碍叶酸的合成；磺胺增效剂甲氧苄啶抑制细菌的二氢叶酸还原酶，阻止四氢叶酸的合成，两者合用，起到双重阻断，抑制细菌生长繁殖作用。

（二）抑制细菌核酸代谢

喹诺酮类抗菌药物是有效的核酸合成抑制剂，通过抑制DNA回旋酶，抑制敏感细菌的DNA复制和mRNA的转录，从而导致细菌死亡；利福平能抑制细菌DNA依赖的RNA聚合酶，阻碍mRNA的合成。

（三）抑制细菌蛋白质合成

细菌的核糖体为70S，由30S和50S亚基组成。氨基糖苷类、四环素类抗生素作用于细菌核糖体的30S亚基，氯霉素、克林霉素、大环内酯类作用于50S亚基。哺乳动物属真核细胞生物，核糖体为80S，由40S和60S亚基组成。干扰细菌蛋白质合成的抗生素选择性作用于细菌的核糖体，而对哺乳动物影响小。

二、抑制细菌细胞膜功能

胞浆膜位于细菌细胞壁的内侧，是一类由脂质和蛋白质分子构成的半透膜，具有物质交换、渗透屏障及合成黏肽等功能。多黏菌素能与细菌细胞质中的磷脂结合，制霉菌素和两性霉素等能与真菌胞浆膜上的麦角固醇类物质结合。这些均可以使胞浆膜通透性增加，导致菌体的氨基酸、蛋白质及离子等物质外漏而发挥抑制或杀灭细菌的作用。

三、抑制细菌细胞壁合成

与哺乳动物不同，细菌细胞膜的外层有厚而坚韧的细胞壁，抵抗菌体内强大的渗透压，维持细菌的正常形态和正常功能。因此，细胞壁是抗菌药物作用的选择性靶点。药物抑制细菌细胞壁合成，造成细胞壁缺损，引起菌体膨胀破裂死亡，而对宿主无毒性。

抗菌药物干扰细菌细胞壁合成的不同阶段，发挥抗菌作用。例如，青霉素等β-内酰胺类抗生素与具有转肽酶活性的青霉素结合蛋白（penicillin binding protein PBPs）结合，抑制其转肽酶的活性，使肽聚糖链分子间的交叉联结受阻，抑制细胞壁的合成。

第三节 细菌的耐药性

抗菌药物的广泛使用，使细菌对抗菌药物的敏感性降低甚至消失，称为细菌的耐药性或抗药性。由于耐药基因的传代、转移、传播、扩散，耐药微生物越来越多，耐药程度越来越严重，可形成高度和多重耐药性（multidrug resistance，MDR），最终可能导致化疗失败。

耐药性可分为两类：即固有耐药性（intrinsic resistance）和获得性耐药性（acquired resistance）。前者是染色体介导的，代代相传的天然耐药性，后者多由质粒介导，也可由染色体介导，当微生物接触抗菌药物后，通过改变自身的代谢途径，从而避免被药物抑制或杀灭。

1. 产生灭活酶 耐药菌可产生多种多样的灭活酶，改变药物的化学结构，使药物失去抗菌作用。灭活酶主要有2类：①水解酶，如β-内酰胺酶，对青霉素及头孢菌素耐药的金黄色葡萄球菌，可产生β-内酰胺酶水解其结构中的β-内酰胺环；②钝化酶，又称合成酶，如酰基转移酶、磷酸转移酶和腺苷转移酶等，可催化某些基团结合到抗菌药物的羟基、氨基等基团上，使氨基糖苷类等抗生素失活。

2. 改变靶部位 包括：①靶蛋白与药物结合亲和力下降；②靶蛋白的数量增加，在药物存在的同时，仍有足够的靶蛋白以维持微生物的生存。

3. 增加代谢拮抗物 磺胺类药物与金黄色葡萄球菌接触后，细菌对氨基苯甲酸（PABA）的产量可增加20~100倍，高浓度的PABA与磺胺药竞争二氢叶酸合成酶时占优势，从而使金黄色葡萄球菌对磺胺类药物产生耐药性。

4. 降低外膜的通透性 一些革兰阴性杆菌，如铜绿假单胞菌，细胞外膜的小孔很少，药物不易进入，对青霉素等有天然屏障作用，故此类细菌对大部分青霉素耐药。

5. 加强主动流出系统（active efflux system） 大肠埃希菌、金黄色葡萄球菌、铜绿假单胞菌、空肠弯曲杆菌等均有主动流出系统，经此系统外排引起耐药的抗菌药物有四环素、氟喹诺酮类、大环内酯类、氯霉素和β-内酰胺类等。

第四节 抗菌药物的合理使用

抗菌药物的使用，使许多致死性疾病得以控制，但随着抗菌药物的广泛应用，不合理使用抗菌药物的现象也十分严重，带来诸如毒性反应、过敏反应、二重感染、细菌产生耐药性等严重问题。为了最大程度地发挥抗菌作用，降低毒副反应、减少细菌耐药性，必须合理用药。

一、抗菌药合理应用的基本原则

(一) 根据细菌学诊断合理选药

有针对性地选用抗菌药是合理用药的首要原则,正确的细菌学诊断是正确选用药物的基础。应尽早查明感染病原,根据病原种类及细菌药物敏感试验结果选用抗菌药物。

(二) 根据抗菌药的药效学、药动学与感染部位合理用药

抗菌药物在体内要发挥抑菌作用或杀菌作用,必须在靶组织、靶器官内达到有效的浓度,并维持一定的时间。一般情况下,有效血药浓度应大于最低抑菌(MIC)或最低杀菌(MBC),小于最小中毒量(MTD)。应根据药物的作用特点,结合患者的病情、感染部位、全身情况等,制定恰当的给药方案。

(三) 针对患者的情况合理用药

患者的生理、病理及免疫状况可影响药物的作用,对不同的患者使用抗菌药的品种、剂量、疗程均应有所不同。新生儿因肝药酶发育不全,氯霉素易导致"灰婴综合征",故禁用;老年人因肝、肾等器官功能减退,用药后血药浓度偏高,$t_{1/2}$延长,用药剂量及时间间隔均应根据个体情况调整;妊娠期、哺乳期的妇女在选用药物时,除应调整剂量外,还应考虑对胎儿和婴儿的影响;肝功能减退时,对主要通过肝脏代谢的药物灭活能力下降,导致血药浓度增高,毒性增加;肾功能不全时,主要经肾排泄的抗菌药物排泄量下降,可导致蓄积中毒;故肝肾功能不全时,抗菌药物应用的具体方案,应根据实际情况加以调整。

(四) 严格控制抗菌药物的应用

病毒感染性疾病、不明原因的发热,除病情严重并怀疑并发细菌感染外,一般不宜使用抗菌药;应尽量避免局部应用抗菌药,因其易发生过敏反应和产生耐药菌;联合用药必须严格掌握指征,权衡利弊;抗菌药物的预防应用仅限于少数情况,应严格掌握适应证。

二、抗菌药物的联合应用

抗菌药物联合用药的目的是发挥抗菌药的抗菌协同作用,以增强疗效,延迟或减少耐药菌的出现。对混合感染或不能作细菌学诊断的患者,联合用药可以扩大抗菌范围;联合用药可减低每个药物的剂量,减少不良反应等,以保证用药安全和有效。联合用药的指征:病因未明而又危及生命的严重感染;单一抗菌药物不能控制的混合感染;易产生耐药性的感染;为降低毒副作用的必要联合等。

抗菌药的不合理联合应用,往往不如单独应用安全、有效,无法达到联合应用的目的。联合的药物越多,最终结果越难以预测。

常见的不合理联合应用有:①产生拮抗作用,如青霉素与四环素类、氯霉素联用;②毒性增强,如氨基糖苷类与第一代头孢菌素类合用,对肾脏毒性增强;③产生药物配伍禁忌,如青霉素同分子量较大的胺类(普鲁卡因、异丙嗪、氯丙嗪)混合,即可产生分解反应而产生沉淀;四环素类与青霉素配伍可使青霉素的有机酸游离出来。

本章小结

抗菌药物是临床用于治疗感染性疾病的药物。抗菌药物的主要作用机制包括干扰细菌的物质代谢、抑

制细菌细胞膜功能、抑制细菌细胞壁合成等。抗菌药物的广泛使用，使细菌对抗菌药物的敏感性降低甚至消失，产生细菌的耐药性或抗药性。耐药性产生机制包括产生灭活酶、改变靶部位、增加代谢拮抗物、降低外膜的通透性和加强主动流出系统等。在临床工作中，必须按照抗菌药合理应用的基本原则进行合理用药和联合用药，以减少或延缓细菌耐药性的产生。

思考题
1. 结合已有的护理知识，你认为在临床实践中，如何才能做好抗菌药物的合理使用？
2. 哪几类抗菌药通过抑制细菌蛋白质合成而发挥抗菌作用？试举其中一类说明作用机制。

第三十七章 β-内酰胺类抗生素

> **学习目标**
> 1. 掌握 β-内酰胺类抗生素的分类、青霉素类的抗菌谱、抗菌作用机制、临床应用及不良反应；
> 2. 熟悉 各代头孢菌素抗菌作用特点及常用药物；熟悉常用半合成青霉素的药理作用特点及临床应用；
> 3. 了解 亚胺培南的药理作用特点，β-内酰胺酶抑制剂克拉维酸、舒巴坦、他唑巴坦的药理作用及常用复方制剂。

β-内酰胺类（β-Lactams）抗生素系指化学结构中含有 β-内酰胺环的一大类抗生素，包括青霉素、头孢菌素及其他 β-内酰胺类。

【抗菌机制】β-内酰胺类抗生素的抗菌机制主要是与青霉素结合蛋白（penicillin binding proteins，PBPs）结合，抑制转肽酶的活性，从而阻碍了细胞壁合成的最后阶段，即肽聚糖链的交叉联结过程，造成细胞壁缺损，失去渗透屏障作用，致使菌体膨胀、变形、破裂。同时还能活化细菌的自溶系统，导致细菌死亡。因 β-内酰胺类抗生素对已合成的细胞壁无影响，故对繁殖期细菌作用较静止期强。

【耐药机制】细菌对 β-内酰胺类抗生素耐药的机制有：①细菌产生 β-内酰胺酶，使 β-内酰胺类抗生素 β-内酰胺环裂开，失去抗菌活性而出现耐药。此外，β-内酰胺酶还有非水解的耐药机制，耐药菌在膜壁间隙能诱导产生大量的 β-内酰胺酶，使广谱青霉素和第二、第三代头孢菌素等被酶水解，因而不能与 PBPs 结合，不能抑制转肽酶的活性，失去抗菌活性呈现耐药。②PBPs 的改变：通过 PBPs 结构改变，使之与 β-内酰胺类抗生素的亲和力降低，PBPs 量的增多或产生新的低亲和性的 PBPs 等原因，可使细菌产生耐药性。③细菌外膜通透性改变：革兰阴性菌的外膜对某些 β-内酰胺类抗生素不易透过，产生非特异性低水平耐药。敏感革兰阴性菌的耐药可通过降低外膜孔道蛋白的亲和力、减少孔道蛋白的数量来实现。④自溶酶的减少：青霉素类抗生素对某些金黄色葡萄球菌有抑菌作用，但杀菌作用差，可能是由于细菌缺少自溶酶（autolysins）的关系，这类细菌对青霉素类抗生素耐药时，对头孢菌素类抗生素亦耐药。

第一节 青霉素类

青霉素类包括天然青霉素和半合成青霉素类。基本结构是由母核 6-氨基青霉烷酸（6-amino-penicillanic acid，6-APA）及侧链组成。6-APA 由一个噻唑环与 β-内酰胺环组成，β-内酰胺环为维持抗菌活性的最基本结构。侧链连上不同基团，即形成了各种半合成青霉素。

一、天然青霉素

青霉素 G（苄青霉素，penicillin G） 青霉素是用于临床的第一个抗生素，是从青霉菌发酵液中提取获得的，其作用较强，价格低廉，目前仍是治疗敏感菌所致各种感染的首选药。

【体内过程】青霉素 G 口服易被胃酸及消化酶破坏，吸收量少且不规则，肌内注射吸收迅速而完全。青霉素吸收后主要分布于细胞外液，广泛分布于全身各部位，但在各组织中的浓度有较大差别，肝、胆、肾、肠道、精液、胎盘、关节腔及淋巴液分布较多，房水和脑脊液中含量较低，但炎症时药物较易进入脑脊液和房水中并达有效浓度。青霉素与血浆蛋白结合率为 46%～58%，几乎全部以原形迅速经尿排泄，其中 10% 经肾小球滤过排出，90% 经肾小管分泌排出，$t_{1/2}$ 约为 0.5～1.0 h，少尿患者可延长至 10 h。

【药理作用】青霉素 G 的抗菌作用强，对敏感菌有强大的杀伤作用，对宿主无明显的毒性。对大多数革兰阳性球菌，如溶血性链球菌、肺炎球菌、草绿色链球菌、不产酶的葡萄球菌和表皮葡萄球菌等；革兰阳性杆菌，如炭疽芽孢杆菌、白喉棒状杆菌、破伤风梭菌、产气荚膜杆菌；革兰阴性球菌，如脑膜炎奈瑟菌、淋病奈瑟菌以及螺旋体、放线菌均有强大抗菌作用。对革兰阴性杆菌作用较弱，对真菌、原虫、立克次体、病毒等无作用。

【临床应用】主要用于治疗各种球菌、革兰阳性杆菌及螺旋体所致的感染，如溶血性链球菌引起的咽炎、扁桃体炎、猩红热、蜂窝组织炎、丹毒、心内膜炎等；肺炎球菌引起的大叶性肺炎、脓胸、中耳炎等；敏感的金黄色葡萄球菌引起的疖、痈、脓毒症等；脑膜炎奈瑟菌引起的流行性脑脊髓膜炎；以及放线菌病、钩端螺旋体病、梅毒、回归热的治疗。在治疗白喉、破伤风时，因青霉素对细菌产生的外毒素无效，应合用相应的抗毒素血清。

【不良反应】

1. 过敏反应 为青霉素 G 最常见的不良反应，发生率为 1%～10%。常见药疹、荨麻疹、药热、支气管哮喘、脉管炎、血清病样反应等，多不严重，停药后可消失。最严重的是过敏性休克，发生率约为 0.4/万～4.0/万，死亡率约为 0.1/万。表现为喉头水肿、支气管痉挛性哮喘、血压下降、循环衰竭、惊厥、昏迷等休克症状，抢救不及时会迅速死亡。过敏反应发生的原因一般认为是青霉素本身及其降解产物青霉噻唑蛋白、青霉烯酸或 6-氨基青霉烷酸 (6-APA) 高分子聚合物所致。为防止各种过敏反应，应详细询问病史、用药史、药物过敏史及家属过敏史，并进行青霉素 G 皮肤过敏试验，反应阳性者禁用。一旦发生过敏性休克，除一般急救措施外，应立即皮下或肌内注射肾上腺素 0.5～1.0 mg。严重者应稀释后缓慢静脉注射或滴注，必要时加入糖皮质激素和抗组胺药。

2. 赫氏反应 青霉素 G 在治疗梅毒、钩端螺旋体病或炭疽病时，可有症状加剧现象，称赫氏反应（Herxheimer reaction)，表现为全身不适、寒战、发热、咽痛、肌痛、心跳加快等，同时有病变加重现象，可危及生命。一般发生于开始治疗后的 6～8 h，于 12～24 h 消失。此反应可是大量螺旋体被杀死后释放的物质所致。

3. 其他 青霉素 G 钾盐肌内注射可致局部疼痛、红肿或硬结。如误注入神经可发生周围神经炎，鞘内注射可引起脑膜炎或神经刺激症状，产生肌肉痉挛性抽搐、昏迷等症状。大剂量青霉素钾盐或钠盐静脉滴注，可引起明显的水、电解质紊乱。

二、半合成青霉素

青霉素 G 虽具有对敏感细菌杀菌力强、毒性低等优点，但亦存在抗菌谱窄、不耐胃酸、不能口服、易被青霉素酶破坏等缺点。后来以青霉素母核 6-APA 为原料，经化学合成在 R 位上连接不同侧链，分别得到具有耐酸、耐酶、广谱（包括抗革兰阴性杆菌）等特点的半合成青霉素。

（一）耐酸青霉素

青霉素 V（penicillin V，苯氧甲青霉素 phenoxymethy penicillin）和非萘西林（phenethicillin，苯氧乙青霉素）。耐酸、口服吸收好，但不耐酶，抗菌谱与青霉素 G 相同，抗菌活性不及青霉素 G，不宜用于严重感染。

（二）耐酶青霉素

苯唑西林（oxacillin）、氯唑西林（cloxacillin）、双氯西林（dicloxacillin）与氟氯西林（flucloxacillin）等，其共同特点是耐酶、耐酸。但对青霉素 G 敏感菌的抗菌活性不及青霉素 G。主要用于耐青霉素 G 的金黄色葡萄球菌感染的治疗，以双氯西林作用最强，其次为氟氯西林、氯唑西林和苯唑西林。可口服，也可注射给药，食物影响苯唑西林的吸收。主要以原型从肾排泄，速度较青霉素 G 慢，有效血药浓度维持时间较长。不良反应较少，与青霉素 G 有交叉过敏反应，少数患者口服后可出现嗳气、恶心、腹胀、腹痛、口干等胃肠道反应。双氯西林与华法林合用，可降低华法林的抗凝作用。

（三）广谱青霉素

主要为氨基青霉素类。对革兰阳性和阴性菌均有杀灭作用，且耐酸可口服，但不耐酶，对革兰阳性菌的作用不如青霉素 G，对耐药金黄色葡萄球菌感染无效。

1. 氨苄西林（ampicillin）　对革兰阳性菌的作用弱于青霉素 G，对革兰阴性杆菌作用较强，如沙门氏菌、百日咳杆菌、流感嗜血杆菌、大肠埃希菌、痢疾志贺菌等，临床主要用于敏感菌所致的伤寒、副伤寒、泌尿道及呼吸道感染的治疗。可口服亦可肌内注射，体内分布广，尤以肝、肾及胆汁中浓度最高，主要以原型经肾排泄。本品可引起皮疹，有轻微的胃肠道反应，与青霉素 G 有交叉过敏反应。

2. 阿莫西林（amoxycillin，羟氨苄西林）　抗菌谱及抗菌活性与氨苄西林相似，但对肺炎双球菌与变形杆菌的杀菌作用较氨苄西林强，主要用于敏感菌所致的呼吸道、泌尿道、胆道感染及伤寒治疗，亦可用于慢性活动性胃炎和消化性溃疡的治疗。不良反应与氨苄西林相似，与别嘌醇合用可增加皮疹的发生率。

（四）抗铜绿假单胞菌广谱青霉素

这类青霉素均不耐酶，包括羧苄青霉素类：羧苄西林、替卡西林；磺基青霉素：磺苄西林；脲基青霉素类：呋苄西林、阿洛西林、哌拉西林、阿帕西林。前两类主要用于铜绿假单胞菌、变形杆菌和某些吲哚杆菌等对氨基青霉素耐药菌引起的感染。脲基青霉素类除对铜绿假单胞菌有效外，还对肺炎克氏菌有较好的疗效。

1. 羧苄西林（carbenicillin）　不耐酸不能口服，仅注射给药。其抗菌谱与氨苄西林相似，但对铜绿假单胞菌及变形杆菌感染有效，抗菌作用弱，使用剂量较大，可致电解质紊乱，还可引起神经系统毒性及出血等。多数用途已被替卡西林和哌拉西林所取代。

2. 呋苄西林（furbenicillin）　抗铜绿假单胞菌的作用较羧苄西林强 10 倍以上，对金黄色葡萄球菌、链球菌、痢疾志贺菌、流感嗜血杆菌等也有强大作用。主要用于铜绿假单胞菌感染。

3. 哌拉西林（piperacillin，氧哌嗪青霉素） 抗菌谱广，对包括铜绿假单胞菌的大多数革兰阴性菌、革兰阳性菌和厌氧菌均有抗菌作用，主要用于治疗铜绿假单胞菌、大肠杆菌、变形杆菌、流感杆菌、伤寒杆菌等所致的呼吸道、泌尿道、胆道感染和脓毒症等。肌内注射吸收完全，血浆蛋白结合率低（21%），脑中浓度高，$t_{1/2}$约1.0 h左右。不良反应较少，约3%的患者可发生胃肠道反应及皮疹、药热等过敏反应。

（五）主要作用于革兰阴性菌的青霉素

1. 美西林（mecillinam） 主要作用于革兰阴性菌，而对革兰阳性菌的抗菌活性差。用于大肠埃希菌和某些敏感的肠杆菌科细菌引起的泌尿道感染和伤寒的治疗。口服吸收差，须注射给药。广泛分布于组织及体液中，不良反应少，偶见皮疹及过敏反应。

2. 匹美西林（pivmecillinam） 为美西林的双酯化合物，在体内水解成为具有抗菌活性的美西林。口服吸收完全，且食物可促进其吸收，使用方便。

3. 替莫西林（temocillin） 本品对肠杆菌科和其他革兰阴性菌有较好的抗菌活性，对多数β-内酰胺酶高度稳定。主要用于敏感革兰阴性菌引起的泌尿道、胆道及呼吸道感染等。口服吸收差，肌内注射吸收良好，分布广泛，在胆汁中药物浓度高，但在脑中浓度低。不良反应少，偶见短暂性荨麻疹或丘疹等。

第二节 头孢菌素类

头孢菌素类抗生素是以头孢菌素母核7-氨基头孢烷酸（7-ACA）连接不同侧链而成的半合成抗生素，与青霉素类一样具有β-内酰胺环。具有抗菌谱广、杀菌力强、过敏反应少、与青霉素仅部分交叉过敏，以及对β-内酶胺酶有不同程度的稳定性等优点。根据头孢菌素不同品种研制时间的先后和抗菌谱、抗菌强度、对β-内酶胺酶的稳定性及肾毒性的不同可分为四代（表37-1）。

【体内过程】头孢氨苄、头孢羟氨苄、头孢克洛、头孢呋辛酯、头孢泊肟酯可经肠道吸收，能口服。除头孢噻吩因肌注引起剧烈疼痛只宜静注外，其他各类头孢菌素均可肌注或静注给药。头孢菌素吸收后分布良好，能透入各组织，可在胎盘、滑囊液、心包积液中达较高浓度。头孢呋辛、头孢曲松、头孢吡肟、头孢唑肟等可透过血脑屏障达到有效浓度，用于脑膜炎的治疗。除头孢哌酮、头孢曲松主要经胆汁排泄外，头孢菌素类一般经肾排泄，尿中浓度甚高。一般头孢菌素的血浆$t_{1/2}$仅0.5～2.0 h，而头孢曲松$t_{1/2}$可达8 h。

表37-1 常用头孢菌素类抗生素的特点与分类

药名	作用特点					
	给药途径	$t_{1/2}$(h)	蛋白结合率（%）	尿排泄（%）	酶稳定性	
					G^+菌	G^-菌
第一代头孢菌素						
头孢噻吩（cephalothin）	im, iv	0.5～0.7	65	50～75	+++	－

续表

药名	作用特点					
	给药途径	$t_{1/2}$(h)	蛋白结合率(%)	尿排泄(%)	酶稳定性	
					G^+菌	G^-菌
头孢唑啉(cefazolin)	im, iv	1.8~2.0	74~86	75~100	+++	-
头孢氨苄(cephalexin)	po	1.0	10~15	80~100	+++	-
第二代头孢菌素						
头孢孟多(cefamandole)	im, iv	0.6~0.8	65~75	60~80	+++	+
头孢呋辛(cefuroxime)	im, iv	1.0~2.0	40~50	70~95	+++	+++
头孢克洛(cefaclor)	po	0.6~0.9	25	60~90	+++	+++
第三代头孢菌素						
头孢噻肟(cefotaxime)	im, iv	1.0	30~50	50~60	+++	+++
头孢曲松(ceftriaxone)	im, iv	7.0~8.0	83~96	60	+++	+++
头孢他啶(ceftazidime)	im, iv	1.8	10~17	80	+++	+++
头孢哌酮(cefoperazone)	im, iv	2.0	80~90	20~25	+++	+++
第四代头孢菌素						
头孢匹罗(cefpirome)	im, iv	2.0			+++	+++
头孢吡肟(cefepime)	iv	2.0	16~20	85	+++	+++

【作用特点】

1. 第一代头孢菌素 主要作用于革兰阳性菌，对革兰阴性菌较弱。对青霉素酶稳定，但仍可被革兰阴性菌产生的β-内酰胺酶破坏。脑脊液中浓度低，有一定的肾毒性。主要用于耐药金黄色葡萄球菌感染，口服品种主要用于中、轻度呼吸道和尿道感染。

2. 第二代头孢菌素 对革兰阳性菌作用稍弱于第一代，对革兰阴性菌有明显作用，对部分厌氧菌有效，但对铜绿假单胞菌无效。对多种β-内酰胺酶较稳定，肾毒性低于第一代。主要用于敏感菌所致肺炎、胆道感染、菌血症及泌尿道感染等。

3. 第三代头孢菌素 对革兰阳性菌的作用不及第一、第二代，对革兰阴性菌包括肠杆菌属、铜绿假单胞菌及厌氧菌等均有较强的作用。组织穿透力强，易透过血脑屏障。对多种β-内酰胺酶有较高的稳定性，对肾脏基本无毒性。可用于治疗泌尿道感染以及危及生命的脓毒症、脑膜炎、肺炎等严重感染。

4. 第四代头孢菌素 对革兰阳性菌、革兰阴性菌均有高效，对β-内酰胺酶高度稳定，且无肾毒性。主要用于对第三代头孢菌素耐药的细菌感染。

【不良反应】头孢菌素类抗生素不良反应较少，主要有：

1. 变态反应 皮疹、荨麻疹、药物热、哮喘、血清病样反应、血管神经性水肿等，偶见过敏性休克。青霉素过敏者中5%~10%对头孢菌素亦过敏。

2. 肾毒性 大剂量使用，或与氨基糖苷类抗生素合用时易引起肾功能障碍，其中头孢噻吩与头孢唑林尤为明显。

3. 肠道菌群失调 二重感染，维生素 B、维生素 K 缺乏，严重时可引起伪膜性肠炎。多见于第三、第四代头孢菌素。

4. 戒酒硫样反应 有甲硫四唑侧链的头孢菌素如头孢孟多、头孢哌酮、拉氧头孢等有抑制乙醇脱醛酶的功能，服药期间饮酒可出现戒酒硫样反应。这3种头孢菌素大剂量还可致凝血酶减少或血小板减少，而导致严重出血。

第三节 其他β-内酰胺类

（一）头霉素类

因其作用与头孢菌素相似，故本类常归入头孢菌素类，且以头孢命名。目前常用的有头孢西丁（cefoxitin），抗菌谱和抗菌活性与第二代头孢菌素相同，但抗厌氧菌作用强于所有第三代头孢菌素。用于治疗需氧和厌氧菌引起的盆腔感染，腹腔及妇科的混合感染等。不良反应与头孢菌素相似。

（二）单环β-内酰胺类

单环β-内酰胺类主要品种有氨曲南（aztreonam，单酰胺菌素）和卡芦莫南（carumonam），抗菌谱窄，仅对革兰阴性菌有较强的抗菌活性，对革兰阳性菌作用弱，具有耐酶、低毒，与青霉素、头孢菌素等无交叉过敏性等优点，可作为氨基糖苷类、第三代头孢菌素的替代药。不良反应小，主要为胃肠道反应、皮疹、注射部位疼痛及静脉炎等。

（三）碳青霉烯类

碳青霉烯类是迄今为止在所有抗菌药中，抗菌谱最广、抗菌活性最强、对β-内酰胺酶高度稳定的一类药物。

1. 亚胺培南（imipenem，亚胺硫霉素） 亚胺培南是硫霉素的脒基衍生物，不耐酸，不能口服，易被肾细胞膜产生的脱氢肽酶Ⅰ（dehydropeptidase Ⅰ）水解灭活，临床用其与脱氢肽酶抑制剂西司他丁（cilastatin）1∶1组成的复方制剂，供静脉注射。用于革兰阳性、阴性需氧菌和厌氧菌引起的呼吸道、泌尿生殖系统、皮肤软组织、腹腔等部位的感染。常见不良反应为胃肠道反应、药疹、静脉炎及血清转氨酶升高等，偶可诱发癫痫发作。

2. 美罗培南（meropenem） 美罗培南的抗菌谱比亚胺培南更广，抗菌活性亦高于亚胺培南，且在体内不被肾脱氢酶水解，因而不需与酶抑制剂西司他丁合用。临床适应证及不良反应同亚胺培南，因其不诱发癫痫，可用于脑膜炎及中枢神经系统感染。

（四）氧头孢烯类

拉氧头孢（latamoxef，羟羧氧酰胺菌素） 本品需注射给药，体内分布广泛，可透过血脑屏障。对多数β-内酰胺酶稳定，对革兰阳性球菌及阴性杆菌的作用与头孢他啶相似，对厌氧菌尤其脆弱类杆菌作用强。主要用于呼吸道、泌尿道、肝胆系统、妇科感染及脑膜炎等。不良反应以皮疹多见，尚有药物热、嗜酸粒细胞增多及肝药酶活性升高等，因结构中含有甲硫四唑环，可引起双硫醒样反应和凝血酶原时间延长。

（五）β-内酰胺酶抑制剂

这类药本身没有或只有很弱的抗菌作用，但能与β-内酰胺酶形成稳定的复合物，使β-内酰胺酶失活，故与β-内酰胺类抗生素合用可产生协同抗菌作用并扩大抗菌谱。上市品种有克拉维酸（clavulanic acid，棒酸）、舒巴坦（sulbactam，青霉烷砜）、他唑巴坦（tazobactam，三唑甲基青霉烷砜）。克拉维酸抑酶谱较广，抑酶作用较强，对质粒介导的β-内酰胺酶的抑制作用优于舒巴坦，对染色体介导的β-内酰胺酶的抑制作用不及他唑巴坦。

本章小结

β-内酰胺类抗生素系指化学结构中含有β-内酰胺环的一大类抗生素，包括青霉素、头孢菌素及其他β-内酰胺类。这一大类抗生素具有抗菌活性强、毒副反应少、临床疗效好的共同特点。通过对青霉素和头孢菌素的母核的侧链进行改造，获得大量在抗菌谱、抗菌活性、药代动力学特性等方面各具特色的品种，在临床上得到广泛的应用。其抗菌机制主要是与青霉素结合蛋白（Penicillin binding proteins，PBPs）结合，抑制转肽酶的活性，从而阻碍了细胞壁合成的最后阶段肽聚糖链的交叉联结过程，造成细胞壁缺损，失去渗透屏障作用，致使菌体膨胀、变形、破裂。同时还能活化细菌的自溶系统，导致细菌死亡。哺乳动物的细胞没有细胞壁，所以β-内酰胺类抗生素对人和动物的毒性很小。青霉素类包括天然青霉素和半合成青霉素，青霉素类的最大不良反应为过敏反应；头孢菌素类根据头孢菌素不同品种研制时间的先后和抗菌谱、抗菌强度、对β-内酶胺酶的稳定性及肾毒性的不同可分为四代，每个药物都有自己的特点。其他β-内酰胺类在临床的应用也逐渐增多。

思考题

1. 从β-内酰胺类抗菌作用机制分析其作用特点。
2. 试从体内过程、抗菌谱、酶稳定性、临床应用和肾毒性等方面比较分析第一至四代头孢菌素的特点。

第三十八章　大环内酯类、林可霉素类和万古霉素类

> **学 习 目 标**
> 1. 掌握　红霉素的药动学特点、抗菌作用、临床应用及不良反应；
> 2. 熟悉　新大环内酯类阿奇霉素、克拉霉素、罗红霉素的药理作用特点；
> 3. 熟悉　克林霉素的作用特点及临床应用；
> 4. 了解　万古霉素、去甲万古霉素、替考拉宁的作用特点。

第一节　大环内酯类抗生素

大环内酯类（macrolides）抗生素是一类具有 14～16 元大内酯环基本化学结构的抗生素。第一代有 14 元环红霉素等大环内酯类抗生素；第二代有 16 元环大环内酯类及第二代半合成大环内酯类抗生素。其中 16 元环大环内酯类有螺旋霉素、麦迪霉素、交沙霉素、吉他霉素等。第二代半合成大环内酯类的代表药有克拉霉素、阿奇霉素、罗红霉素等。

（一）红霉素（erythromycin）

红霉素是从红链霉菌（serythreus）的培养液中提得的 14 元环大环内酯类抗生素，在酸性条件下易被破坏，碱性条件下抗菌作用增强。为避免口服时被胃酸破坏，制成肠溶片、包肠溶膜或酯类及酯化合物的盐类，如红霉素肠溶片、依托红霉素（erythromycin estolate，无味红霉素）、硬脂酸红霉素（erythromycin stearate）、琥乙红霉素（erythromycin ethylsuccinate）和可供静脉滴注的乳糖酸红霉素（erythromycin lactobionate）等。

【体内过程】红霉素不耐酸，易被破坏，故临床上一般用其肠溶片或酯化物如依托红霉素等，这些剂型口服后在小肠上部吸收，前者 4 h，后者 2 h 达血药峰浓度，$t_{1/2}$ 约 1.6～1.7 h，1 次用药可维持有效浓度 6～12 h。硬脂酸红霉素在十二指肠水解出红霉素，口服后 3～4 h 达血药峰浓度；而琥乙红霉素吸收后在体内释出红霉素，服后 0.5～2.5 h 达血药峰浓度；乳糖酸红霉素静滴 1 h 达血药峰浓度。红霉素吸收后广泛分布至各种组织和体液中，红霉素可透过胎盘屏障，进入胎儿体内；当脑膜有炎症时，可透过血脑屏障，进入脑脊液。红霉素大部分在肝脏代谢，主要经胆汁排泄，胆汁中浓度可达血药浓度的数百倍。有明显的肝肠循环，少量（2.5%～15%）由尿排泄。

【药理作用】红霉素的抗菌谱与青霉素 G 相似，但抗菌强度不及青霉素 G。对革兰阳性菌如金黄色葡萄球菌（包括耐药菌）、表皮葡萄球菌、肺炎球菌、白喉棒状杆菌、梭状芽孢杆菌等抗菌作用强；部分革兰阴性菌如脑膜炎奈瑟菌、淋病奈瑟菌、流感嗜血杆菌、百日咳杆菌、布氏杆菌等及军团亦对红霉素高度敏感；对除脆弱类杆菌和梭杆菌属以外的各种厌氧菌亦具相当的抗菌作用；对螺旋体、肺炎支原体、立克次体属、衣原体属及螺杆菌也有抑制作用。对肠道的革兰阴性杆菌不敏感。由于红霉素的广泛使用，细菌对其的耐药性逐渐增

多。大部分金黄色葡萄球菌对红霉素可产生耐药性。

【作用机制】大环内酯类抗生素能与细菌核蛋白体的50S亚基可逆性结合，抑制肽链的延长，阻碍细菌蛋白质的合成，而产生抑菌作用。革兰阳性菌细胞内红霉素的蓄积浓度比革兰阴性菌高约100倍，因此对多数革兰阳性菌的抗菌活性更强。由于非解离型药物更容易进入细菌细胞内，因此在碱性pH环境下，药物的抗菌活性更强。

【临床应用】主要用于耐青霉素的金黄色葡萄球菌感染及对青霉素过敏的患者。作用不及青霉素，且易产生耐药性，但停药数月后，其敏感性又可恢复。红霉素是治疗军团菌病、螺杆菌所致脓毒症或肠炎、支原体肺炎、沙眼衣原体所致的婴儿肺炎及结肠炎、白喉带菌者的首选药；也可用于其他革兰阳性球菌如肺炎球菌、溶血性链球菌等引起的感染。还可替代青霉素治疗炭疽、气性坏疽、放线菌病、梅毒等。

【不良反应】口服红霉素的主要不良反应是胃肠道反应，许多患者因无法耐受而停药，可能与红霉素和胃动素（motilin）受体结合有关，引起厌食、恶心、呕吐、腹痛。依托红霉素或琥乙红霉素可引起肝损害，如转氨酶升高、肝肿大及胆汁郁积性黄疸等，一般在停药数日后恢复。口服红霉素也可引起伪膜性肠炎。高浓度乳糖酸盐静滴可发生血栓性静脉炎，应用时宜以5%葡萄糖溶液稀释后缓慢静脉滴注，不可用盐溶液稀释，否则易析出结晶。个别患者可有药疹、药热、耳鸣、暂时性耳聋等。

（二）阿奇霉素（azithromycin）

阿奇霉素是唯一一个用于临床的15元环半合成大环内酯类抗生素。口服吸收快，含铝、钙、镁的制剂可与阿奇霉素螯合，影响其吸收。组织分布广泛，在组织器官、组织液及细胞包括巨噬细胞中的药物浓度远高于血药浓度。与血浆蛋白结合率低，游离浓度高，$t_{1/2}$长达68 h。阿奇霉素大部分以原形经胆汁排泄，小部分由尿排出。

抗菌谱较广，除对革兰阳性菌有较强的抗菌作用外，对许多革兰阴性菌，尤其是流感嗜血杆菌、淋病奈瑟菌有强大的抗菌作用。对支原体、衣原体、螺旋体及非结核性分枝杆菌亦有较强的抗菌作用。对金黄色葡萄球菌引起的局部感染及草绿色链球菌引起的心内膜炎的疗效优于红霉素。在大环内酯类抗生素中阿奇霉素对肺炎支原体的作用最强，对细菌的清除率最高。

主要用于呼吸道感染，也用于泌尿生殖系感染、性传播性疾病和皮肤软组织感染。不良反应发生率较红霉素低。

（三）克拉霉素（clarithromycin，甲红霉素）

克拉霉素是14元环半合成大环内酯类抗生素，以甲基取代红霉素内酯环的6位羟基，使其对酸的稳定性和抗菌活性明显提高。口服吸收快而完全，不受食物影响，但有首过消除效应，生物利用度55%。广泛分布于各组织，在扁桃体、肺、鼻黏膜及皮肤等组织中的浓度高。

抗菌谱与红霉素及其他新大环内酯类相似。对需氧革兰阳性菌、嗜肺军团菌、肺炎衣原体的作用是大环内酯类中最强者。对金黄色葡萄球菌和化脓性链球菌的PAE也比红霉素长3倍。对流感杆菌、衣原体、支原体和厌氧菌的作用强于红霉素。对幽门螺杆菌、非结核性分枝杆菌的作用亦较强。

主要用于呼吸道感染、泌尿系统感染、皮肤软组织感染及幽门螺杆菌引起的十二指肠溃疡。不良反应发生率和对细胞色素P450的影响均较低，常见者为轻、中度的胃肠反应等。

（四）罗红霉素（roxithromycin）

罗红霉素是新一代大环内酯类抗生素，为14元环半合成大环内酯类抗生素。口服吸收好，血药浓度高（本药峰值血药浓度为所有大环内酯类药中最高者）。药物吸收后在组织和体液中分布比红霉素高。在扁桃体、鼻窦、中耳、肺、痰、前列腺及其他泌尿生殖道组织中的药物浓度均可达有效治疗水平。其特点是能较快进入巨噬细胞、肺细胞、肺泡、多形核白细胞内。

抗菌谱与红霉素相仿，其体外抗菌作用与红霉素相似，体内抗菌作用比红霉素强1～4倍。本药对革兰阳性菌和厌氧菌作用与红霉素近似，对肺炎支原体、衣原体作用较强，但对流感杆菌作用较红霉素弱。

临床适用于敏感菌所致呼吸道、泌尿道、皮肤和软组织、耳鼻咽喉等部位感染。不良反应发生率低，主要为胃肠道反应，偶见皮疹、皮肤瘙痒、头痛、头昏等。

第二节 林可霉素及克林霉素

林可霉素（lincomycin，洁霉素）是自链丝菌产生的抗生素；克林霉素（clindamycin，氯林可霉素，氯洁霉素）是林可霉素的氯取代衍生物。两者抗菌谱相同，而克林霉素抗菌作用较强，口服吸收较好，毒性较低，已替代了林可霉素。

【药理作用】林可霉素和克林霉素的抗菌谱较红霉素窄，对革兰阳性菌和某些厌氧菌抗菌作用较强，而克林霉素的抗菌作用比林可霉素强。敏感菌包括耐青霉素的金黄色葡萄球菌、链球菌、肺炎球菌、白喉棒状杆菌、厌氧菌，对支原体、沙眼衣原体亦敏感，对恶性疟原虫和弓形体也有一定作用。但对需氧的革兰阴性菌、耐甲氧西林金黄色葡萄球菌（MRSA）以及凝固酶阴性的葡萄球菌通常耐药。

【作用机理】林可霉素类的抗菌机理与红霉素相似，可与细菌核蛋白体50S亚基结合，抑制肽酰基-tRNA的移位，阻碍肽链延长，从而抑制细菌蛋白质的合成。

【临床应用】主要用于β-内酰胺类抗生素无效或过敏的金黄色葡萄球菌感染，特别是由金黄色葡萄球菌所致的骨髓炎、关节感染，以及厌氧菌或与需氧菌引起的混合感染，如腹膜炎、盆腔感染、吸入性肺炎或肺脓肿等的治疗。

【不良反应】可引起胃肠道反应，如恶心、呕吐、胃部不适和腹泻。也可发生伪膜性肠炎，发生率0.01%～10%，以腹痛、腹泻、发烧、黏液血便为特征，可能与肠道菌群失调后难辨梭状芽胞杆菌繁殖，产生外毒素有关，严重者可致死亡。甲硝唑可治疗这种伪膜性肠炎。皮疹发生率约10%，对HIV感染者皮疹更常见。偶见一过性粒细胞减少、血小板减少、肝功能异常、血栓性静脉炎及神经肌肉阻滞作用等。

第三节 万古霉素类

万古霉素类属于糖肽类抗生素，临床常用万古霉素（vancomycin）、去甲万古霉素（norvancomycin）和替考拉宁（teicoplanin）。万古霉素是由东方链霉菌产生的一种糖肽类抗生素。我国从诺卡菌属培养液中分离得到的去甲万古霉素较万古霉素少一个甲基。二者的结构和特性相似。替考拉宁来自放线菌，与万古霉素化学结构相近，抗菌谱相似，作用机制相同，但不良反应较少，抗菌活性更强。

【药理作用】属快效杀菌药，主要对革兰阳性菌有强大的抗菌活性。对葡萄球菌，包括耐青霉素或甲氧西林的金黄色葡萄球菌、表皮葡萄球菌以及溶血性链球菌均有强大的抗菌作用。革兰阴性菌中，仅对奈瑟菌属敏感。去甲万古霉素对耐甲氧西林的金黄色葡萄球菌、表皮葡萄球菌的作用较万古霉素强。

【作用机制】能与敏感菌细胞壁前体肽聚糖的5肽末端的2个D-丙氨酸残基结合，阻止肽聚糖的交叉联结，抑制细胞壁的合成。

【临床应用】主要用于严重革兰阳性球菌感染，特别是对其他药物耐药的或疗效较差的金黄色葡萄球菌、表皮葡萄球菌感染和对β-内酰胺类抗生素过敏者的感染，如脓毒症、心内膜炎、肺炎、骨髓炎、伪膜性肠炎等。

【不良反应】毒性较大。最严重的毒性反应是听力损害，产生听觉障碍、耳鸣，甚至永久耳聋，也可损害肾脏，产生过敏反应和血栓性静脉炎。肾功不全者、老年人、新生儿不宜使用。

本章小结

大环内酯类抗生素疗效肯定，无严重不良反应，但是它对酸不稳定，生物利用度较低，常用作对革兰阳性菌、阴性球菌、厌氧菌和军团菌属等病原体引起的呼吸道、皮肤软组织等感染以及支原体属、衣原体属感染的首选药，及对β-内酰胺类抗生素过敏患者的替代药。第二代半合成大环内酯类具有抗菌活性强、不良反应少、$t_{1/2}$长、对酸稳定、生物利用度高和良好的抗菌药后效应（PAE）等优点。林可霉素、克林霉素两者抗菌谱相同，而克林霉素抗菌作用较强，口服吸收较好，毒性较低，已替代了林可霉素。万古霉素和去甲万古霉素二者的结构和特性相似。替考拉宁来自放线菌，与万古霉素化学结构相近，抗菌谱相似，作用机制相同，但不良反应较少，抗菌活性更强。

思考题

1. 大环内酯类抗生素共同特点有哪些？
2. 常用的大环内酯类抗生素各有何特点？举例说明。
3. 克林霉素和万古霉素的抗菌作用及临床应用有何特点？

第三十九章 氨基糖苷类和多黏菌素类

> **学习目标**
> 1. 掌握 氨基糖苷类抗生素的共同特点；
> 2. 熟悉 链霉素、庆大霉素的抗菌谱特点、适应证、不良反应及其防治措施；
> 3. 了解 阿米卡星、妥布霉素、卡那霉素的特点及临床应用；
> 4. 了解 多黏菌素抗菌作用、作用机制及主要临床应用。

第一节 氨基糖苷类抗生素

氨基糖苷类（aminoglycosides）是由氨基糖分子与氨基环醇以苷键连接而成的一类抗生素。目前常用包括两大类：一类为天然来源，由链霉菌或小单胞菌产生，如链霉素、卡那霉素、妥布霉素、巴龙霉素、大观霉素、核糖霉素、新霉素、庆大霉素、小诺霉素、西索米星、阿司米星等；另一类为半合成品，如奈替米星、依替米星、异帕米星、卡那霉素B、阿米卡星、地贝卡星等。

一、氨基糖苷类抗生素的共性

【抗菌作用】属静止期杀菌药，抗菌谱基本相同，对各种需氧革兰阴性杆菌如大肠埃希菌、克雷伯菌属、肠杆菌属、变形杆菌属、志贺菌属等有强大抗菌活性；对革兰阴性球菌如淋病奈瑟菌、脑膜炎奈瑟菌等作用较差；结核分枝杆菌对链霉素、阿米卡星较敏感。

【抗菌机制】能不可逆地结合到细菌体内的核糖体上，作用于蛋白合成的多个环节（起始阶段、延长阶段、终止阶段），阻碍细菌蛋白质合成；还能增加胞浆膜通透性，药物易于进入胞浆，导致胞浆内容物外渗而死亡。

【耐药性】细菌可产生不同程度的耐药性，其机制为：①病原菌产生乙酰化酶、磷酸化酶和核苷转移酶等钝化酶；②改变细胞膜通透性或使细胞转运功能异常；③基因突变使菌株核糖体30S亚基靶蛋白质变构。

【体内过程】①口服不易吸收，注射吸收迅速，血浆蛋白结合率低；②穿透力很弱，主要分布于细胞外液，在肾皮质和内耳内、外淋巴液有高浓度聚积。可透过胎盘屏障，不能透过血脑屏障，甚至脑膜发炎时也难在脑脊液达到有效浓度；③主要以原形经肾排泄。

【临床应用】主要用于敏感的革兰阴性需氧杆菌所致的全身感染。如脑膜炎、呼吸道、泌尿道、皮肤软组织、胃肠道、烧伤、创伤及骨关节感染等。但对于脓毒症、肺炎、脑膜炎等严重感染，单独应用时可能失败，需联合应用其他抗革兰阴性杆菌的抗菌药。

【不良反应】

1. 肾毒性 是诱发药源性肾衰的最常见因素，出现蛋白尿、管型尿、血尿等，严重时可导致氮质血症和肾衰竭。链霉素最低,妥布霉素其次,庆大霉素、奈替米星和阿米卡星相似而居中,新霉素的肾毒性最强。

2. **耳毒性** 对前庭和耳蜗有损伤作用。前庭功能损害多见于链霉素和庆大霉素,表现为眩晕、恶心、呕吐、眼球震颤和平衡失调等;耳蜗功能损害多见于阿米卡星和卡那霉素,表现为耳鸣、听力减退、耳聋。避免与其他有耳毒性的药物合用,如万古霉素、强效利尿药、镇吐药、甘露醇等。

3. **过敏反应** 可引起各种皮疹、发热、过敏性休克等。尤其是链霉素引起过敏性休克的发生率仅次于青霉素。一旦发生,应静注钙剂及肾上腺素及时抢救。

4. **神经肌肉阻滞** 大剂量静脉滴注或腹腔给药时可出现心肌抑制、血压下降、四肢软弱无力、呼吸困难,甚至呼吸停止。可能是由于药物与突触前膜钙结合部位结合,抑制神经末梢 ACh 释放,造成神经肌肉接头处传递阻断而出现上述症状。不同氨基糖苷类抗生素引起神经肌肉麻痹的严重程度顺序依次为:新霉素＞卡那霉素＞庆大霉素＞妥布霉素＞阿米卡星＞奈替米星＞链霉素。一旦发生,可用新斯的明、葡萄糖酸钙解救。

二、常用氨基糖苷类抗生素

(一) 链霉素 (streptomycin)

链霉素是从链霉菌培养液中分离获得的。

【作用及应用】链霉素抗菌作用广,对结核分枝杆菌作用最强,对革兰阴性杆菌如鼠疫耶尔森菌、布鲁斯菌、大肠埃希菌、肺炎克雷伯菌等有较强的抗菌作用,少数金黄色葡萄球菌敏感。

临床主要作为结核病联合化疗的药物;可作为治疗鼠疫的首选药,特别是与四环素联合用药已成为目前治疗鼠疫最有效的手段;与四环素合用对布鲁斯菌属效果好,为首选药;与青霉素合用是治疗草绿色链霉菌或肠球菌心内膜炎的首选药。

【不良反应】易引起过敏反应,以皮疹、发热、血管神经性水肿较为多见。也可引起过敏性休克,通常于注射后 10 min 内出现,虽然发生率较青霉素低,但死亡率较青霉素高。耳毒性常见,且前庭反应较耳蜗反应出现为早,发生率亦高。其次为神经肌肉麻痹。肾毒性少见,其发生率较其他氨基糖苷类抗生素低。

(二) 庆大霉素 (gentamicin)

庆大霉素是目前临床最为常用的氨基糖苷类抗生素。

【作用及应用】抗菌谱广,对革兰阴性菌及部分革兰阳性菌均有良好的抗菌作用,是治疗各种革兰阴性杆菌感染的主要抗菌药,为氨基糖苷类首选。

可用于:①革兰阴性杆菌感染:如脓毒症、骨髓炎、肺炎、腹腔感染、脑膜炎等;②铜绿假单胞菌感染:庆大霉素可与羧苄西林等广谱半合成青霉素或头孢菌素联合应用,以提高疗效;③心内膜炎:与青霉素、羧苄西林、氯霉素、头孢菌素等联合应用以增强疗效;④肠道感染:口服用于菌痢、伤寒及婴儿致病性大肠埃希菌肠炎等肠道感染或做结肠手术前准备;与克林霉素、甲硝唑使用可减少结肠手术后的感染等;⑤还可局部用于皮肤、黏膜表面感染和眼、耳、鼻部感染。

【不良反应】肾毒性最严重且较多见,耳毒性以损害前庭功能多见,偶见过敏反应,甚至休克。

(三) 阿米卡星 (amikacin)

【作用及应用】阿米卡星又名丁胺卡那霉素，是氨基糖苷类抗生素中抗菌谱最广的一种。适用于：①革兰阴性菌感染：铜绿假单胞菌、各型变形杆菌、沙雷菌属、大肠埃希菌、克雷伯菌属及不动杆菌属所致的菌血症、心内膜炎、急性支气管炎、肺炎、胸膜炎、复发性尿路感染及妇科感染等；②葡萄球菌所致的各种感染；③结核及其他一些非典型分枝杆菌感染。突出优点是对许多氨基糖苷类抗生素钝化酶稳定，适用于对庆大霉素或妥布霉素耐药的革兰阴性菌感染，尤其是铜绿假单胞菌的感染。

【不良反应】耳毒性主要损害耳蜗功能，比庆大霉素略明显；肾毒性与庆大霉素相似。

(四) 卡那霉素 (kanamycin)

卡那霉素是从链霉菌培养液中提取获得。口服吸收极差，肌内注射易吸收，T_{max} 为 1 h。在胸腔液和腹腔液中分布较高。主要经肾脏排泄，$t_{1/2}$ 约 2~3 h。对多数革兰阴性菌和结核杆菌有效，目前仅与其他抗结核病药物合用，以治疗对第一线药物有耐药性的结核杆菌患者。

(五) 妥布霉素 (tobramycin)

妥布霉素由链霉菌培养液中提取获得。抗菌谱与庆大霉素相似，对肺炎克雷伯菌、肠杆菌属、变形杆菌属的抑菌或杀菌作用分别较庆大霉素强 4 倍和 2 倍；对铜绿假单胞菌的作用是庆大霉素的 2~5 倍，且对耐庆大霉素菌株仍有效。适合治疗铜绿假单胞菌所致的各种感染，通常应与能抗铜绿假单胞菌的青霉素类或头孢菌素类药物合用。对其他革兰阴性杆菌的抗菌活性不如庆大霉素。在革兰阳性菌中仅对葡萄球菌有效。

第二节 多黏菌素类

多黏菌素类 (ploymyxins) 是从多黏杆菌培养液中提出的多肽类抗生素，临床常用的有多黏菌素 B (polymyxin B) 和多黏菌素 E (polymyxin E)。

【药理作用】抗菌范围窄，系窄谱慢效杀菌药，对繁殖期和静止期细菌均有杀菌作用。仅对某些革兰阴性杆菌具有强大抗菌活性，如大肠埃希菌、肠杆菌属、克雷伯菌属及铜绿假单胞菌呈高度敏感，其中铜绿假单胞菌最为敏感；志贺菌属、沙门菌属、真杆菌属、流感杆菌、百日咳鲍特菌及除脆弱类杆菌外的其他类杆菌也较敏感。但对变形杆菌、脆弱拟杆菌、革兰阴性球菌、革兰阳性菌和真菌无抗菌作用。与利福平、磺胺类和 TMP 使用具有协同抗菌作用。多黏菌素 B 的抗菌活性高于多黏菌素 E。

【作用机制】主要作用于细菌胞浆膜，能与革兰阴性杆菌细胞膜成分脂多糖结合，形成复合物，使细菌细胞膜通透性增加，细胞内的磷酸盐、核苷酸等成分外漏，导致细菌死亡。同时，本类药物进入细菌体内也影响核质和核糖体的功能。与两性霉素 B、四环素类药合用可增强其抗菌作用。

【临床应用】

1. 主要用于对其他抗生素耐药而难以控制，但对本药仍敏感的铜绿假单胞菌引起的严重感染（如脓毒症、腹膜炎、呼吸道、胆道、尿路烧伤后感染）以及革兰阴性菌和耐药菌引起的严重感染（如脓毒症、脑膜炎、肾盂肾炎、菌痢、婴儿腹泻）。

2. 与利福平、磺胺类和甲氧苄胺嘧啶合用，可以提高治疗多重耐药的革兰阴性杆菌导致的医院内感染的疗效。

3. 与新霉素、杆菌肽等同时口服，抑制肠道菌群，做肠道术前准备。

4. 局部外用于铜绿假单胞菌等引起的皮肤、创面、眼、耳鼻喉等感染。

【不良反应】

1. 肾毒性　常见且突出，表现为蛋白尿、血尿、管型尿、氮质血症，严重时出现急性肾小管坏死、肾衰。

2. 神经毒性　轻者表现为头晕、面部麻木和周围神经炎，重者出现意识混乱、昏迷、共济失调、可逆性神经肌肉麻痹等。

本章小结

1. 氨基糖苷类抗生素的共性　化学结构相似；抗菌谱相似，对各种革兰阴性杆菌作用强；体内过程相似；抗菌机制相似，阻碍细菌蛋白质合成；不良反应相似，耳毒性强。常用药物：庆大霉素、链霉素、妥布霉素、奈替米星、阿米卡星。主要应用：革兰阴性杆菌感染；铜绿假单胞菌感染；结核病联合化疗。

2. 多黏菌素类　常用多黏菌素 B 和多黏菌素 E；抗菌范围窄，仅对某些革兰阴性杆菌具有强大抗菌活性，主要用于铜绿假单胞菌、革兰阴性菌和耐药菌引起的严重感染；肾、神经毒性重。

思考题

1. 试述氨基糖苷类抗生素的共性。
2. 试述链霉素的临床应用。

第四十章 四环素类和氯霉素类

> **学习目标**
> 1. 掌握 四环素类抗生素抗菌作用特点、作用机制、临床应用和不良反应；
> 2. 熟悉 氯霉素的抗菌作用特点、作用机制、主要临床应用及不良反应；

第一节 四环素类

按其来源不同，分为天然品和半合成品两类。天然品是从链霉菌属发酵液中提取获得，主要有四环素（tetracycline）、土霉素（terramycin，氧四环素）等。半合成品有多西环素（doxycycline，强力霉素）、米诺霉素（minocycline，二甲胺四环素）、美他环素（methacycline，甲烯土霉素）。本类药物在酸性环境中性质稳定，抗菌作用增强；在碱性环境中易被破坏。其水溶液不稳定，应临用时配制。

（一）四环素与土霉素（tetracycline、terramycin）

【作用机制】属广谱抗生素，对多数革兰阴、阳性菌均有抑制作用，对革兰阳性菌的作用较革兰阴性菌强。对支原体、衣原体、立克次体有强效；对螺旋体及阿米巴原虫也有抑制作用。对铜绿假单胞菌、结核杆菌、伤寒沙门菌、真菌和病毒无效。抗菌机制是抑制菌体蛋白质的合成而产生快速抑菌作用。

【临床应用】主要用于立克次体感染，如斑疹伤寒、恙虫病、立克次体肺炎和 Q 热；支原体感染，如支原体肺炎、尿道炎等；衣原体感染，包括肺炎衣原体肺炎、鹦鹉热、性病淋巴肉芽肿及沙眼衣原体感染等；回归热螺旋体所致的回归热；布鲁菌病（需与氨基糖苷类联合应用）；霍乱；耶尔森菌所致的鼠疫。以上疾病可首选四环素类药物。对青霉素 G 过敏的淋病和梅毒患者，选用四环素较好。全身性感染可选用四环素，但并非首选药；而泌尿、肠道感染包括阿米巴痢疾则服土霉素效佳。

【不良反应】

1. 胃肠道反应 恶心、呕吐、厌食、腹部不适和腹泻等，饭后服药可减轻。由于局部刺激性大，不宜肌内注射，可稀释后静脉给药。天然四环素类与含多价金属离子食物同服易形成络合物妨碍吸收，故不宜与如牛奶、豆制品等同服；也不宜与某些药物如铁剂、抗酸药等同服，或至少应间隔 1~2 h 服用为宜。

2. 二重感染 长期大量应用广谱抗菌药使敏感细菌被抑制，而耐药菌株和不敏感菌以及真菌得以在体内繁殖，造成二重感染，又称菌群交替症。常见的二重感染有：①真菌病，多见以白色念珠菌引起的口腔炎、鹅口疮、呼吸道炎、肠炎、阴道炎、尿路感染；②难辨梭菌引起的伪膜性肠炎，表现为剧烈腹泻，严重时导致失水或休克，甚至死亡。一般多见于老年人、幼儿和机体抵抗力低下的患者，一旦发生应立即停药，并用相应药物治疗。

3. 影响骨及牙齿的生长 四环素类易与形成期的骨和牙釉质中的钙相结合，可使牙齿出现黄染、釉质发育不全或骨骼生长受抑制，孕妇、哺乳期妇女和8岁以下儿童禁用。

4. 肝、肾损害 长期大量应用可致肝损害，并可加重氮质血症，造成肾损害。

5. 其他反应 偶见过敏反应，如药热、皮疹、光敏性皮炎等，偶可致剥脱性皮炎。由于可抑制产生维生素 B、维生素 K 的细菌，可引起口角炎、舌炎、出血。

（二）多西环素（doxycycline）

多西环素口服吸收迅速且完全，不易受食物影响，半衰期长，每日一次给药即可。抗菌谱、抗菌机制与四环素基本相同，抗菌活性比四环素强 4~10 倍；具有强效、速效、长效的特点，对耐天然四环素类的细菌仍然有效。临床应用同四环素，是四环素类药物中的首选药。常见不良反应有胃肠道刺激症状，口服给药应大量饮水，以免引起食管炎。易导致光敏反应，其他不良反应较少见，很少引起二重感染。

第二节 氯霉素类

氯霉素（cholramphenicol） 氯霉素是从委内瑞拉链丝菌培养液中提取的抗生素，在酸性环境中稳定，碱性环境中易分解失效。目前在临床上使用的为其人工合成的左旋体。

【作用机制】氯霉素抗菌谱广，为速效抑菌药，高浓度可杀菌。对革兰阴性菌的抑制作用强于革兰阳性菌。对伤寒沙门菌属、流感嗜血杆菌作用强；对百日咳鲍特菌、肺炎链球菌、变形杆菌、布鲁菌、痢疾志贺菌、脑膜炎奈瑟菌、淋病奈瑟菌等效果较好；对立克次体、衣原体、支原体、螺旋体有效，对铜绿假单胞菌、病毒、原虫等无效。

氯霉素抗菌机制是抑制菌体蛋白质合成，因其作用位点与红霉素、克林霉素的作用位点相近，可产生竞争拮抗作用。

【临床应用】由于氯霉素可对造血系统产生不可逆的严重损害，同时细菌对其的耐药性增加，故临床上一般不作为首选用药。

1. 细菌性脑膜炎和脑脓肿 青霉素类过敏或耐药者，可用氯霉素治疗。

2. 伤寒 氯霉素可用于敏感伤寒沙门菌所致的伤寒，但一般不作为首选药，多选用氟喹诺酮类或第三代头孢菌素类。

3. 厌氧菌感染 氯霉素对脆弱类杆菌具较强抗菌活性，可与其他抗菌药物联合用于需氧菌与厌氧菌所致的腹腔和盆腔感染。

4. 立克次体感染 氯霉素可用于严重立克次体感染，如斑疹伤寒、恙虫病及 Q 热等，其疗效与四环素相仿。

5. 局部用药 眼科局部用药，治疗敏感菌引起的眼内感染、沙眼和结膜炎。

【不良反应】

1. 抑制骨髓造血功能 包括可逆性血细胞减少和再生障碍性贫血。前者较为常见，发生率和严重程度与剂量或疗程呈正相关。妊娠期使用的氯霉素可进入胎儿体内影响胎儿骨髓造血，致再生障碍性贫血，故妊娠期妇女禁用。

2. 灰婴综合征 新生儿或早产儿用药剂量过大可出现呕吐、呼吸急促、皮肤苍白和发绀、进行性血压下降、循环衰竭等症状，甚至造成死亡，称为灰婴综合征。死亡率约 40%。是由于新生儿、早产儿肝药酶系统尚不完善，使氯霉素代谢缓慢，在体内蓄积而引起中毒，早产儿和 2 周内新生儿禁用。有时大龄儿童甚至成年人也可发生类似症状。

3. 其他反应　二重感染比四环素少见，偶见视神经炎、周围神经炎等。

本章小结

1. 四环素属广谱抗生素，对多数革兰阴、阳性菌均有抑制作用，对支原体、衣原体、立克次体有强效。抗菌机制是抑制菌体蛋白质的合成。不良反应有二重感染、影响骨及牙齿的生长。

2. 氯霉素属广谱抗生素，对革兰阴性菌的抑制作用强于革兰阳性菌，抗菌机制是抑制菌体蛋白质合成，因其作用位点与红霉素、克林霉素的作用位点相近，可产生竞争拮抗作用，由于氯霉素可对造血系统造成不可逆的严重损害，故临床上一般不作为首选用药。

思考题

1. 四环素类药物的主要不良反应有哪些？
2. 氯霉素应用受限的主要原因是什么？

第四十一章 人工合成抗菌药

> **学 习 目 标**
> 1. 掌握 氟喹诺酮类的抗菌作用、作用机制、临床应用及主要不良反应；
> 2. 掌握 磺胺类抗菌谱、作用机制、主要不良反应及常用药物的临床应用；
> 3. 熟悉 甲氧苄啶的抗菌作用特点及增效作用机制；
> 4. 了解 呋喃类常用药作用特点及临床应用。

第一节 喹诺酮类

喹诺酮类（quinolones）是一类具有 4-喹诺酮基本结构的人工合成抗菌药物。按照药物的化学结构、抗菌作用和体内过程等特点，此类药物可分为三代。

一、萘啶酸

萘啶酸（nalidixic acid）为第一代喹诺酮类代表药物，其抗菌谱窄，仅对部分大肠埃希菌等革兰阴性杆菌有效，口服吸收差，且毒副作用较大，目前已淘汰。

二、吡哌酸

吡哌酸（pipemidic acid）第二代喹诺酮类代表药物，其抗菌活性强于萘啶酸，对革兰阴性杆菌包括部分铜绿假单胞菌有效，口服易吸收，不良反应较萘啶酸少，可用于敏感菌所致的尿道与肠道感染。

三、第三代喹诺酮类

其化学结构特点是在喹诺酮母核的第 6 位上引入氟，第 7 位上引入哌嗪环或吡咯啉的衍生物，故称为氟喹诺酮类。此类药物常用的有：环丙沙星、氧氟沙星、培氟沙星、依诺沙星、洛美沙星、托氟沙星、替马沙星、芦氟沙星、氟罗沙星等。此外，有文献将 20 世纪 90 年代以来新上市的氟喹诺酮类药物定为第四代产品，与其他氟喹诺酮类药物相比，抗菌谱扩大为抗革兰阳性及阴性菌、衣原体、支原体，抗菌活性也大大提高，同时药代动力学及安全性也有了很大的改善，包括司帕沙星、那氟沙星、左氧氟沙星、格帕沙星、曲伐沙星、阿拉沙星、莫西沙星、吉米沙星及加替沙星等。

第三代喹诺酮类具有以下共同点：①抗菌谱广，尤其对革兰阴性杆菌（包括铜绿假单胞菌）有强大的杀菌作用，对金葡菌及产酶金葡菌也有良好抗菌作用；对结核杆菌、支原体、衣原体及厌氧菌也有作用；②本类药物与其他抗菌药物间无交叉耐药性，当细菌对青霉素类及头孢菌素类耐药时仍可选择此类药物；③具有良好的药代动力学特征，口服吸收良好，可静脉给药。体内分布广，组织体液浓度高，可达有效抑菌或杀菌浓度，$t_{1/2}$ 相对较长，大多为 3～7 h。血浆蛋白结合率低（14%～30%），多数经尿道排泄，尿中浓度高；④临床应用广，适用于敏感菌所致的呼吸道感染、尿道感染、前列腺炎、淋病及革兰阴性杆菌所致的骨、关节、皮肤软组织感染；⑤不良反应少，常见的有恶心、呕吐、食欲减退、皮疹、头痛、眩晕，偶有抽搐等中枢神经系统症状，停药后可消退；⑥价格低廉。

【抗菌作用】氟喹诺酮类属于广谱杀菌药，对大多数革兰阳性菌和阴性菌具有良好的抗菌活性，包括铜绿假单胞菌、伤寒杆菌及金葡菌。20 世纪 90 年代后期研制的氟喹诺酮类如莫西沙星等，进一步增强了对革兰阳性菌的作用；对结核分枝杆菌、军团菌、支原体及衣原体的杀灭作用进一步增强；尤其是提高了对厌氧菌如脆弱类杆菌、梭杆菌属、消化链球菌属和厌氧芽孢梭菌属等的抗菌活性。

【作用机制】

1. DNA 回旋酶/拓扑异构酶Ⅱ 喹诺酮类通过抑制细菌 DNA 回旋酶的作用，阻碍 DNA 复制导致细菌死亡。

2. 拓扑异构酶Ⅳ 是喹诺酮类药物抗革兰阳性菌作用的重要靶点，喹诺酮类通过抑制拓扑异构酶Ⅳ的活性，而干扰细菌 DNA 的合成，从而产生抗菌作用。

【临床应用】

1. 呼吸系统感染 常用于革兰阴性菌感染所致的肺炎和支气管炎。可替代大环内酯类用于支原体肺炎、衣原体肺炎、嗜肺军团菌引起的军团菌病。万古霉素与左氧氟沙星、莫西沙星或加替沙星合用，首选用于治疗对青霉素高度耐药的肺炎链球菌感染。

2. 泌尿生殖道感染 对敏感菌所致的各种泌尿道感染具有快速杀菌作用。环丙沙星、加替沙星和氧氟沙星与 β-内酰类同为首选药，用于单纯性淋病奈瑟菌性尿道炎或宫颈炎，但对非特异性尿道炎或宫颈炎疗效差。环丙沙星是铜绿假单胞菌性尿道炎的首选药。氟喹诺酮类对敏感菌所致的急、慢性前列腺炎以及复杂性前列腺炎，均有较好的效果。

3. 肠道感染与伤寒 首选用于治疗痢疾志贺菌引起的急、慢性菌痢和中毒性菌痢，以及鼠伤寒沙门菌、猪霍乱沙门菌、肠炎沙门菌引起的胃肠炎（食物中毒）。对沙门菌引起的伤寒或副伤寒，应首选氟喹诺酮类或头孢曲松。对空肠弯曲菌导致腹泻、胃肠炎则应首选大环内酯类、氟喹诺酮类为备选药，本类药也可用于旅行性腹泻。

4. 其他 包括革兰阴性杆菌感染所致的骨髓炎、关节炎、菌血症，以及革兰阴性菌引起的皮肤和软组织感染。氟喹诺酮类对脑膜炎奈瑟菌具有强大的杀菌作用，并且在鼻咽分泌物中浓度高，可用于鼻咽部带菌者的根除治疗。还可用于沙眼衣原体、支原体等所致胞内感染，耐药结核杆菌和其他分枝杆菌、麻风杆菌感染，患肺囊性纤维化的儿童感染铜绿假单胞菌时亦可考虑应用氟喹诺酮类。

【不良反应】①胃肠道反应：恶心、呕吐、胃部不适、食欲减退等；②中枢反应：头痛、失眠、眩晕等，并可致精神症状和诱发癫痫；③过敏反应：皮疹、皮肤瘙痒、白细胞减少；④大剂量或长期应用时易致肝脏损害；⑤光敏反应：呈剂量依赖性，皮肤出现瘙痒性红斑，严重者出现皮肤糜烂、脱落，司帕沙星、氟罗沙星、洛美沙星最为多见；⑥影响软骨发育，孕妇、未成年儿童应慎用；⑦肾损伤、跟腱炎、心脏毒性与眼毒性。

四、常用喹诺酮类药物

(一) 诺氟沙星 (norfloxacin, 氟哌酸)

诺氟沙星是第一个用于临床的氟喹诺酮类药物。在本类药物中,其口服生物利用度较低(40%),$t_{1/2}$为3~4 h。主要以原形由尿液和粪便排泄,尿、肠道浓度较高,少量药物在肝脏代谢。临床主要用于敏感菌所致肠道、泌尿道感染和淋病,也可外用治疗皮肤和眼部的感染。

(二) 环丙沙星 (ciprofloxacin)

为目前氟喹诺酮类中体外抗菌作用最强者,口服吸收较氧氟沙星、培氟沙星和依诺沙星差,略优于诺氟沙星。组织亲透力强,分布广泛,用于治疗各种感染,包括泌尿生殖道、肠道、呼吸道、耳鼻喉感染等。静脉滴注时,局部有血管刺激反应,可诱发跟腱撕裂,故运动员和老年人慎用。

(三) 氧氟沙星 (ofloxacin)

氧氟沙星口服吸收快而完全,血药浓度高而持久,$t_{1/2}$为5~7 h,药物体内分布广,尤以痰中浓度较高,药物70%~90%经肾排泄,48 h尿中药物浓度仍可达到对敏感菌的杀菌水平,胆汁中药物浓度约为血药浓度的7倍左右。

抗菌活性强,对革兰阳性菌(包括耐甲氧西林金葡菌,MRSA)、革兰阴性菌均有较强作用;对肺炎支原体,奈瑟菌,厌氧菌及结核杆菌也有一定活性。对感染小鼠的保护效果明显强于诺氟沙星和依诺沙星。对嗜麦芽假单胞菌、恶臭假单胞菌、硝酸盐阴性不动杆菌的作用比诺氟沙星强4~16倍;抗支原体的作用与四环素相似。

临床主要用于泌尿道、肠道和呼吸道感染及肺炎、耳鼻咽喉感染、皮肤软组织感染、胆道感染、妇科感染以及前列腺炎、伤寒等。

偶见轻度中枢神经系统毒性反应和转氨酶升高,静脉滴注部位有血管刺激反应,可诱发跟腱炎和跟腱撕裂,肾功能不良或老年患者应减量。

(四) 左氧氟沙星 (levofloxacin)

左氧氟沙星为氧氟沙星的左旋光学异构体,其口服生物利用度接近100%,$t_{1/2}$为4~6 h,85%的药物以原形由尿排出。

左氧氟沙星除对革兰阳性、革兰阴性临床常见致病菌具有较强的抗菌活性外,对厌氧菌、衣原体、支原体、肺炎军团菌及结核杆菌亦有较强的杀灭作用。对耐甲氧西林金黄色葡萄球菌、表皮葡萄球菌、肺炎链球菌、化脓性链球菌、溶血性链球菌、肠球菌属、大肠埃希菌、克雷伯菌属、沙雷菌属、变形杆菌属、铜绿假单胞菌、流感嗜血杆菌及淋病奈瑟菌等具有很强的抗菌活性。

临床用于敏感菌所致的呼吸道、泌尿道感染、外科及妇科感染,如咽喉炎、支气管炎、扁桃体炎、肾盂肾炎、膀胱炎、淋病性尿道炎、胆囊炎、中耳炎、烧伤及细菌性痢疾等。不良反应发生率为第三代喹诺酮类药物中最低的,主要不良反应为胃肠道反应。

(五) 洛美沙星 (lomefloxacin)

本品抗菌谱广,对革兰阴性菌的抗菌活性与诺氟沙星和氧氟沙星相近;对耐甲氧西林金黄色葡萄球菌、表皮葡萄球菌、链球菌和肠球菌的抗菌活性与氧氟沙星几乎相同;对多数厌氧菌的抗菌活性低于氧氟沙星。除泌尿道感染可每天1次外,治疗敏感菌引起的全身性感染仍应每天用药2次。洛美沙星对小鼠皮肤具有光致癌作用，故用药时期应避免日光。

（六）氟罗沙星（fleroxacin，多氟沙星）

氟罗沙星具有广谱、高效和长效的特点。口服生物利用度接近100%，$t_{1/2}$达10 h以上，可每天给药一次。50%~70%的药物以原形由尿液排泄，少量药物在肝脏代谢，肝肾功能减退或老年患者应减量。临床主要用于治疗敏感菌所致的呼吸系统、泌尿生殖系统、妇科、外科的感染性疾病。

（七）司氟沙星（sparfloxacin，司帕沙星）

司氟沙星口服吸收良好，有肝肠循环，50%的药物随粪便排泄，25%在肝脏代谢失活，$t_{1/2}$超过16 h。对革兰阳性菌、厌氧菌、结核分枝杆菌、衣原体和支原体的抗菌活性显著强于环丙沙星；对军团菌和革兰阴性菌的抗菌活性与环丙沙星相同；对上述菌的抗菌活性优于诺氟沙星和氧氟沙星。临床用于敏感细菌所致的呼吸系统、泌尿生殖系统、皮肤软组织感染及骨髓炎和关节炎等。

（八）加替沙星（gatifloxacin）

加替沙星是一种含甲氧基的第四代喹诺酮类合成抗菌药物，该药物具有优良的药代动力学和药效学特征：抗菌谱广，尤其是增强了对革兰阳性菌和厌氧菌的抗菌活性；在体内稳定，口服吸收快，组织分布性好；毒性小，耐受性好，临床疗效高；中枢神经和光毒性作用小。

（九）莫西沙星（moxifloxacin）

莫西沙星属第四代喹诺酮类，对大多数革兰阳性菌和阴性菌、厌氧菌、结核分枝杆菌、衣原体和支原体具有较强的抗菌活性。临床可用于敏感细菌所致的急、慢性支气管炎和上呼吸道感染及泌尿生殖系统和皮肤软组织感染等。其不良反应发生率低，至今未见严重过敏反应，几乎没有光敏反应。

第二节　磺胺类及甲氧苄啶

一、磺胺类

磺胺类药物（sulfonamides）属广谱抑菌药，曾广泛用于临床。近年，由于抗生素和喹诺酮类药物的快速发展，细菌对磺胺的耐药性和药物的不良反应成为突出问题，但由于磺胺类药对某些感染性疾病（如流脑、鼠疫）具有疗效良好、使用方便、性质稳定、价格低廉等优点，故在抗感染的药物中仍占一定地位。磺胺类药与磺胺增效剂甲氧苄啶合用，使疗效明显增强，抗菌范围增大。

【药物分类】根据药物被肠道吸收的程度和临床用途，磺胺类药物分为三大类：

1. 用于全身性感染的磺胺药　口服易吸收，根据$t_{1/2}$长短又分为三类：①短效类（<10h），如磺胺异噁唑（SIZ）；②中效类（10~24h），如磺胺嘧啶（SD）、磺胺甲噁唑（SMZ）；③长效类（>24h），如磺胺间甲氧嘧啶（SMM）、磺胺对甲氧嘧啶（SMD）。

2. 用于肠道感染的磺胺药　口服吸收少，如柳氮磺胺吡啶（SASP）。

3. 外用的磺胺药　如磺胺米隆（SML）、磺胺嘧啶银（SD-Ag）和磺胺醋酰钠（SA-Na）。

【体内过程】用于全身性感染的磺胺药,口服吸收迅速而完全,2~3 h血药浓度达到高峰,分布全身组织和体液中,也可通过胎盘进入胎儿体内。药物的血浆蛋白结合率不同,蛋白结合率低的(如SD)易透过血脑屏障,脑脊液中浓度高,首选用于治疗流行性脑脊髓膜炎。药物在肝脏代谢,主要方式是游离氨基乙酰化,小部分与葡萄糖醛酸结合。乙酰化后失去抗菌作用,而且溶解度降低,易析出结晶,损伤肾脏。原形药和代谢产物经肾小球滤过排出,脂溶性较高者易被肾小管重吸收,故排出较慢。

【抗菌谱】对大多数革兰阳性菌和阴性菌有良好的抗菌活性,其中最敏感的是A群链球菌、肺炎链球菌、脑膜炎奈瑟菌、淋病奈瑟菌、鼠疫耶氏菌和诺卡菌属;其次是大肠埃希菌、痢疾志贺菌属、布鲁菌属、变形杆菌属和伤寒沙门菌属;对沙眼衣原体、疟原虫、放线菌、卡氏肺孢子虫和弓形虫滋养体也有抑制作用。对支原体、立克次体和螺旋体无效,甚至可促进立克次体生长。磺胺米隆和磺胺嘧啶银尚对铜绿假单胞菌有效。此外,SMZ对伤寒杆菌,磺胺二甲氧嘧啶(SDM)和磺胺甲氧吡嗪(SM-PZ)对麻风分枝杆菌有一定的抑制作用。

【作用机制】磺胺的基本结构与对氨基苯甲酸(PABA)相似,能与PABA竞争二氢蝶酸合成酶,妨碍二氢叶酸的合成,最终使核酸合成受到阻碍(图41-1),从而抑制细菌生长繁殖。人和哺乳动物能直接利用外源性叶酸,故不受影响。脓液中含有大量PABA,能减弱磺胺药的抗菌作用。局麻药普鲁卡因在体内水解生成PABA,也可降低磺胺类的疗效,对氨基苯甲酸与二氢蝶酸合成酶的亲和力比磺胺类强数千倍以上,所以使用磺胺类时应首剂加倍。

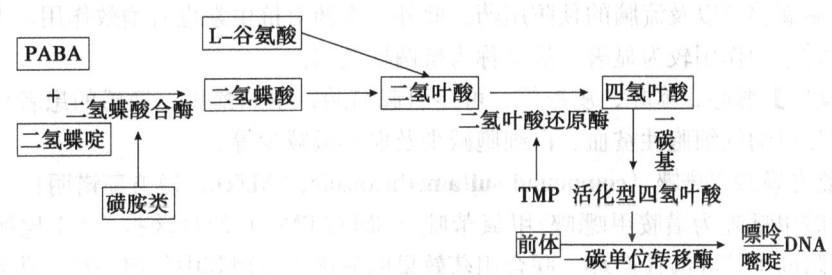

图41-1 碘胺类和TMP等抗菌作用机制示意图

【临床应用】

1. 防治流行性脑脊髓膜炎 磺胺嘧啶(SD)为首选。

2. 敏感菌所致的尿路感染、呼吸道感染等。

3. 与TMP合用可治疗伤寒、布氏杆菌感染和疟疾等。

4. 口服不易吸收的磺胺药在肠内保持较高浓度,故仅用于肠道感染或作肠道手术前消毒药。

5. 外用药物可用于眼科及大面积烧伤患者。

【不良反应】

1. 过敏反应 药热和皮疹多见。偶见多形性红斑、剥脱性皮炎,严重者可死亡。有过敏史者禁用。

2. 泌尿系统损害 磺胺类药物及其乙酰化物在酸性尿液中溶解度低,易结晶析出,损伤肾脏导致尿痛、血尿等症状出现。故服药期间应充分饮水，使每日尿量不少于1200 ml，并同时服碳酸氢钠以碱化尿液增加其溶解。肾功能不全时禁用磺胺药。

3. 血液系统反应　可有粒细胞减少、血小板减少及再生障碍性贫血，缺乏葡萄糖-6-磷酸脱氢酶的患者应用磺胺药后可致溶血性贫血，新生儿和小儿较成人多见。

4. 消化系统　口服后可能出现恶心、呕吐、食欲不振，一般症状轻微，停药后即可恢复正常。也可发生黄疸、肝功能减退，严重者可发生急性肝坏死。

5. 神经系统反应　如周围神经炎、失眠和头痛、眩晕、乏力，一般较轻微，不必停药，但驾驶员、高空作业者应慎用。

6. 其他　磺胺类药可将胆红素从与白蛋白结合状态置换出来，故孕妇或新生儿应用磺胺类药可引起胆红素脑病，因此临产孕妇或新生儿应禁用磺胺类药物；还可引起甲状腺功能低下、低血糖，增加香豆素的抗凝作用、激活静止性红斑狼疮的病例也有报道。

二、甲氧苄啶

（一）甲氧苄啶（trimethoprim，TMP）又名甲氧苄氨嘧啶或称为磺胺增效剂。

【作用机制】本药的抗菌谱和磺胺药基本相似，对多种革兰阳性和阴性细菌有效。单用易产生耐药性。其抗菌作用机制是抑制二氢叶酸还原酶，阻碍四氢叶酸的合成。与磺胺类合用，可使细菌的叶酸代谢受到双重阻断，因而抗菌作用可增强数倍至数十倍，甚至出现杀菌作用。

【临床应用】常与SMZ或SD合用，用于治疗呼吸道感染、尿路感染、肠道感染、伤寒和其他沙门菌属感染以及流脑的预防用药。此外，本药对抗生素也有增效作用，尤以增强四环素和庆大霉素的作用较为显著，故又称为抗菌增效剂。

【不良反应】恶心、呕吐、皮疹等。可能引起畸胎，孕妇禁用。敏感的患者可引起叶酸缺乏症，导致巨幼红细胞性贫血、白细胞减少及血小板减少等。

（二）复方磺胺甲噁唑（compound sulfamethoxazole，SMZco，复方新诺明）

复方磺胺甲噁唑为磺胺甲噁唑/甲氧苄啶（SMZ/TMP）两种药按5∶1比例的复方制剂。两药均阻断细菌叶酸代谢环，联合用药效果明显优于单用其中任何一种，药效可增加数倍至数十倍。磺胺类药物能与对氨基苯甲酸竞争二氢蝶酸合成酶，为二氢蝶酸合成酶的竞争性抑制剂。TMP可防止二氢叶酸盐还原为四氢叶酸盐。对细菌的四氢叶酸合成具有双重阻断作用，抗菌作用强可成为杀菌药，抗菌谱变广，并减少耐药。SMZco对大多数革兰阳性和阴性菌有效，对厌氧菌无效，对磺胺药耐药的细菌如大肠埃希菌、伤寒沙门菌和志贺菌对SMZco仍敏感，铜绿假单胞菌则往往对其耐药。

【临床应用】敏感菌所致肠炎、支气管炎、中耳炎、尿路感染等。亦用于卡氏肺孢虫炎等。

1. 大肠埃希菌、克雷伯菌属、肠杆菌属、奇异变形杆菌、普通变形杆菌和莫根菌属敏感菌株所致的尿道感染。

2. 肺炎链球菌或流感嗜血杆菌所致2岁以上小儿急性中耳炎。

3. 肺炎链球菌或流感嗜血杆菌所致的成人慢性支气管炎急性发作。

4. 由痢疾志贺菌敏感菌株所致的肠道感染。

5. 治疗卡氏肺孢子虫肺炎，SMZco系首选。

6. 由产肠毒素大肠埃希菌所致的旅游者腹泻。
7. 也可用于治疗伤寒，尤其是不能用氨苄青霉素和氯霉素的患者。
8. 霍乱弧菌引起的霍乱。

第三节 硝基呋喃类

本类药物抗菌谱广，对革兰阳性和阴性细菌均有杀菌作用，但对铜绿假单胞菌作用较差，细菌易产生耐药性。与其他抗菌药物无交叉耐药性，但本类药物毒性较大，血中浓度低，不适于全身性感染。

常用药物有呋喃西林、呋喃妥因、呋喃唑酮。

（一）呋喃妥因（furantoin）

又名呋喃坦啶。口服后吸收迅速，但大部分在组织内破坏，其余部分随尿排出，故血药浓度很低，而尿中浓度很高。适用于尿路感染，特别在酸性尿中抗菌活性增强。主要不良反应有恶心、呕吐、皮疹、药热等；剂量过大或肾功能减退时可引起周围神经炎；长期服药者可发生间质性肺炎和肺纤维化；先天性葡萄糖-6-磷酸脱氢酶缺乏者用药可发生溶血性贫血。

（二）呋喃唑酮（furazolidone）

又名痢特灵，口服后很少吸收，在肠道内浓度高，主要用于肠炎、菌痢。近年来应用本品治疗幽门螺杆菌所致的胃窦炎和溃疡病有较好疗效。不良反应与呋喃妥因相似，但较轻。

本章小结

人工合成抗菌药：

（1）喹诺酮类：目前常用的是第三代喹诺酮类，具有以下共同点：①抗菌谱广；②与其他抗菌药物间无交叉耐药性；③具有良好的药代动力学特征；④临床应用广；⑤不良反应少；⑥价格低廉。

（2）磺胺类及甲氧苄啶：①复方磺胺甲噁唑（复方新诺明）为磺胺甲噁唑/甲氧苄啶（SMZ/TMP）两药按5∶1比例的复方制剂，磺胺类药物能与对氨基苯甲酸竞争二氢蝶酸合成酶，TMP可防止二氢叶酸盐还原为四氢叶酸盐。对细菌的四氢叶酸合成具有双重阻断作用，抗菌作用强，抗菌谱变广。②流行性脑脊髓膜炎首选磺胺嘧啶（SD）。

思考题

1. 磺胺类药物对泌尿系统损害的原因、临床表现和预防措施。
2. 试述磺胺类药物的分类及磺胺嘧啶和磺胺嘧啶银的特点。

第四十二章 抗真菌药和抗病毒药

> **学习目标**
> 1. 掌握 唑类、两性霉素B、卡泊芬净和特比萘芬的抗菌作用机制、临床应用及不良反应；
> 2. 熟悉 抗真菌药的分类；氟胞嘧啶抗菌作用机制、临床应用及不良反应；
> 3. 熟悉 抗艾滋病病毒药、抗流感病毒药、抗疱疹病毒药和抗乙型肝炎病毒药的作用机制和常用药物的作用特点；
> 4. 了解 几类药物的分类。

第一节 抗真菌药

常用抗真菌药依化学结构分为：①多烯类：两性霉素B、制霉菌素；②唑类：咪唑类（如酮康唑）和三唑类（如伊曲康唑）等；③棘白菌素类：卡泊芬净；④丙烯胺类：特比萘芬；⑤嘧啶类：氟胞嘧啶；⑥其他：灰黄霉素。

一、多烯类

（一）两性霉素B（amphotericin B，庐山霉素 fungilin）

【作用机制】两性霉素B为多烯类抗生素，抗菌谱广，几乎对所有真菌均有抗菌作用。其抗菌机制为：与真菌细胞膜上的重要且专属成分麦角固醇（ergosterol）结合，使细胞膜的屏障作用受损，细胞内重要物质（如K^+、核苷酸和氨基酸等）外漏，对其无用或有毒物质内渗，真菌生命力下降甚至死亡。此外，本药损伤细胞膜，使抗真菌药更易通过真菌细胞膜屏障，因此本药与其他一些抗真菌药（如氟胞嘧啶和唑类抗真菌药）合用可产生抗菌协同作用。细菌细胞膜上无麦角固醇，故对细菌无效。真菌很少对本药产生耐药性。

【临床应用】两性霉素B为目前治疗深部真菌感染的首选药。静脉滴注用于真菌性肺炎、心内膜炎、尿路感染等；鞘内注射用于真菌性脑膜炎；口服用于肠道真菌感染；局部用于治疗指甲、皮肤黏膜等浅部真菌感染。由于静脉用药毒性较大，在临床上两性霉素B也常用作导入疗法（induction therapy），即开始用本药治疗，接着改用其他抗真菌药如唑类继续抗真菌治疗。

【不良反应】较多较重。可分为注射相关的不良反应和缓慢出现的不良反应。前者有：①初次注射可出现寒战、呕吐、体温升高、静脉炎；②静脉注射过快可致惊厥、心律失常；③鞘内注射可引起惊厥、化学性蛛网膜炎。后者有：①肾小管损伤：常发生在用药时间长，累计剂量超过4g时；②贫血；③其他：肝功异常、过敏反应和神经毒性等较少见。

（二）制霉菌素（nystatin）

制霉菌素的抗真菌作用和毒性均与两性霉素B相似。对念珠菌、隐球菌等真菌和阴道滴虫有抑制作用。对念珠菌的抗菌作用较强，且不易产生耐药性。口服给药胃肠道吸收很少，对全身真菌感染无治疗作用，但可用于治疗胃肠道真菌感染。口服可引起恶心、呕吐、腹泻等胃肠反应。注射用药毒性大，临床上仅局部用于治疗皮肤、口腔等浅表部位的念珠菌感染和阴道滴虫病，局部应用可引起皮炎。

二、氟胞嘧啶（flucytosine）

【作用机制】氟胞嘧啶又称 5-氟胞嘧啶，其代谢产物 5-氟尿嘧啶才具有抗真菌作用。抗菌谱较两性霉素 B 窄，对隐球菌属、念珠菌属和球拟酵母菌具有较高抗菌活性。氟胞嘧啶通过真菌细胞的胞嘧啶渗透酶被摄入真菌细胞内，在胞嘧啶脱氨酶作用下去氨基转化为活性产物 5-氟尿嘧啶。5-氟尿嘧啶与尿嘧啶化学结构相似，竞争性抑制尿嘧啶所参与的核酸代谢，干扰真菌 DNA 和 RNA 的合成。真菌对本药易产生耐药性，尤其单用时。本药与两性霉素 B、唑类抗真菌药合用可产生协同作用。人细胞缺乏将本药代谢为 5-氟尿嘧啶的酶，故受影响较小。

【临床应用】主要用于念珠菌、隐球菌和其他敏感真菌所引起的肺部感染、尿路感染、败血症、心内膜炎等的治疗。其疗效不如两性霉素 B，临床上不宜单用，常与两性霉素 B 合用。

【不良反应】可引起皮疹、胃肠道反应、骨髓抑制、肝损伤、肾脏损伤等。

三、唑类抗真菌药

唑类（azoles）抗真菌药按其化学结构分为咪唑类（imidazoles）和三唑类（triazoles）两类。其抗真菌机制为抑制真菌甾醇-14α-去甲基酶，使细胞膜麦角固醇合成受阻，细胞膜屏障作用障碍。唑类药物的共同特点有：抗真菌谱广，对浅部和深部真菌均有效；不易产生耐药性；在肝代谢，均可不同程度抑制人的细胞色素 P450 酶系统，而影响体内生物活性物质和药物的代谢；均可产生轻微胃肠不适、肝功异常等。目前临床常用的唑类药物有：咪唑类有克霉唑、咪康唑、益康唑、酮康唑、布康唑等，目前均主要作为局部用药；三唑类有氟康唑和伊曲康唑。

（一）酮康唑（ketoconazole）

酮康唑口服一般剂量时其 $t_{1/2}$ 约为 6.5～9 h，随剂量增加 $t_{1/2}$ 延长。本药对人细胞色素 P450 影响较大，不良反应和药物相互作用较多。临床用于多种浅部和深部真菌感染，如皮肤真菌感染、指甲癣、阴道白色念珠菌病、胃肠霉菌感染等；白色念珠菌、粪孢子菌、组织胞浆菌等引起的全身感染。上述临床应用均可被作用更强的伊曲康唑所替代。

常见的不良反应有厌食、恶心、呕吐等胃肠症状。有时可引起过敏性皮炎、月经紊乱、男性乳房增大、性欲减退和肝损伤等。动物实验表明本药有致畸作用。

（二）伊曲康唑（itraconazole）

伊曲康唑为目前作用最强的唑类抗真菌药。在大多数组织中本药浓度至少是血药浓度的 2～3 倍，在皮肤、脂肪组织和指甲中药物浓度比血药浓度高 10 倍以上。临床用于治疗浅部真菌感染（手足癣、体癣、股癣、甲癣、花斑癣、真菌性结膜炎和口腔、阴道念珠菌感染）和深部真菌感染（系统性念珠菌病、曲霉菌病、隐球菌脑膜炎、组织胞质菌病、芽生菌病、球孢子菌病和副球孢子菌病等）。多数用药者耐受良好，对肝药酶的影响较小，不良反应及药物相互作用较轻较少。

（三）克霉唑（clotrimazole）

克霉唑对浅部真菌及某些深部真菌均有抗菌作用。口服吸收差，静脉给药不良反应重、多。本药仅局部用于治疗浅部真菌病和皮肤黏膜念珠菌感染。

四、特比萘芬（terbinafine）

特比萘芬为抗浅部真菌药，对皮肤真菌、曲霉菌、皮炎芽白菌、荚膜组织胞浆菌等浅部真菌有杀菌作用。体外抗皮肤真菌活性比伊曲康唑强 10 倍。其抗菌机制为抑制真菌合成麦角固醇的关键酶——角鲨烯环氧化酶。麦角固醇是真菌细胞膜的重要成分，其合成受阻，使真菌细胞膜的屏障功能出现障碍。本药在皮肤、甲板和毛囊等组织可长时间维持较高浓度。本药在肝脏代谢，对肝药酶无明显影响。

特比萘芬对皮肤癣菌引起的甲癣、体癣、手癣、足癣疗效较好，优于灰黄霉素和伊曲康唑；对酵母菌和白色念珠菌引起的癣病无效。不良反应较轻、较少。

五、卡泊芬净（caspofungin）

卡泊芬净通过抑制葡聚糖的合成，损害真菌细胞壁而产生杀菌作用。胃肠道给药不易吸收，需静脉给药。临床上用于治疗两性霉素 B 无效的曲霉病；对念珠菌感染如皮肤黏膜念珠菌病和念珠菌血液感染有良效。患者对本药（每日 100 mg）的耐受性良好。输药血管可出现静脉炎，因此应缓慢静脉点滴。

六、灰黄霉素（griseofulvin）

灰黄霉素化学结构类似鸟嘌呤，竞争性抑制鸟嘌呤-核酸代谢，干扰敏感菌 DNA 合成和有丝分裂。对各种浅部皮肤癣菌均有抑制作用，为抑菌剂。对深部真菌和细菌无效。临床用于各种癣菌感染，对头癣疗效较好，对指、趾甲角质癣的疗效较差。

第二节 抗病毒药

抗病毒药的分类有多种：①按病毒种类分类：广谱抗病毒药、抗 RNA 病毒药和抗 DNA 病毒药；②按病毒所致疾病分类：抗疱疹病毒药、抗艾滋病病毒药、抗流感病毒药、抗肝炎病毒药等；③按药物来源和化学结构与性质分类：化学合成药物、生物制剂；④按作用机制或靶点分类：阻止吸附穿透药（抗体）、干扰脱壳药（金刚烷胺）、抑制核酸合成药（嘌呤或嘧啶核苷类似药、逆转录酶抑制药）、抑制蛋白质合成药（干扰素）、干扰蛋白质合成后修饰药（蛋白酶抑制药）、干扰组装药（干扰素、金刚烷胺）、抑制病毒释放药（神经酰胺酶抑制药）等。

一、广谱抗病毒药

（一）利巴韦林（ribavirin，病毒唑 virazole）

利巴韦林是人工合成的鸟嘌呤类似物，对多种 RNA 和 DNA 病毒有抑制作用。临床应用：①口服用于甲型肝炎、单纯疱疹、麻疹、呼吸道病毒感染；②气雾剂喷雾用于呼吸道病毒引起的鼻炎、咽炎等；③感染早期静脉滴注治疗流感、副流感病毒肺炎、小儿腺病毒肺炎、拉萨热和病毒性出血热等；④滴鼻治疗甲、乙型流感；⑤乳膏剂治疗带状疱疹和生殖器疱疹；⑥滴眼剂治疗流行性结膜炎、单疱病毒角膜炎等。不良反应较少。

（二）干扰素（interferon，IFN）

干扰素为一类蛋白质类细胞因子，具有抗病毒、免疫调节作用。IFN为广谱抗病毒药，对病毒穿透细胞膜过程、脱壳、mRNA合成、蛋白翻译、病毒颗粒组装和释放均可产生抑制作用。IFN临床用于多种病毒感染性疾病，如慢性肝炎、疱疹性角膜炎、带状疱疹等，另外还广泛用于抗肿瘤。IFN全身用药可引起一过性发热、恶心、疲乏等症状，停药后即消失。具有广谱抗病毒作用的生物制剂还有胸腺肽α_1（thymosin α_1）和转移因子（transfer factor，TF）等。

二、抗艾滋病病毒药

引起人类获得性免疫缺陷综合征（AIDS，简称艾滋病）的病毒为人免疫缺陷病毒（HIV），有HIV-1和HIV-2两种。在HIV复制周期中起着重要作用的酶有逆转录酶、蛋白酶、整合酶和RNA酶H。目前临床应用的抗艾滋病药物的作用靶点主要为逆转录酶和蛋白酶。已批准临床用于抗HIV的药物有三类：核苷类逆转录酶抑制药、非核苷类逆转录酶抑制药和HIV病毒蛋白酶抑制药。

（一）核苷类逆转录酶抑制药（NRTIs）

为嘧啶或嘌呤类似物。此类药物一般首先必须在宿主细胞浆内的某些激酶的作用下发生磷酸化，最终形成活性代谢产物——三磷酸核苷类。

此类药物有齐多夫定（zidovudine，ZDV）、地丹诺辛（didanosine，DDI，双脱氧肌苷）、拉米夫定、斯塔夫定（stavudine）、扎西他宾（zalcitabine，双脱氧胞苷）和阿巴长韦（abacavir）。ZDV为治疗HIV感染的首选药。齐多夫定和斯塔夫定在活化细胞内的抗HIV作用较强，而拉米夫定、地丹诺辛和扎西他宾在静止细胞中抗病毒作用较强，因而齐多夫定（或斯塔夫定）与地丹诺辛（或拉米夫定）联合用药可起到协同作用。

（二）非核苷类逆转录酶抑制药（NNRTIs）

有奈韦拉平（nevirapine）、地拉夫定（delavirdine）和依法韦恩（efavirenz）等，化学结构各不相同，为人工合成化合物。结合于逆转录酶活性区域附近，改变该酶构象而抑制其活性。此类药物的抗病毒作用及其机制、毒性作用和耐药性均相似。此类药物不单独应用，常与NRTIs和HIV蛋白酶抑制药合用于抗HIV感染。大多尚在临床试验观察阶段。

（三）HIV蛋白酶抑制药

有沙奎那韦（saquinavir）、利托那韦（ritonavir）、奈非那韦（nelfinavir）、英地那韦（indinavir）、安泼那韦（amprenavir）等。

此类药物具有以下共同特点：①选择性抑制HIV蛋白酶，对HIV-1病毒复制有很强的抑制作用，对人细胞蛋白酶的亲和力很弱；此外，对HIV-2蛋白酶也有抑制作用；②干扰病毒复制的晚期，与NRTI合用可产生协同作用；③病毒易产生耐药性，但比NNRTIs慢；④均被细胞色素P450代谢，可明显影响很多药物的药代动力学过程，因而易引起明显而复杂的药物相互作用和不良反应。

三、抗流感病毒药

（一）金刚烷胺（amantadine）和金刚乙胺（rimantadine）

金刚烷胺和金刚乙胺仅对亚洲甲型流感病毒有效，后者的抗病毒作用比前者约强4~10倍。两药的抗病毒机制相似，可能有两方面：①作用于具有离子通道作用的M2蛋白而影响病毒脱壳和复制；②通过影响血凝素（hemagglutinin）而干扰病毒组装。此两药仅用于亚洲甲型流感病毒感染的预防和治疗。此外，金刚烷胺还用于震颤麻痹症。不良反应较轻。

（二）扎那米韦（zanamivir）

扎那米韦为抗流感病毒A和B的新药，对金刚烷胺和金刚乙胺耐药的病毒仍有抑制作用。其抗病毒机制为选择性、竞争性抑制病毒神经酰胺酶（neuraminidase），该酶所引发的酶反应是病毒从感染细胞释放的关键过程。因而扎那米韦抑制病毒从感染细胞的释放，从而阻止病毒在呼吸道扩散。用于流感的治疗和预防，用药越早疗效越好。

四、抗疱疹病毒药

（一）阿昔洛韦（acyclovir，无环鸟苷）

阿昔洛韦为抗DNA病毒药，对RNA病毒无效。对Ⅰ型和Ⅱ型单纯疱疹病毒作用最强，对带状疱疹病毒作用较弱。为治疗单纯疱疹病毒感染的首选药，主要用于单纯疱疹病毒引起的生殖器感染、皮肤黏膜感染、角膜炎及疱疹病毒脑炎和带状疱疹。

临床可采用局部、口服或静脉给药。不良反应较少。与阿昔洛韦相类似的药物还有伐昔洛韦（valacyclovir）、更昔洛韦（ganciclovir）、泛昔洛韦和喷昔洛韦。伐昔洛韦为阿昔洛韦的前体药物，在体内水解成阿昔洛韦而发挥作用，因此二者作用及适应证均相同。更昔洛韦用于治疗巨细胞病毒性视网膜炎。泛昔洛韦和喷昔洛韦还试用于病毒性肝炎。

（二）碘苷（idoxuridine，疱疹净）

是一种脱氧碘化尿嘧啶核苷，竞争性抑制胸苷酸合成酶，干扰DNA复制，为抗DNA病毒药，对RNA病毒无效。临床用于单纯疱疹病毒引起的急性疱疹性角膜炎，对浅层上皮角膜炎效果好，对更深层的基质感染无效。全身应用毒性大，故限于短期局部使用。点眼可致局部痛痒、眼睑过敏、睫毛脱落和角膜损伤等，长期用药可影响角膜正常代谢。

（三）阿糖腺苷（vidarabine）

阿糖腺苷为人工合成的嘌呤核苷类衍生物，在细胞内转变为具有活性的三磷酸型而抑制病毒DNA多聚酶。临床静滴用于治疗单纯疱疹病毒性脑炎，此用途已被静滴阿昔洛韦所取代；局部外用于疱疹病毒性角膜炎。常见的不良反应有眩晕、恶心、呕吐、腹泻、腹痛，偶见骨髓抑制、白细胞和血小板较少等。有致畸作用，孕妇忌用。

五、抗乙型肝炎病毒药

乙型肝炎病毒（HBV）对人类健康危害最大，我国HBV感染者和携带者高达1.2亿人，其中慢性乙型肝炎患者约有3千万。临床用于抗乙型肝炎病毒的药物有$IFN\alpha$、拉米夫定、胸腺肽α_1、泛昔洛韦和喷昔洛韦等。

拉米夫定（lamivudine）为胸苷类似物，对HBV DNA多聚酶具有抑制作用。本药被动扩散入细胞内，在细胞内酶类作用下转化为三磷酸型，而竞争性抑制HBV DNA多聚酶；

并掺入 DNA 链中，引起 DNA 延长终止。临床主要用于治疗乙型肝炎和 AIDS。不良反应轻而少。

本章小结

　　表浅部真菌感染常局部使用唑类抗真菌药治疗；深部真菌感染可选用两性霉素 B、卡泊芬净、唑类和氟胞嘧啶等进行全身给药治疗。两性霉素 B、唑类和特比萘芬损害真菌细胞膜的屏障功能；卡泊芬净抑制真菌细胞壁主要成分葡聚糖的合成；氟胞嘧啶抑制真菌 DNA 合成；灰黄霉素抑制真菌的有丝分裂。目前临床上抗病毒药的主要作用靶点或环节为：嘌呤或嘧啶的代谢、逆转录酶、蛋白酶和病毒释放等。阿昔洛韦等为核苷酸类似物，临床用于疱疹病毒感染。抗流感病毒药有金刚烷胺、金刚乙胺、扎那米韦等。拉米夫定和干扰素常用于治疗乙型肝炎。抗人类免疫缺陷病毒的药物有三类：核苷类逆转录酶抑制药（如齐多夫定）、非核苷类逆转录酶抑制药（如奈韦拉平）和人类免疫缺陷病毒蛋白酶抑制药（如沙奎那韦）。

思考题

1. 表浅部和深部真菌感染分别可选用哪些药物治疗？
2. 影响真菌细胞膜屏障作用的抗真菌药有哪些？简述各自作用环节。
3. 结合病毒的一般复制周期，举出影响复制周期各环节的药物。
4. 抗 HIV 药有哪几类？各类药物的作用机制如何？
5. 抗流感病毒药有哪些？简述各自作用机制。

第四十三章 抗结核病药和抗麻风病药

学习目标

1. 掌握 抗结核病药物的分类及各类的常用药物；异烟肼、利福平、乙胺丁醇抗结核作用的特点、抗菌机制、临床应用及不良反应；结核病化学治疗的原则；
2. 熟悉 抗麻风药氨苯砜的抗菌作用及临床应用。

第一节 抗结核病药

抗结核病药依疗效、毒副作用和患者耐受情况可分为第一线抗结核病药［异烟肼、利福平（及其类似药物）、乙胺丁醇、链霉素和吡嗪酰胺］和第二线抗结核病药（即抗结核病的次选药，包括对氨水杨酸、乙硫异烟胺、环丙沙星、氧氟沙星、环丝氨酸、卷曲霉素、阿米卡星、卡那霉素等）。

一、常用抗结核病药

（一）异烟肼（isoniazid，INH）

异烟肼又名雷米封（rimifon），与其他抗结核病药相比，本药具有疗效好、毒副作用小、口服方便、价格低廉等优点。

【抗菌作用与机制】异烟肼对结核杆菌作用强大、选择性高。增殖期结核杆菌对异烟肼较静止期敏感。异烟肼的抗菌机制较复杂，尚未完全明了。目前认为，异烟肼通过抑制分枝菌酸（mycolic acid）的合成使结核杆菌细胞壁的脂质减少，细胞壁的屏障作用降低。分枝菌酸为分枝杆菌的专有成分，是结核杆菌细胞壁的重要组分，因此，异烟肼选择性抗结核杆菌而对其他微生物几乎无作用。

单用异烟肼易产生耐药性，故应与其他抗结核病药合用以增强疗效，缩短疗程，防止或延缓耐药性的产生。停药一段时间后结核杆菌可恢复对异烟肼的敏感性。

【体内过程】异烟肼穿透能力强，容易通过细胞膜结构：口服或肌内注射易吸收，体内分布广泛，吸收后迅速分布于全身各组织器官。脑脊液、胸腹水、关节腔、肾组织、淋巴结中药物浓度较高，脑膜炎时脑脊液中异烟肼浓度与血浆相近；易穿透细胞膜而作用于细胞内的结核杆菌；能渗入纤维化或干酪样的结核病灶内。

异烟肼在肝脏中乙酰转移酶的作用下乙酰化而失活。异烟肼在肝内的乙酰化速度有种族遗传的差别，有快、慢两种代谢型。快者 $t_{1/2}$ 为 70 min 左右，慢者 $t_{1/2}$ 为 2～5 h。在黄种人中，慢代谢型占 10%～20%，在黑人和白人中慢代谢型约占 50%。临床上应根据不同患者的代谢类型确定给药剂量和给药频率。

【临床应用】异烟肼为目前治疗各种类型结核病的首选药。临床上常与其他抗结核病药合用，单用适用于结核病的预防。

【不良反应及注意事项】常用治疗量时不良反应较少，大剂量时或慢代谢型患者较易出现不良反应。

1. 神经毒性　可引起：①周围神经炎，可表现为手脚麻木，肌肉震颤及步态不稳等；②中枢神经系统症状：头痛、眩晕、失眠等。其神经毒性可能与其增加维生素 B_6 排泄和/或竞争性抑制维生素 B_6 参与的有关神经的物质代谢有关。可用等剂量的维生素 B_6 对抗。

2. 肝脏毒性　用药期间可出现转氨酶升高、黄疸，严重者可发生多发性肝小叶坏死，甚至致死，故用药期间应定期查肝功能。

3. 其他　皮疹、发烧、粒细胞减少、嗜酸白细胞增加、血小板减少、口干、上消化道不适等。

肝功不良、癫痫、精神病患者及孕妇慎用。

异烟肼具有肝药酶抑制作用，可减慢香豆素类抗凝血药、苯妥英钠、茶碱、卡马西平、丙戊酸钠等药的代谢；利福平和乙醇可增强异烟肼的肝脏毒性。

(二) 利福平 (rifampin)

利福平为利福霉素 (rifamycin) 的人工半合成衍生物，又名甲哌利福（力复）霉素，呈橘红色。

【抗菌作用】利福平抗菌谱广，对结核杆菌、麻风杆菌、革兰阳性菌尤其耐药性金葡菌和革兰阴性球菌的抗菌作用较强；较高浓度对革兰阴性菌杆菌如大肠埃希菌、变性杆菌、流感杆菌，某些病毒和沙眼衣原体也有抑制作用。利福平对结核杆菌的抗菌强度与异烟肼相近，对静止期和繁殖期细菌均有效。可渗入吞噬细胞内而杀灭细胞内的结核杆菌。利福平单用时微生物可迅速产生耐药性，与其他抗结核病药之间无交叉耐药。在体内利福平可增强异烟肼和链霉素的抗结核杆菌作用，并延缓耐药性的产生。

利福平的抗菌机制为：特异性地抑制敏感微生物的依赖 DNA 的 RNA 多聚酶，而阻碍其 mRNA 的合成，其结合点为该酶的 β 亚单位。对人体细胞该酶无影响。

【体内过程】利福平穿透力强，体内大部分组织和体液内均可达到有效抗菌浓度；能进入细胞内、结核空洞内和痰液中。利福平主要在肝脏代谢，代谢物去乙酰基利福平有一定的抗菌活性。利福平及其代谢物经胆汁排出，可形成肝肠循环，胆汁中药物浓度较高；利福平具有肝药酶诱导作用，可加快自身的代谢，服药 2 周时其 $t_{1/2}$ 可缩短 40%。

【临床应用】①各种类型的结核病，是目前治疗结核病的主要药物之一，常与其他抗结核病药合用以增强疗效，防止耐药性的产生；②麻风病，是目前治疗麻风病的最重要的药物之一；③耐药金葡菌及其他敏感菌的感染；④严重的胆道感染；⑤眼部感染，利福平滴眼液可用于沙眼、急性结膜炎和角膜炎。

【不良反应】可出现出现恶心、呕吐等胃肠反应，一般不严重。少数人可出现药疹、药热等过敏反应。可引起肝损伤，出现黄疸等，肝功能正常者较少见；慢性肝病、酒精中毒或与异烟肼合用时较易出现肝损伤，用药期间应定期检查肝功。妊娠早期禁用。

(三) 利福喷汀和利福定 (rifapentine 和 rifandin)

利福喷汀和利福定均为利福霉素衍生物。其抗菌机制和抗菌谱与利福平相同，对结核杆菌的抗菌效力分别比利福平强 8 倍和 3 倍。与异烟肼、乙胺丁醇等抗结核病药物有协同作用。

(四) 吡嗪酰胺 (pyrazinamide)

吡嗪酰胺抗结核杆菌作用弱于异烟肼、利福平和链霉素，与异烟肼和利福平合用有显著的协同作用。本药在酸性环境中抗菌作用较强。单用可迅速产生耐药性，与其他抗结核病药无交叉耐药现象。

常采用低剂量、短疗程的吡嗪酰胺进行三联或四联联合用药，治疗其他抗结核病药疗效不佳的患者。较重且发生率较高的不良反应是肝损伤，很少发生肝坏死性致死；肝功异常者禁用。本药抑制尿酸的排泄，可诱发痛风。

(五) 乙胺丁醇 (ethambutol)

乙胺丁醇抗结核杆菌活性低于异烟肼、利福平和链霉素，对其他微生物几乎无作用。单用可产生耐药性，但较缓慢，且与其他抗结核病药无交叉耐药现象，对异烟肼和链霉素耐药的菌株仍可有效。其抗菌机制可能为与二价离子如 Mg^{2+} 结合，干扰细菌 RNA 合成。

常与其他抗结核病药合用于治疗各型结核病，特别是对用异烟肼和链霉素治疗无效的患者。

常用量不良反应发生率较低，较严重的毒性反应为球后视神经炎，表现为弱视、视野缩小、红绿色盲等，其发生率与剂量和用药持续时间相关。停药并加服维生素 B_6，一般可恢复。还可出现皮疹和药热，血尿酸盐水平增高。

(六) 链霉素 (streptomycin)

链霉素是最早的抗结核病药，$0.4\ \mu g/ml$ 即可抑制结核杆菌，高浓度可杀菌，$10\ \mu g/ml$ 对大多数结核杆菌有抗菌作用。本药不易透过细胞膜，也不易透入纤维化、干酪化及厚壁空洞病灶内，故对细胞内和上述病灶内的结核杆菌不易发挥抗菌作用；不易穿透血脑屏障，故对结核性脑膜炎效果较差。结核杆菌对本药易产生耐药性，加之长期应用耳毒性增强，故本药在抗结核病药中的地位日趋下降。目前多采用联合用药治疗重症结核病，如播散性结核、结核性脑膜炎等。

(七) 对氨水杨酸 (para-aminosalicylic acid, PAS)

对氨水杨酸为二线药物，其化学结构与对氨基苯甲酸 (PABA) 相似，其抗菌机制可能是竞争性抑制敏感菌的叶酸合成。抗结核杆菌作用远弱于异烟肼、利福平和链霉素，单用价值不大。耐药性产生缓慢。

本药毒性低，但不良反应发生率较高，胃肠刺激症状较常见。其乙酰化物溶解度低，尿中浓度较高，少数患者可在肾析出结晶而损伤肾组织，加服碳酸氢钠可减轻这一不良反应。对氨水杨酸已成为二线药物。

二、结核病化学治疗的原则

结核菌生长缓慢，甚至可处于对药物不敏感的休眠状态；其细胞壁富含脂质，很多药物不易穿透；常生长在药物不易到达的环境（如巨噬细胞内、结核纤维化、干酪样或厚壁空洞病灶内）中。因而结核病需要长期治疗。主要原则为：①早期用药；②联合用药；③长期全程规律适量用药。

第二节 抗麻风病药

麻风病是由麻风杆菌引起的慢性传染病。治疗麻风病的药物主要有氨苯砜、利福平、氯法齐明（clofazimine）等。砜类抗麻风病药有氨苯砜、苯丙砜（solasulfone）和醋氨苯砜（acedapson），其中氨苯砜是目前治疗麻风病最重要的药物。

（一）氨苯砜（dapsone，DDS）

【作用机制】氨苯砜对麻风杆菌有较强的抑制作用，对其他微生物几乎无作用。其抗菌机制为竞争性抑制敏感菌被二氢叶酸合成酶，干扰叶酸的合成，其抗菌作用被二氢叶酸合成酶的底物——对氨苯甲酸所拮抗。

【临床应用】氨苯砜为治疗麻风病的首选药。用药3~6个月后，患者鼻、口、咽喉和皮肤病变逐渐恢复，麻风杆菌逐渐消失，需连续用药治疗1~3年。鉴于治疗麻风病的长期性，为防止耐药性的产生，氨苯砜常与利福平或氯法齐明合用。

【不良反应】氨苯砜较易引起溶血，偶尔可出现溶血性贫血。可引起胃肠反应、头痛、药热、药疹等。剂量过大可致肝脏损伤和剥脱性皮炎。治疗早期或剂量增加速度过快可出现麻风病症状加重反应即"砜综合征"，表现为发热、周身不适、剥脱性皮炎、肝坏死和贫血等。

（二）氯法齐明（clofazimine，氯苯吩嗪）

氯法齐明对治疗和预防Ⅱ型麻风反应结节性和多形性红斑等均有效。常与氨苯砜或利福平合用以治疗各型麻风病。主要不良反应为皮肤及角膜色素沉着，沉着部位呈红色。用药者的尿、痰和汗液可呈红色。

本章小结

异烟肼、利福平、乙胺丁醇、链霉素和吡嗪酰胺为抗结核病第一线药物。异烟肼抑制分枝菌酸（结核杆菌细胞壁的重要且专有成分）的合成，使结核菌细胞壁的屏障作用受损，跨细胞膜穿透能力强，毒性较小，抗结核病作用突出，是目前临床抗结核病的首选药。使用时应与其他抗结核药（异烟肼＋利福平为最主要的联合用药）联合应用以减少或延缓耐药性。长期大量使用可引起中枢神经毒性，可用维生素 B_6 对抗。结核病的治疗原则为：早期用药、联合用药、长期全程规律适量用药。

思考题

1. 比较一线抗结核病药各药的异同点。
2. 在结核病防治中异烟肼有哪些特点？有哪些不良反应？其中枢毒性作用如何防治？
3. 抗结核病的治疗原则有哪些？简述这些原则的合理性。

第四十四章 抗疟药

学习目标
1. 掌握 氯喹、伯氨喹、乙胺嘧啶的药理作用、临床应用和主要不良反应；
2. 熟悉 青蒿素、奎宁的药理作用特点和临床应用；
3. 了解 疟原虫的生活史。

疟疾是由按蚊传播的疟原虫所引起的传染病。我国疟疾主要有三种：间日疟、三日疟、恶性疟。前两种又称良性疟，我国以间日疟多见。抗疟药是防治疟疾的重要手段。

第一节 疟原虫的生活史和抗疟药的作用环节

疟原虫的生活史可分为雌性按蚊体内的有性生殖阶段和人体内的无性生殖阶段。抗疟药可作用于疟原虫生活史的不同环节。

一、有性生殖阶段

雌性按蚊在吸食患者血后，疟原虫随血液进入蚊胃，雌雄配子体在蚊胃内结合形成合子，进一步发育成熟为许多子孢子，移动进入蚊的唾液腺内。一只蚊子的唾液腺内含有的子孢子数可多达20万个，此时按蚊具有传染性。乙胺嘧啶能抑制配子体在蚊体内发育，有控制疟疾传播的作用。

二、无性生殖阶段

在人体内进行，可分为以下三期。

（一）原发性红细胞外期

当雌性按蚊叮咬人时，子孢子随蚊的唾液进入人体，随即侵入肝细胞发育、繁殖，形成大量裂殖体。此期发生在进入红细胞前，是疟疾的潜伏期，不产生临床症状。对此期有作用的药物如乙胺嘧啶，可起到病因性预防作用。

（二）继发性红细胞外期

在原发性红细胞外期所产生的裂殖子，除侵犯红细胞外，尚有一部分继续侵入肝细胞内进行裂殖体繁殖，所形成的裂殖子可以较长期在肝细胞内反复增殖，这也是复发的根源。伯氨喹对此期的疟原虫有较强的杀灭作用，因而起到根治作用。

（三）红细胞内期

肝细胞破裂后释放出大量裂殖子，它们大部分进入血循环，侵入红细胞内经滋养体发育成裂殖体，并破坏红细胞，释放大量裂殖子及其代谢产物，以及红细胞破坏产生的大量变性蛋白，刺激机体，引起寒战、高热、大汗及贫血、脾肿大等症状，即疟疾发作。从红细胞所释放的裂殖子可再侵入其他红细胞，如此反复循环，引起临床症状反复发作。作用于此期的药物有氯喹、奎宁、青蒿素等，可控制症状和临床性预防症状发作。

第二节 常用抗疟药物

一、主要用于控制症状的药物

（一）氯喹（chloroquine）

氯喹是人工合成的 4-氨基喹啉衍生物。

【药理作用和临床应用】

1. 抗疟作用　对疟原虫的红细胞内期裂殖体有杀灭作用，是控制疟疾症状的首选药物。其特点是起效快、疗效高、作用持久，而且能在红细胞内尤其在被疟原虫入侵的红细胞内浓集，有利于杀灭疟原虫。通常用药后 24～48 h 后体温降至正常，症状迅速消退，48～72 h 后血中疟原虫消失。也用于临床预防。

2. 抗阿米巴原虫　对肠外阿米巴原虫滋养体有强大杀灭作用，用于治疗肠外阿米巴病。

3. 免疫抑制作用　大剂量氯喹能抑制免疫反应，可治疗自身免疫性疾病，如类风湿性关节炎、红斑狼疮等。

【体内过程】口服吸收快而完全。广泛分布于全身组织，红细胞内的浓度比血浆浓度高 10～20 倍，而被疟原虫入侵的红细胞又比正常红细胞高出 25 倍。50% 的药物在肝脏代谢，原形药及其代谢产物主要从尿中排出，酸化尿液可促进其排泄。

【不良反应与注意事项】常见的不良反应有头痛、头晕、胃肠道反应、耳鸣、烦躁、皮肤瘙痒等，停药后可消失。长期大剂量应用可引起视力模糊、白细胞减少、心律失常等。孕妇禁用。

（二）奎宁（quinine）

奎宁是金鸡纳树皮中所含的一种生物碱，是最早应用的抗疟药，曾是治疗疟疾的主要药物。现已不作为首选药，但由于耐药性的问题日趋严重，奎宁又重新受到重视。

【药理作用与应用】抗疟机制与氯喹相似。对各种疟原虫的红内期裂殖体都有杀灭作用，能控制临床症状，但疗效不及氯喹。对红外期疟原虫无明显作用。对间日疟原虫和三日疟原虫的配子体有效，但对恶性疟原虫的配子体无效。奎宁作用较弱而毒性较大，对一般疟疾控制症状已不作首选药，而主要用于治疗耐氯喹或耐其他药的恶性疟。因其起效快，对脑型或其他重型疟疾不能口服给药时，可选二盐酸奎宁稀释后缓慢静脉滴注治疗，有利于昏迷患者的抢救。

【不良反应与注意事项】

1. 金鸡纳反应　轻者表现为恶心、呕吐、头痛、耳鸣、视力和听力下降等，多因用药过量所致，一般停药后可恢复。个别具有高敏性者，应用很小剂量即可产生上述反应。剂量过大可损害视神经，引起复视或弱视。

2. 过敏反应　可引起皮疹、哮喘、血管神经性水肿等过敏反应。个别特异质患者和少数恶性疟患者，尤其是缺乏 6-磷酸葡萄糖脱氢酶者，小剂量奎宁即可致严重的急性溶血

（所谓黑尿热），表现为寒战、高热、黑尿（血红蛋白尿）、极度贫血等，甚至死亡。

3. 心血管反应　静脉注射过快可导致心脏抑制，血压急剧下降，呼吸浅慢，并有高烧、谵妄等，多死于呼吸抑制，致死量约为 8 g。故禁用静脉注射，在静脉滴注时也需严密观察患者心脏和血压变化。

4. 其他　能刺激胰岛 B 细胞，引起高胰岛素血症和低血糖。孕妇禁用，月经期慎用。

（三）青蒿素（artemisinine）

青蒿素为一新型抗疟药，能快速有效杀灭各种红细胞内期疟原虫，48 h 内疟原虫从血中消失。本药脂溶性高，易通过血脑屏障。

主要用于耐氯喹或对多种药物耐药的恶性疟，包括脑型疟的抢救。与奎宁合用抗疟作用相加，与甲氟喹合用具协同作用。青蒿素具有吸收迅速、起效快、分布广、排泄快的特点。由于有效血药浓度维持时间短，杀灭疟原虫不彻底，如果连续给药少于 3～5 d，患者呈现高复发率（>45%）。与伯氨喹合用可降低复发率。青蒿素也可诱发耐药性，但比氯喹慢。青蒿素毒性很低，偶见恶心、呕吐、腹痛、腹泻及血清转氨酶轻度升高等，可自行消退。大剂量可使动物致畸，孕妇慎用。

二、主要用于控制复发和传播的药物

伯氨喹（primaquine）

【药理作用和临床应用】对继发性红细胞外期及对各型疟原虫的配子体都有较强的杀灭作用，是控制良性疟复发和恶性疟传播的有效药物。临床上用来根治间日疟和三日疟，与氯喹合用可减少抗药株产生。对红细胞内期无效，不能控制疟疾临床症状的发作。

【不良反应与注意事项】治疗量不良反应较少，可引起头晕、恶心、呕吐、腹痛等，停药后可恢复。少数特异质者在小剂量时也可发生急性溶血性贫血和高铁血红蛋白血症，因特异质者红细胞内缺乏葡萄糖-6-磷酸脱氢酶（G-6-PD）。

三、主要用于病因预防的药物

乙胺嘧啶（pyrimethamine）

【药理作用和临床应用】乙胺嘧啶对恶性疟和良性疟的原发性红细胞外期的裂殖体有较强的杀灭作用，临床上用于病因性预防。作用持久，服药一次可维持一周以上。对红细胞内期疟原虫仅能抑制未成熟的裂殖体，对已发育成熟的裂殖体则无效，常需在用药后第二个无性增殖期才能发挥作用，故控制临床症状起效缓慢。不能直接杀灭配子体，但含药血液随配子体被按蚊吸食后，能阻止疟原虫在蚊体内的有性增殖，起阻断传播的作用。

乙胺嘧啶为二氢叶酸还原酶抑制药，阻止二氢叶酸转变为四氢叶酸，阻碍核酸的合成，从而抑制疟原虫的繁殖。

【体内过程】口服吸收慢而完全，服药一次有效血药浓度可维持约 2 周。代谢物从尿排泄，母药可经乳汁分泌。

【不良反应与注意事项】治疗剂量毒性小，偶可致皮疹。长期大量服用可干扰人体叶酸代谢，引起巨幼红细胞性贫血、粒细胞减少，及时停药或用甲酰四氢叶酸治疗可恢复。过量急性中毒，表现为恶心、呕吐、发热、发绀、惊厥，甚至死亡。严重肝肾功能损伤患者应慎用，孕妇禁用。

本章小结

抗疟药物通过作用于疟原虫生活史的不同环节发挥抗疟作用,可分为控制疟疾症状药物、用于疟疾复发及传播药物以及用于疟疾病因性预防药物。缓解疟疾症状,防止复发,阻断传播,预防发作。

思考题

作用于不同抗疟环节的药物分为哪几类?

第四十五章 抗阿米巴病药和抗滴虫病药

> **学习目标**
> 1. 熟悉 常用抗阿米巴病药及抗滴虫病药的药理作用、作用机制和临床应用；
> 2. 了解 抗阿米巴病药和抗滴虫药的概念、分类及药物名称。

第一节 抗阿米巴病药

阿米巴病由溶组织内阿米巴原虫所引起。溶组织内阿米巴有两个发育时期：包囊和滋养体。滋养体为致病因子，侵入肠壁引起痢疾症状，此时为肠内阿米巴病。也可随肠壁血液或淋巴迁移至肠外组织（肝、肺、脑等）引起肠外阿米巴病；包囊是其传播的根源，在宿主环境不适时，滋养体转变为包囊，随粪便排出体外。

根据感染溶组织内阿米巴原虫的部位不同分为肠内和肠外感染。肠内感染可表现为急、慢性阿米巴痢疾，肠外感染则以阿米巴肝脓肿常见。

（一）甲硝唑（metronidazole）

甲硝唑，也称灭滴灵，为人工合成的硝基咪唑类化合物。同类药物还有替硝唑、尼莫唑和奥硝唑等，药理作用与甲硝唑相似。

【药理作用和临床应用】

1. **抗阿米巴作用** 对肠内、肠外阿米巴滋养体有强大杀灭作用，治疗重症急性阿米巴痢疾与肠外阿米巴感染效果显著，对轻症阿米巴痢疾也有效。甲硝唑对无症状排包囊者疗效差，可能是在肠道药物浓度较低之故。

2. **抗滴虫作用** 为阴道毛滴虫感染治疗首选药，口服剂量即可杀死精液及尿液中阴道毛滴虫，对感染阴道毛滴虫的男、女患者均有较高的治愈率。

3. **抗厌氧菌作用** 用于革兰阳性或革兰阴性厌氧球菌和杆菌引起的产后盆腔炎、败血症和骨髓炎等治疗，也可与抗菌药合用预防妇科手术、胃肠外科手术时的厌氧菌感染。

4. **抗贾第鞭毛虫作用** 治疗贾第鞭毛虫病，治愈率达90%。

【不良反应与注意事项】常见不良反应有头痛、恶心、呕吐、口干、金属味感等。偶有腹痛、腹泻。少数患者出现荨麻疹、红斑、瘙痒、白细胞减少等。极少数患者出现神经系统反应如头昏、眩晕、惊厥、共济失调和肢体感觉异常等神经系统症状，一旦出现，应立即停药。服药期间饮酒可出现恶心、呕吐、腹痛、腹泻，甚至头痛，故用药期间禁酒。急性中枢神经系统疾病者禁用。肝、肾疾病者应酌情减量。有致癌致畸作用，妊娠早期禁用。

（二）依米丁（emetine）

依米丁对溶组织内阿米巴滋养体有直接杀灭作用，用于治疗急性阿米巴痢疾与阿米巴肝脓肿，能迅速控制临床症状。毒性大，仅限于甲硝唑治疗无效或禁用者。对肠腔内阿米巴滋养体无效，不适用于症状轻微的慢性阿米巴痢疾及无症状的阿米巴包囊携带者。其作用机制为阻碍蛋白质合成，从而干扰滋养体的分裂与繁殖。

本药选择性低，也能抑制真核细胞蛋白质的合成，且易蓄积，毒性大。不良反应有：①局部刺激，注射部位可出现肌痛、硬结或坏死，因此只能深部肌内注射。②胃肠道反应，恶心、呕吐、腹泻等。③神经肌肉阻断作用，表现为肌无力、疼痛、震颤等。④心脏毒性，常表现为心前区疼痛、心动过速、低血压、心律失常，甚至心力衰竭；心电图改变表现为 T 波低平或倒置，Q-T 间期延长。治疗应在医生监护下进行。孕妇、儿童和有心、肝、肾疾病者禁用。

（三）氯喹（chloroquine）

氯喹为抗疟药，也有杀灭阿米巴滋养体的作用。口服吸收迅速完全，肝中药物浓度远高于血浆药物浓度，而肠壁的分布量很少，对肠内阿米巴病无效。仅用于甲硝唑无效或禁忌的阿米巴肝脓肿，应与肠内抗阿米巴病药合用，以防复发。

第二节 抗滴虫病药

阴道滴虫病是妇科常见病，由阴道滴虫引起。传染方式有间接传染和直接传染两种。过去多采用局部用药治疗，效果不够满意。口服甲硝唑合用外用药乙酰胂胺治疗阴道滴虫病，疗效较高，男女双方同时治疗，效果更好。

（一）甲硝唑（metronidazole）

甲硝唑是治疗滴虫病的首选药。

（二）乙酰胂胺（acetarsol）

乙酰胂胺为五价胂剂，能直接杀灭滴虫。偶遇耐甲硝唑株滴虫感染时，可考虑改用乙酰胂胺局部给药。有轻度局部刺激作用，可使阴道分泌物增多。阴道毛滴虫也可寄生于男性尿道，为保证疗效，应夫妇同时治疗。

本章小结

肠内、肠外阿米巴病重症急性发作宜选用甲硝唑及依米丁；阿米巴肝脓肿宜选用氯喹；抗滴虫病首选甲硝唑。

思考题

甲硝唑有哪些临床用途？

第四十六章 抗血吸虫病药和抗血丝虫病药

学习目标

掌握 常用抗血吸虫病药和抗血丝虫病药的药理作用及临床应用。

第一节 抗血吸虫病药

血吸虫有日本血吸虫、曼氏血吸虫、埃及血吸虫等。在我国流行的血吸虫病由日本血吸虫引起。血吸虫病是严重危害人类健康的蠕虫病，药物治疗是消灭该病的重要措施之一。吡喹酮为目前治疗血吸虫病的首选药物。

吡喹酮（praziquantel） 吡喹酮是人工合成的吡嗪异喹啉衍生物，具有高效、低毒、疗程短、口服有效等优点。

【药理作用和临床应用】吡喹酮对日本血吸虫、埃及血吸虫、曼氏血吸虫单一感染或混合感染均有良好疗效，对血吸虫成虫有迅速而强效的杀灭作用，对童虫也有较弱作用。对其他吸虫如华支睾吸虫、姜片吸虫、肺吸虫有显著杀灭作用，对各种绦虫感染及其幼虫引起的囊虫病、包虫病也有良好疗效，是治疗各种绦虫病的首选药，治愈率可达90%以上。治疗囊虫病，有效率为82%～98%。治疗脑型囊虫病时，可因虫体死亡后的炎症反应引起脑水肿、颅内压升高，应同时使用脱水药和糖皮质激素以防意外。

【不良反应与注意事项】不良反应少且短暂。口服后可出现腹部不适、腹痛、腹泻、头痛、眩晕、嗜睡等，服药期间避免驾车和高空作业。偶有发热、瘙痒、荨麻疹、关节痛、肌痛等，与虫体杀死后释放异体蛋白有关。少数出现心电图异常。

第二节 抗血丝虫病药

血丝虫病是由丝状线虫所引起的一种流行性寄生虫病。我国流行的丝虫病为班氏丝虫和马来丝虫，蚊子为传播媒介，幼虫在中间宿主蚊体发育，成虫在人体发育成熟。丝虫寄生于淋巴系统，早期表现为淋巴管炎和淋巴结炎，晚期出现淋巴管阻塞所致的症状。乙胺嗪为目前最常用药物。20世纪70年代我国研究的呋喃嘧酮治疗班氏丝虫病的疗效优于乙胺嗪，治疗马来丝虫病的疗效与乙胺嗪相似，不良反应有过敏反应，大剂量引起肝脏毒性。

乙胺嗪（diethylcarbamazine）

【药理作用和临床应用】乙胺嗪对班氏丝虫和马来丝虫的成虫和微丝蚴均有杀灭作用，但需依赖于宿主防御机制参与。乙胺嗪具有哌嗪样超极化作用，使微丝蚴弛缓性麻痹而脱离寄生部位，迅速"肝移"，并易被网状内皮系统俘获。乙胺嗪也可破坏微丝蚴表膜的完整性，暴露抗原，使其易遭宿主防御机制的破坏。治疗马来丝虫病的疗效优于班氏丝虫病。因本药对成虫作用弱，必须数年内反复用药才能治愈。

【不良反应与注意事项】药物本身引起的不良反应轻微，常见厌食、恶心、呕吐、头痛、乏力等，通常在几天内均可消失。但因成虫和微丝蚴死亡释出大量异体蛋白引起的过敏反应则较明显，表现为皮疹、淋巴结肿大、血管神经性水肿、畏寒、发热、哮喘、肌肉关节酸痛、心率加快以及胃肠功能紊乱等，用地塞米松可缓解症状。

本章小结

抗血吸虫病的首选药物为吡喹酮；抗血丝虫病的首选药物为乙胺嗪。

思考题

抗血吸虫病及抗血丝虫病的首选药物是什么？

第四十七章 抗肠蠕虫药

学 习 目 标

1. 熟悉 抗蛔虫药、抗钩虫药、抗蛲虫药及抗绦虫药的药理作用、作用机制、临床应用及主要的不良反应；
2. 了解 本章药物的概念、分类及各类药物的名称。

第一节 抗蛔虫药

(一) 甲苯哒唑 (mebendazole)

【药理作用和临床应用】甲苯哒唑是高效、广谱驱肠蠕虫药，对蛔虫、钩虫、蛲虫、鞭虫、绦虫和粪类圆线虫等肠道蠕虫均有效。甲苯哒唑影响虫体多种生化代谢途径，与虫体微管蛋白结合抑制微管聚集，从而抑制分泌颗粒转运和其他亚细胞器运动，抑制虫体对葡萄糖的摄取，导致糖原耗竭；抑制虫体线粒体延胡索酸还原酶系统，减少 ATP 生成，导致虫体死亡。甲苯哒唑还对蛔虫卵、钩虫卵、鞭虫卵及幼虫有杀灭和抑制发育作用。

用于治疗上述肠蠕虫单独感染或混合感染。

【不良反应与注意事项】

口服吸收少，首过消除明显，不良反应较少，驱虫后由于大量虫体排出可引起短暂的腹痛和腹泻。大剂量偶见转氨酶升高、粒细胞减少、血尿、脱发等。孕妇、2 岁以下儿童及肝、肾功能不全者禁用。

(二) 哌嗪 (piperazine)

哌嗪是常用的驱蛔虫药，临床常用其枸橼酸盐，称驱蛔灵。对蛔虫、蛲虫具有较强的驱虫作用，对钩虫、鞭虫作用不明显。作用机制主要是通过改变虫体肌细胞膜对离子的通透性，引起膜超极化，阻断神经肌肉接头处的正常传导，导致虫体弛缓性麻痹，虫体随粪便排出体外。也能抑制琥珀酸合成，干扰虫体糖代谢，使肌肉收缩的能量供应受阻。

主要用于驱除肠道蛔虫，治疗蛔虫所致的不完全性肠梗阻和早期胆道蛔虫。对蛲虫病有一定疗效，但用药时间长，已少用。

不良反应轻，大剂量时可出现恶心、呕吐、腹泻、上腹部不适，甚至可见神经症状如嗜睡、眩晕、眼球震颤、共济失调、肌肉痉挛等。孕妇、肝肾功能不良和神经系统疾病患者禁用。

(三) 噻嘧啶 (pyrantel)

噻嘧啶广谱抗肠蠕虫药，对蛔虫、蛲虫和钩虫感染均有较好疗效，对鞭虫无效。能抑制虫体胆碱酯酶，造成神经-肌肉接头处乙酰胆碱堆积，神经肌肉兴奋性增高，肌张力增强，使虫体肌肉麻痹，从而排出体外。口服吸收少，全身毒性很小。

本药用于治疗蛔虫病、钩虫病、蛲虫病及它们的混合感染，虫卵阴转率达 80%~90%。

偶有腹部不适、恶心、呕吐、腹痛、腹泻等胃肠道反应。也可见头晕、头痛、胸闷、皮疹和氨基转移酶升高等。孕妇与婴幼儿不宜服用。急性肝炎、肾炎、严重心脏病、动脉硬化及严重溃疡病史者慎用。

第二节 抗钩虫药

阿苯达唑（albendazole）

阿苯达唑为甲苯达唑的同类物，是高效、低毒的广谱驱肠虫药。能杀灭多种肠道线虫、绦虫和吸虫的成虫及虫卵，可用于多种线虫混合感染，疗效优于甲苯达唑。也可用于治疗棘球蚴病（包虫病）与囊虫病，对肝片吸虫病及肺吸虫病也有良好疗效。作用机制同甲苯达唑。

短期治疗肠道蠕虫病不良反应较少，偶有腹痛、腹泻、恶心、头痛、头晕等。少数患者可出现血清转氨酶升高，停药后可恢复正常。孕妇、2 岁以下儿童及肝、肾功能不全者禁用。

第三节 抗蛲虫药

恩波吡维铵（pyrvinium embonate）

恩波吡维铵又称扑蛲灵，具有明显的杀蛲虫作用，对鞭虫、钩虫作用弱，而对蛔虫无效。其作用机制可能为干扰虫体呼吸酶系统和阻碍其对葡萄糖的吸收，从而使虫体死亡。口服不吸收，毒性低，易为患者耐受，可用于治疗单一蛲虫感染，治愈率达 80%~90%。不良反应少，少数患者可有恶心、呕吐、腹痛、腹泻；偶有感光过敏反应，肌肉痉挛和荨麻疹。恩波吡维铵可染红大便，不慎也可染红衣裤，故应事先告知患者和家属。胃肠炎症时不宜应用本品。

第四节 抗绦虫药

氯硝柳胺（niclosamide）

氯硝柳胺对猪、牛肉绦虫都有效，疗效达 90% 以上。能抑制绦虫线粒体内腺苷二磷酸（ADP）的无氧磷酸化作用，阻碍产能过程，也抑制葡萄糖摄取，从而杀死绦虫头节和近端节片，但不能杀死节片中的虫卵。在服用本药 1~2 h 后，口服硫酸镁导泻，以将死亡节片迅速排出。口服不易吸收，也无直接刺激作用，偶见胃肠不适、头晕、胸闷、恶心、发热、皮肤瘙痒等不良反应。

本章小结

常用抗蛔虫药为甲苯达唑、哌嗪及噻嘧啶；常用抗钩虫药为阿苯达唑；常用抗蛲虫药为恩波吡维铵；常用抗绦虫药为氯硝柳胺。

思考题

常用抗肠蠕虫药物有哪些？各主要用于哪些寄生虫感染？

第四十八章 抗恶性肿瘤药

> **学习目标**
> 1. **掌握** 肿瘤细胞增殖周期动力学及其药物分类，各类药物的作用机制，抗恶性肿瘤药常见的不良反应；
> 2. **熟悉** 影响核酸生物合成药物，影响 DNA 结构与功能药物，干扰转录过程、阻止 RNA 合成药物，抑制蛋白质合成与功能药物，影响激素平衡药物的主要特点及主要临床应用；
> 3. **了解** 耐药性机制及抗恶性肿瘤药的联合应用原则。

恶性肿瘤（malignant tumor or malignant neoplasm）是严重危害人类健康的常见病、多发病，已成为人类仅次于心血管疾病的第二大死因。

第一节 抗恶性肿瘤药的分类

正常细胞和肿瘤细胞都经历细胞周期（cell cycle）。细胞周期也称细胞分裂周期，通常可分为若干时相，即 DNA 合成前期（G_1 期），进入 DNA 合成期（S 期），完成 DNA 合成倍增后，再经短暂的休止期，也称 DNA 合成后期（G_2 期），最后进入有丝分裂期（M 期）。

根据针对的肿瘤细胞周期或时相特异性，将抗恶性肿瘤药分为两大类：①细胞周期特异性药物（CCSA），是指仅对增殖周期中的某一期有较强的作用，对非增殖期细胞（G_0 细胞）无效。如作用于 DNA 合成期（S 期）细胞的抗代谢药、拓扑异构酶抑制药等；作用于有丝分裂期（M 期）细胞的长春碱类、紫杉碱类药物等；作用于 DNA 合成后期（G_2）细胞的博来霉素等；②细胞周期非特异性药物（CCNSA），是指直接破坏 DNA 结构，影响 DNA 的复制或转录功能的药物，能杀灭处于增殖细胞群中各期细胞，包括 G_0 期细胞。如烷化剂、铂类化合物、丝裂霉素 C 和放线菌素 D 等（图 48-1）。

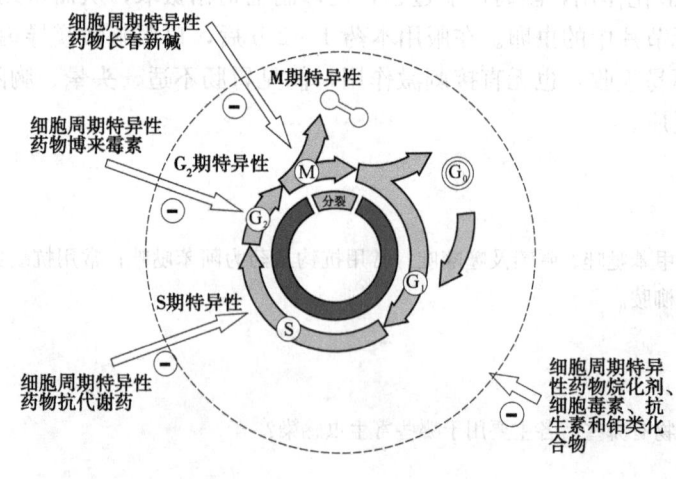

图 48-1 细胞周期

第二节 常用的抗恶性肿瘤药

一、烷化剂

(一) 环磷酰胺 (cyclophosphamide, CTX)

环磷酰胺与其他氮芥类药物的不同之处在于它们在肝细胞色素 P450 酶系统的作用下转化为活性代谢产物磷酰胺氮芥才能发挥细胞毒性作用。口服给药较好，经肝代谢后，小部分药物和代谢产物主要由尿排出。

该药具有较广的抗瘤谱，可用于淋巴瘤、乳腺癌、卵巢癌、睾丸癌和小细胞肺癌等。另外，CTX 可作为免疫抑制药用于自身免疫性疾病如肾病综合征、系统性红斑狼疮、类风湿性关节炎和器官移植的排斥反应等。

不良反应除恶心、呕吐、腹泻和脱发外，最主要的毒性反应为骨髓抑制（表现为白细胞减少）和出血性膀胱炎。分次给药和采用利尿药可减轻膀胱毒性，同时应用美司钠（mesna）即巯乙磺酸钠（sodium 2 - mercaptoethane sulfonate），可使代谢产物失活而减轻对膀胱的毒性。大剂量 CTX 可引起肺毒性（如肺纤维化）和心脏毒性（如急性出血性心肌炎等）。本品可能会导致不孕不育、致畸和引起白血病。

(二) 氮芥 (mechlorethamine, nitrogen mustard)

氮芥是第一个用于临床的氮芥药物，也是这一类中作用最强的药物。它化学性质非常不稳定，用药前必须配置成水溶液，快速静脉注射给药，给药后迅速离开血液，分布无选择性，首先接触摄取药物的组织药物浓度最高。在体内经胆碱的摄取过程进入细胞，形成活性中间产物而发挥烷化作用。

常见不良反应有严重的恶心和呕吐、骨髓抑制及脱发。由于该药是一个发疱药，静脉注射时外渗会引起严重的组织损伤，应立即在同一部位注射硫代硫酸钠。主要用于 MOPP 方案（氮芥、长春新碱、甲基苄肼和泼尼松）治疗霍奇金病，对一些实体瘤也有效。妊娠的前 3 个月禁止使用。

(三) 塞替派 (thiotepa)

塞替派是一个乙烯亚胺类烷化剂。它脂溶性好，可进入脑脊液达到较高的浓度。可以口服或静脉给药，由于无刺激作用，也可以在膀胱内、腔内、动脉内或肌内注射给药。主要用于腔内注射治疗癌性渗出物，局部灌注治疗浅表膀胱癌，对乳腺癌、卵巢癌、肺癌和血液系统恶性肿瘤等也有效。不良反应有骨髓抑制、黏膜炎、皮疹和中枢神经系统毒性。

(四) 白消安 (busulfan, 马利兰, mylicran)

白消安是一个烷基磺酸酯类烷化剂，对骨髓有选择性抑制作用，可明显抑制粒细胞生成，而对淋巴系统的抑制作用较弱，故适用于慢性粒细胞白血病，可以减轻白细胞的增多和脾肿大。主要不良反应为骨髓抑制，长期应用可致肺纤维化、闭经、睾丸萎缩等，极少出现无力和低血压。大剂量使用时，10% 的患者引起肝脏静脉闭塞性疾病、癫痫发作、出血性膀胱炎、永久性脱发和白内障。

二、抗代谢药

(一) 叶酸拮抗药

甲氨蝶呤 (methotrexate，MTX)

甲氨蝶呤的化学结构与叶酸相似，通过竞争性抑制二氢叶酸还原酶 (dihydrofolate reductase，DHFR)，阻断二氢叶酸 (dihydrofolate，FH_2) 还原成四氢叶酸 (tetrahydrofolate，FH_4)，从而使 N^5,N^{10}-甲烯四氢叶酸 (N_5, N_{10}- Methylene - FH_4) 减少。最终减少了 DNA、RNA 和蛋白质的生物合成，致使细胞死亡。

主要与其他化疗药物联合用于治疗急性淋巴细胞白血病、淋巴瘤、绒毛膜上皮癌、乳腺癌、头颈部癌、膀胱癌、卵巢癌、宫颈癌、恶性葡萄胎、睾丸癌等，也可用于 CNS 白血病。小剂量应用可治疗一些非癌性疾病如银屑病、类风湿性关节炎等。此外，尚可用于同种骨髓移植和器官移植。

常见不良反应有骨髓抑制（白细胞和血小板减少）、胃肠道毒性（口腔炎、胃炎、腹泻等）、脱发、皮疹和红斑等。多数可以通过醛氢叶酸 (leucovorin，甲酰四氢叶酸) 预防或逆转。MTX 还有肾毒性、肝毒性、肺毒性以及中枢神经系统毒性（由鞘内注射导致）。有致畸作用并可从乳汁排出，故服药期间禁止怀孕及哺乳。

(二) 嘧啶拮抗药

1. 氟尿嘧啶 (fluorouracil，5 - FU)　氟尿嘧啶本身无抗肿瘤活性，需在体内转化为一磷酸脱氧核糖氟尿嘧啶核苷 (FdUMP) 才能发挥作用。FdUMP 与胸苷酸合成酶 (thymidylate synthase) 及 N^5,N^{10}-甲烯四氢叶酸结合形成三重复合物，游离的胸苷酸合成酶减少，使脱氧尿苷酸 (dUMP) 不能生成脱氧胸苷酸 (dTMP)，因而 DNA 合成减少。5 - FU 可与大量亚叶酸同时应用，以期形成最大量的三重复合物，并阻止 FdUMP 从复合物上解离。此外，FdUMP 可以作为伪代谢物掺入 RNA 分子中，影响 RNA 及蛋白质的合成及功能，最终使细胞死亡。

主要用于治疗实体瘤，如结肠直肠癌、乳腺癌、卵巢癌、胰腺癌、胃癌及头颈部癌等。局部应用治疗皮肤过度角化症和表皮基底细胞癌。

常见不良反应有恶心、呕吐、腹泻、厌食、胃肠道及口腔黏膜溃疡、脱发、骨髓抑制（冲击性给药时）。长期全身给药可见"手足综合征"，表现为手掌和足底部红斑及脱屑。肝动脉内注射给药的不良反应是短暂的肝毒性，偶而引起胆管硬化。

2. 阿糖胞苷 (cytarabine，Ara - C)　阿糖胞苷在细胞内脱氧胞苷激酶 (deoxycytidine kinase) 作用下转化为三磷酸胞苷 (ara - CTP)。Ara - CTP 可以抑制 DNA 多聚酶 (DNA polymerase)，也可直接以伪代谢物形式掺入 DNA 分子，终止核苷酸链的延长。它还抑制胞嘧啶核苷酸还原成脱氧胞嘧啶核苷酸。

Ara - C 主要与硫鸟嘌呤 (tioguanine，6 - TG) 及 DNR 联合用于治疗急性非淋巴细胞白血病，对成人的急性非淋巴细胞性白血病特别有效。

主要不良反应为恶心、呕吐、腹泻和严重的骨髓抑制。偶见肝功能障碍。大剂量应用或鞘内注射可引起癫痫或精神状态改变。

(三) 嘌呤拮抗药

巯嘌呤 (mercaptopurine，6 - MP)　巯嘌呤须在次黄嘌呤-鸟嘌呤磷酸核糖转移酶

(hypoxanthine-guanine phosphoribosyl transferase，HGPRT）的作用下生成巯嘌呤核苷酸（MPRP），即硫代次黄嘌呤核苷酸才能发挥其效应。硫代次黄嘌呤核苷酸可竞争性抑制次黄嘌呤核苷酸（IMP）转变为腺苷酸（AMP）和鸟苷酸（GMP），并和腺苷酸一样可以负反馈抑制嘌呤的从头合成。硫代次黄嘌呤核苷酸脱氢生成硫代鸟嘌呤核苷酸，后者可逐步磷酸化成三磷酸盐，进而掺入 RNA 分子；生成脱氧核苷酸类似物可掺入 DNA 分子。

主要用于急性淋巴细胞白血病缓解期的维持治疗。

常见不良反应有胃肠道毒性和骨髓抑制，也可见肝毒性。6-MP 在肝代谢为甲级巯嘌呤或通过黄嘌呤氧化酶催化为巯基尿酸。由于别嘌醇为黄嘌呤氧化酶抑制剂，当与 6-MP 合用时，注意调整 6-MP 的用量，避免药物蓄积使毒性反应加重。

（四）核糖核苷酸还原酶抑制药

羟基脲（hydroxyurea） 羟基脲抑制核糖核苷酸还原酶（ribonucleotide reductase），使二磷酸核苷（NDP）不能转化为二磷酸脱氧核苷（dNDP），从而抑制 DNA 合成（图 48-2）。用于治疗慢性粒细胞白血病、真性红细胞增多症、原发性血小板增多症等骨髓增殖性疾病，也可用于黑色素瘤等。主要不良反应为骨髓抑制，近来发现偶有皮肤血管性毒性反应，包括血管溃疡和血管坏死，其他不良反应较少发生。

三、抗生素类药

（一）放线菌素 D（dactinomycinD，更生霉素）

放线菌素 D 该药属于周期非特异性药物，可从胆汁和尿中排出，不能通过血脑屏障。抗瘤谱较窄，用于肾母细胞瘤、绒毛膜上皮癌、横纹肌肉瘤和神经母细胞瘤等。最重要的临床应用是治疗横纹肌肉瘤和儿童 Wilms 肿瘤。常见不良反应有恶心、呕吐、口腔炎和胃炎等，骨髓抑制较明显，偶见脱发和严重的皮肤毒性，接受 X-射线照射的部位可加重炎症反应及色素沉着。注射时药物外渗可引起蜂窝组织炎和疼痛。

（二）博来霉素（bleomycin，BLM）

博来霉素为周期特异性药物。BLM 常常联合药物用来治疗霍奇金病、非霍奇金淋巴肿瘤和鳞状上皮癌等。BLM 在特异水解酶作用下降解失活，此酶在肝、脾正常组织中含量较高，肺和皮肤组织该酶活性低。肺毒性是最严重的不良反应，从肺部细啰音、咳嗽、渗出发展到严重的纤维化。皮肤毒性反应为红疹、角化过度、红斑以及溃疡，以皮肤承受压力部位先受影响，连续应用可致指甲残留色素和脱发；发热、寒战等过敏性反应也较多见，很少或不发生骨髓和免疫抑制作用。

（三）丝裂霉素 C（mitomycin C，MMC，又称自力霉素）

丝裂霉素 C 在细胞内经酶解作用转化为具有功能基的活性烷化剂，具有烷化作用，可抑制 DNA 合成并使碱基双链交叉联结，也能使部分 DNA 链断裂和染色体破裂。用于肠癌、肺癌、胃癌、膀胱癌和头颈部癌等。常见较为严重的不良反应为骨髓抑制，同时也见恶心、呕吐、皮炎以及神经紊乱、间质性肺炎和溶血性尿毒综合征等。偶可引起心脏毒性，心脏病患者应避免合用多柔比星。注射时药物外渗亦会造成严重的组织损伤。

（四）蒽环类药

常用的蒽环类药有蒽环类抗生素（anthracycline antibiotics），如柔红比星（daunorubicin，柔红霉素，daunomycin，DNR）、多柔比星（doxorubicin，DOX，阿霉素，adriamycin，ADM)、表柔比星（epirubicin，EPI）和伊达柔比星（idarubicin，去甲氧柔红霉素，demethoxydaunorubicin，IDA）以及人工合成的米托蒽醌（mitoxat-rone）。

本类药物非特异性插入相邻碱基对之间，与核糖-磷酸骨架结合，导致 DNA 分子局部解螺旋，并可干扰拓扑异构酶Ⅱ重新连接断裂的 DNA 双链，从而阻碍 DNA 和 RNA 的生物合成。另外，可与细胞膜结合，从而影响与磷脂酰肌醇激活偶联的细胞运输过程。

柔红比星、多柔比星、表柔比星口服时，会在胃肠道灭活，通常需静脉给药。柔红比星主要用于急性淋巴细胞性白血病和急性粒细胞性白血病等。多柔比星具广谱抗肿瘤活性，用于血液系统恶性肿瘤，特别是急性淋巴细胞性白血病和淋巴瘤，也用于乳腺癌、卵巢癌、胃癌、肺癌、膀胱癌、头颈部癌等实体瘤。表柔比星的应用与多柔比星相似。伊达柔比星用于成人非淋巴细胞白血病，如急性粒细胞白血病的一线治疗，以及急性淋巴细胞白血病的二线治疗。米托蒽醌用于急性白血病、恶性淋巴瘤、乳腺癌等。

心脏毒性是本类药物不可逆的最严重不良反应。可发生急性毒性反应，表现为心律失常、传导异常、"心包炎-心肌炎综合征"和急性心力衰竭，也可发生慢性毒性反应。需监测心功能，一旦心功能下降，必须停药。其他不良反应有骨髓抑制、胃肠道反应和脱发等。柔红比星的心脏毒性和骨髓抑制最为严重；表柔比星的不良反应较多柔比星轻；伊达柔比星骨髓抑制严重，有时可见心脏毒性。米托蒽醌较少发生心脏毒性，可见骨髓抑制和胃肠道反应。

四、植物类药

（一）长春碱类药物

长春碱（vinblastine，VLB）和长春新碱（vincristine，VCR）　长春碱和长春新碱可与 β-微管蛋白结合，抑制微管蛋白装配成纺锤体，使细胞停止于有丝分裂中期无法进行复制，从而发挥其细胞毒性作用。

一般与其他化疗药物联合应用。VLB 用于治疗睾丸癌、膀胱癌、霍奇金病和非霍奇金病淋巴瘤。VCR 用于治疗儿童急性淋巴癌细胞白血病、肾母细胞瘤、尤文氏软组织肉瘤、霍奇金病和非霍奇金淋巴瘤及其他快速增殖的肿瘤。VLB 的主要不良反应是骨髓抑制，表现为白细胞减少。VCR 的主要不良反应是神经毒性。最初的症状为指端和脚趾的感觉异常，腱反射消失；长期应用出现足下垂、共济失调；大剂量使用还可以出现自主神经障碍，如顽固性便秘和麻痹性肠梗阻。两药共有的不良反应有胃肠道反应、脱发及注射外渗的局部毒性，如静脉炎、蜂窝织炎等。

长春碱与长春新碱经静脉注射给药后，迅速分布至全身各组织，经肝 P450 代谢后，由粪便排出。因此，肝药酶抑制药如红霉素、酮康唑、西米替丁等与长春碱类一同使用可增加它们的毒性。

（二）紫杉醇类

紫杉醇（paclitaxel，taxol）　紫杉醇与 β-微管蛋白结合，形成许多变性的不易解聚的短微管束（也称稳定微管束结构），稳定微管结构而抑制其解聚，持续阻滞细胞从有丝分裂中期转向后期，使细胞停止于 G_2-M 期。主要经肝 P450 酶系统代谢，由胆管排泄；少数药物以原形由尿液排出。广泛用于治疗乳腺癌、卵巢癌、头颈部癌、非小细胞肺癌、小细胞肺癌、食管癌等上皮性肿瘤。

本药不溶于水,其注射剂的助溶剂可诱导组织胺释放而引起急性超敏反应,典型表现有低血压、支气管痉挛伴呼吸困难和风疹。可提前服用组胺 H_1 受体阻断药苯海拉明、H_2 受体阻断药西咪替丁和糖皮质激素地塞米松加以预防。该药心脏毒性表现为短暂、无症状的心动过缓,也可出现严重的传导阻滞、心脏缺血和梗死。另外,紫杉醇可引起中性粒细胞减少,外周神经感觉障碍,也会出现脱发,但恶心和腹泻较少见。

五、激素类药

(一) 雌激素类药和雌激素拮抗药

雌激素类药如炔雌醇(thinylestradiol)或乙烯雌酚(iethylstilbestrol),它们通过改变原发部位肿瘤的激素环境,从而控制其肿瘤生长过程。对前列腺癌和绝经超过 5 年的乳腺癌有治疗价值。大剂量应用时通过负反馈作用抑制下丘脑分泌促性腺激素释放激素及垂体分泌黄体生长素释放水平;在睾丸间质细胞减少其雄激素的合成和分泌,直接对抗雄激素活性,从而控制前列腺癌的生长。应注意绝经前的乳腺癌患者禁用该类药物。

(二) 雄激素类药和雄激素拮抗药

常用抗肿瘤雄激素类药如丙酸睾酮(testosterone propionate)、庚酸睾酮(testosterone enanthate)和氟甲睾酮(fluoxymesterone),通过抑制体内垂体分泌促性腺激素(GnRH)水平,控制卵巢雌激素的合成分泌,同时有抗雌激素效应和对抗催乳素对乳腺癌的刺激作用。临床应用于晚期乳腺癌和乳腺癌转移者,有较好的疗效。目前,无男性现象的雌激素拮抗药很大程度上已经取代了雄激素疗法。

(三) 孕激素类药(progestins)

一定剂量的孕激素药如甲地孕酮(megestrol)和醋酸甲羟孕酮(medroxyprogesterone acetate)等,能够抑制垂体分泌促性腺激素,可用于激素敏感的转移性激素依赖性乳腺癌和绒毛膜上皮癌的治疗。某些不能耐受他莫昔芬的乳腺癌患者,可使用甲地孕酮,还可改善癌性恶病质患者的食欲,使患者有康复感。

(四) 糖皮质激素类药(glucocorticoids)

糖皮质激素类药有溶解淋巴细胞的效应,可以抑制淋巴组织中淋巴细胞的生成,且无骨髓抑制。其与非相关药物之间无交叉耐药,可联合细胞毒性药物治疗急、慢性白血病、淋巴瘤和多发性骨髓瘤,也可以减轻癌症并发症如高血压、脑水肿、发热和疼痛等。常用的药物有:氢化可的松(hydrocortisone)、泼尼松(prednisone)、甲基泼尼松龙(methylprednisolone)和地塞米松(dexamethasone)。

六、其他类药

(一) 铂类化合物

顺铂(cisplatin,CDDP) 顺铂即顺氯氨铂,抗瘤谱较广,对多种实体瘤有较高疗效,如卵巢癌、睾丸癌、乳腺癌、肺癌、膀胱癌、宫颈癌和头颈部癌等。与多种药物合用具协同效应,常与长春新碱、博来霉素和依托泊苷等合用。顺铂可损伤肾小管引起较严重的肾毒性,必须同时应用利尿药和 NaCl 溶液进行强力水化。其他不良反应有严重的恶心和呕吐,可用昂丹司琼或格拉司琼止吐;神经毒性,表现为外周神经障碍和耳毒性,特别是高频听力丧失;骨髓抑制,长期应用多表现为贫血。

（二）拓扑异构酶抑制药

拓扑异构酶抑制药（topoisomerase inhabitors） 可干扰拓扑酶的作用，破坏 DNA 结构，并抑制 DNA 的生物合成，属于 S 期特异性药物。代表性药有喜树碱和羟喜树碱（camptothecine and Hydroxycamptothecine）以及依托泊苷和替尼泊苷（etoposide and Teniposide）。

第三节 抗恶性肿瘤药应用的常见问题

一、耐药性

恶性肿瘤细胞对化疗药的耐药性分为固有性耐药和获得性耐药。

固有性耐药是指某些肿瘤细胞可能天然对某种药物耐药，其反映了肿瘤细胞的基因修饰能力，发生机制可能是细胞内药物浓度未能达到使靶点失活的浓度或者肿瘤细胞缺乏对凋亡机制反应的能力。

获得性耐药是指肿瘤细胞经化疗药物作用后，尤其是长期小剂量给药后得到的耐药性。发生获得性耐药的生化机制涉及多个环节，例如，药物活化酶的含量或活性降低、药物灭活酶的含量或活性增加、药物作用靶位酶含量增高或与药物的亲和力降低、肿瘤细胞的 DNA 修复能力增加、细胞代谢替代途径的建立和细胞对药物的排出量增加、肿瘤细胞对药物摄取量减少等。

目前，人们广泛关注的是多药耐药性（multidrug resistance，MDR），又称多向性耐药。MDR 是指恶性肿瘤细胞在接触一种抗癌药后，产生了对多种结构不同、作用机制各异的抗癌药物的耐药性。MDR 多出现于如长春新碱类、鬼臼毒素类、紫杉碱类和蒽环类抗生素等天然来源的抗癌药物中。

二、抗恶性肿瘤联合用药

人们期望的最佳治疗效果是彻底杀灭体内的恶性肿瘤细胞，从而达到根治肿瘤的目的。但目前能够治愈的癌症仅有急性淋巴细胞性白血病（ALL）、淋巴瘤、睾丸癌和绒毛膜上皮癌等。按照化疗药物杀灭肿瘤细胞所遵循的"一级动力学"，即按比率杀灭的原理，根治性化疗方案必须由作用机制不同、毒性反应各异、且单药使用有效的药物组成，并运用足够的剂量和疗程，尽量缩短间隙期，以求彻底杀灭体内的肿瘤细胞。其他不能根治的癌症也需在局部治疗（手术治疗和放射治疗）的基础上，联合用药，以提高患者的存活率，改善生命质量，延长寿命。

联合用药的优点是：①使用可以耐受的最大有效剂量，从而在最大程度上杀灭肿瘤细胞；②抗瘤谱扩大；③延缓耐药性的产生。一般原则如下：

（一）从细胞增殖动力学考虑

1. 招募（recruitment）作用 即设计细胞周期非特异性和特异性药物的序贯应用方法，驱动更多处在 G_0 期的细胞进入增殖周期，以增加肿瘤细胞对药物的敏感性，从而杀灭更多的细胞。

2. 同步化（synchronization）作用 即先用细胞周期特异性药物如羟基脲（hydroxyurea），

将肿瘤细胞阻滞于 G_1~S 期，待药物作用消失后，抗肿瘤药物即同步进入下一时相，再应用作用于后一时相的药物。

（二）从药物作用机制考虑

联合应用作用于不同生化环节的抗恶性肿瘤药，可提高疗效。如联合使用甲氨蝶呤（methotrexate）和巯嘌呤（mercaptopurine），分别作用于肿瘤细胞同一代谢过程的不同靶点。

（三）从药物毒性考虑

1. **减少毒性重叠** 如大多数抗癌药有抑制骨髓作用，而泼尼松和博来霉素（bleomycin）等对骨髓的抑制作用很小，它们与其他药物合用，可以提高疗效并减少骨髓抑制的发生。

2. **降低药物毒性** 如用美司钠可预防环磷酰胺出现的出血性膀胱炎；用甲酰四氢叶酸可减少甲氨蝶呤的骨髓毒性。

（四）从药物的抗瘤谱考虑

联合应用对同一肿瘤有效的药物可以增强其作用。如用 ABVD（多柔比星、博来霉素、长春花碱和达卡巴嗪）联合治疗霍奇金病。

（五）从药代动力学的特点考虑

抗肿瘤药物在体内的分布和代谢，可严重影响其疗效。抗肿瘤药物必须进入肿瘤细胞内才能发挥抗癌作用，其疗效与细胞内药物浓度密切相关。如长春新碱可减少甲氨蝶呤从肿瘤细胞流失，使甲氨蝶呤的胞内浓度增加且延长其胞内停留时间，因此，临床上在大剂量使用甲氨蝶呤之前先使用长春新碱，可提高其疗效。

三、抗恶性肿瘤药的毒性

临床使用的细胞毒抗恶性肿瘤药对正常细胞和肿瘤细胞的选择作用尚不理想，药物在杀伤肿瘤细胞的同时，对某些正常组织也有一定程度的损害。毒性反应使药物的使用剂量受到限制，同时亦影响了患者的生命质量。

抗恶性肿瘤药的毒性反应可分为近期毒性和远期毒性两种。其中近期毒性又可分为共有毒性反应和特有毒性反应。

近期毒性反应出现较早，多数发生于增殖迅速的组织，如骨髓、胃肠道黏膜和毛囊等，因此，常见的不良反应有骨髓抑制、恶心、呕吐、胃炎及脱发等。远期毒性反应发生较晚，一般发生于长期大量用药后，可累及心、肝、肾等重要器官，主要见于长期生存的患者，包括第二个原发恶性肿瘤、不育和致畸。在使用抗恶性肿瘤药前、后，均应检查患者的主要脏器功能和血象，若有异常应及时处理。疗程结束后应定期随访，对药物的近期、远期毒性进行动态观察。

本章小结

恶性肿瘤是严重危害人类健康的常见病、多发病，已成为人类仅次于心血管疾病的第二大死因。根据抗肿瘤药针对的肿瘤细胞周期或时相特异性，将抗恶性肿瘤药分为两大类：细胞周期特异性药物如 S 期抑制药、M 期抑制药等；细胞周期非特异性药物，该药物能杀灭处于增殖细胞群中各期细胞。各种抗肿瘤药物可通过影响核酸生物合成、影响 DNA 结构与功能、干扰转录过程、阻止 RNA 合成、抑制蛋白质合成与功能、影响激素平衡等环节干扰肿瘤细胞的代谢过程而发挥抗肿瘤作用。近年来，随着肿瘤分子生物学、肿瘤药理学及生物技术的不断发展，针对肿瘤发病机制中的一系列作用靶点，出现了生物反应调节药、细胞分化诱导药、血管生成抑制药等药物。抗肿瘤药物存在着耐药性（固有性耐药和获得性耐药）和毒性反应（骨髓抑制、肝毒性和胃肠道反应等）问题，因此在临床使用过程中，要对患者进行动态的观察，以获得较好的疗效和减少毒性反应。

思考题

1. 抗恶性肿瘤药分为哪几类？各有哪些常用药物？
2. 抗恶性肿瘤药通过哪些作用机制发挥抗肿瘤作用？
3. 抗恶性肿瘤药有哪些主要不良反应？

第四十九章 影响免疫功能的药物

> **学习目标**
> 1. 了解 免疫抑制剂和免疫增强剂的概念、分类及相应药名；
> 2. 熟悉 环孢素、左旋咪唑及干扰素的药理作用、作用机制、临床应用及不良反应。

免疫系统包括参与免疫反应的各种细胞、组织和器官，如胸腺、淋巴结、脾、扁桃体及分布在全身体液和组织中的淋巴细胞和浆细胞等。这些组织和细胞及其正常功能是机体正常免疫功能的基础，是机体防卫感染、自我稳定及免疫监视不可缺少的。当免疫功能异常时，可使机体出现局部或全身病变，甚至死亡。

机体免疫系统在抗原刺激下发生一系列变化称为免疫应答反应，可分3期：①感应期，是巨噬细胞和免疫活性细胞处理和识别抗原的阶段；先由巨噬细胞吞噬和处理，在胞质内降解、消化，暴露出活性部位而与巨噬细胞 mRNA 结合形成复合体，使 T 细胞、B 细胞得以识别；②增殖分化期，免疫活性细胞被抗原激活后分化、增殖并产生免疫活性物质的阶段；B 细胞增殖分化为浆细胞，可合成多种免疫球蛋白 IgG、IgM、IgA、IgD、IgE 等抗体；T 细胞增殖分化为致敏小淋巴细胞，分别对相应抗原起特异作用；③效应期，致敏小淋巴细胞或抗体再次接触抗原，可有直接杀伤作用或释放淋巴毒素、炎症因子等免疫活性物质，破坏抗原所在细胞或发生异体器官移植的排异反应等，称为细胞免疫；抗原与抗体结合，直接或在补体协同下破坏抗原的过程称为体液免疫。不论细胞免疫或体液免疫，其最终效果都是消除抗原，保护机体。

应用影响免疫功能药物的目的，是增强有益的免疫反应和消除病理的免疫反应。影响免疫功能的药物有两类：免疫抑制药（immunosuppressive drugs）能抑制免疫活性过强者的免疫反应；免疫增强药（immunopotentiating drugs）能增强免疫功能低下者的免疫功能。

第一节 免疫抑制剂

免疫抑制剂是一类非特异性地抑制机体免疫功能的药物。

【药理作用特点】

1. 大多数药物的作用缺乏选择性，既抑制免疫病理反应，也干扰正常免疫应答反应；既抑制细胞免疫，也抑制体液免疫，对正常和异常的免疫反应均有抑制作用，长期应用能够降低机体抵抗力而诱发感染等。

2. 对初次免疫应答反应的抑制作用较强，对再次免疫应答反应的抑制较弱。

3. 药物作用与给药时间和抗原刺激的时间间隔及先后顺序密切相关，如糖皮质激素在抗原刺激前 24~48 h 给药，免疫抑制作用最强，可能与干扰免疫反应感应期有关。

4. 多数免疫抑制剂尚有非特异性抗炎作用。

【不良反应】

1. 感染　长期或大剂量用药可抑制机体的免疫功能，使抗病能力降低，易致细菌、病毒及真菌感染，尤以器官移植者最为显著。

2. 不孕及致畸　长期应用在女性可出现卵巢功能降低、闭经等症状；男性可发生精子减少或无精子症；孕妇可见胎儿畸形。尤以细胞毒类最为严重。

3. 致癌　长期使用可使肿瘤发病率增加。如器官移植者癌症发病率为5%~6%，较一般情况约高100倍。

（一）环孢素（ciclosporin）

环孢素有很强的免疫抑制及抗慢性炎症的作用，主要抑制T细胞功能，可选择地作用于T淋巴细胞活化初期。辅助性T细胞被活化后可生成增殖因子白细胞介素-2（interleukin-2，IL-2），环孢素可抑制IL-2的生成，但对抑制性T细胞无影响。IL-2的另一个重要作用是抑制淋巴细胞生成干扰素。它对网状内皮系统吞噬细胞无影响。因而环孢素仅抑制T细胞介导的细胞免疫而不致显著影响机体的一般防御能力。广泛用于肾移植，亦开始用于其他器官移植，疗效较好。

（二）糖皮质激素类

常用药物有泼尼松、泼尼松龙和地塞米松等。本类药物对免疫反应的多个环节均有明显抑制作用，广泛用于器官移植中排斥反应的防治。糖皮质激素是治疗多种自身免疫性疾病的首选药，可缓解或消除症状，见效快，但多数不持久，停药后易复发。此类药物作为免疫抑制剂应用时，剂量较大，疗程较长，易产生严重不良反应和并发症，常与其他类型的免疫抑制剂合用。

（三）环磷酰胺（cyclophoksphamide）

环磷酰胺的免疫抑制作用强而持久，能破坏DNA的结构和功能，抑制细胞的分裂、增殖，可作用于免疫过程中的多种细胞。给药后可使B细胞和T细胞数量下降，活性降低。临床上常用于糖皮质激素不能缓解的自身免疫性疾病。治疗时采用小剂量、短疗程疗法，或小剂量、多种免疫抑制剂并用疗法，以避免或减轻不良反应。

（四）硫唑嘌呤（azathioprine）

硫唑嘌呤在肝脏被转化为6-巯基嘌呤而发生作用，对T细胞的抑制作用比对B细胞强，能抑制细胞DNA、RNA和蛋白质的合成，从而抑制淋巴细胞的增殖。临床上常与糖皮质激素合用，预防器官移植的排斥反应及治疗多种自身免疫性疾病。不良反应发生率不高，对骨髓有一定抑制作用，肝肾功能不良时易蓄积中毒、剂量应减少。大剂量应用时可有胃肠道不适。不宜与辅酶A合用以免疗效降低。

（五）鼠单克隆抗体-CD3（muromonab-CD3）

鼠单克隆抗体-CD3是由小鼠产生的单克隆抗体，能选择性作用于人T细胞上的CD3位点。与CD3结合后，可抑制T细胞的所有功能。鼠单克隆抗体-CD3对循环中的T细胞和组织中的T细胞都有影响。临床主要用于治疗肾移植的急性排斥反应，也用于心脏和肝脏移植时预防排斥反应。不良反应有寒战、发热、恶心、呕吐、呼吸困难、胸痛等，最重时可见肺水肿，用药过程需密切观察。

第二节 免疫增强剂

免疫增强剂是近年来发展的一类新药,本类药物能激活一种或多种免疫活性细胞,增强机体的免疫功能,根据药物作用方式的不同可分为:

1. 免疫佐剂 此类药物有卡介苗、短棒杆菌菌苗、真菌多糖类等。
2. 免疫恢复剂 此类药物有左旋咪唑、真菌多糖和某些中药等。
3. 免疫替代剂 如转移因子、干扰素等。
4. 免疫调节剂 如左旋咪唑。

(一) 左旋咪唑 (levamisole)

左旋咪唑是一种口服有效的非特异性免疫调节剂。对免疫功能的作用受机体免疫状态等因素的影响。对具有正常免疫功能的人和动物几乎不影响抗体生成,但对免疫低下者,则增加抗体生成;对B细胞病理性增高以及受抑制的细胞免疫功能,均能使其恢复正常。临床主要用于免疫功能低下的患者,增加机体的抗菌和抗病毒能力。对原发肿瘤无效,但与其他抗肿瘤药物合用,既可提高疗效,又可减轻不良反应,使大多数患者生存期延长。对类风湿性关节炎、系统性红斑狼疮等有一定疗效,治疗方案因人而异。左旋咪唑不良反应的发生率较低,肝功能不良及消化道溃疡者慎用。

(二) 干扰素 (interferon)

干扰素是一族糖蛋白,除具抗病毒和抗肿瘤作用外,还有免疫调节作用,可调节抗体生成。对免疫功能的影响可因剂量及注射时间不同而异。干扰素对感冒、乙肝、带状疱疹等病毒感染有防治作用,还用于治疗肿瘤,有一定疗效,目前也试用于艾滋病的治疗,对人类免疫缺陷病毒有一定抑制作用。其主要的不良反应是疲乏和共济失调。

本章小结

影响免疫功能的药物有两类:①免疫抑制药,能抑制免疫活性过强者的免疫反应,主要用于治疗器官移植排斥反应和自身免疫疾病,常见的不良反应有感染、致癌、致畸等,常用药物有肾上腺皮质激素、环孢素、环磷酰胺等;②免疫调节药,能增强机体特异性免疫功能,主要用于治疗免疫缺陷病、恶性肿瘤和慢性感染的辅助治疗。常用药物有卡介苗、胸腺素、白细胞介素-2、干扰素等。

思考题

1. 免疫抑制药的概念及分类。
2. 试述主要的免疫抑制药的药理作用、临床应用及不良反应。

后　　记

经全国高等教育自学考试指导委员会同意，由全国高等教育自学考试指导委员会医药学类专业委员会负责高等教育自学考试医药学类专业教材的审定工作。

《药理学（护专）》由重庆医科大学董志教授担任主编。参编的人员有董志教授（第一、二、三章），中山大学医学院林明栋教授（第四、九、十章），河北北方学院张丹参教授（第五、六、七、八章），重庆医科大学周岐新教授（第十一、十二、二十、三十一章），蚌埠医学院蒋志文教授（第十三、十四、十五章），西安医学院弥曼教授（第十六、三十五、四十四、四十五、四十六、四十七章），安徽医科大学李俊教授（第十七、十八、十九章），南昌大学药学院何明教授（第二十一、四十九章），长治医学院郭春花教授（第二十二、二十三、二十六章），山西医科大学李锦平教授（第二十四、三十三、三十四章），广西医科大学黄仁彬教授（第二十五、四十八章），首都医科大学唐玉教授（第二十七、二十八章），第三军医大学周红教授（第二十九、三十、三十二章），福建医科大学许建华教授（第三十六、三十七、三十八章），哈尔滨医科大学乔国芬教授（第三十九、四十、四十一章），山西医科大学张明升教授（第四十二、四十三章）。本教材最后由董志教授统稿。

全国高等教育自学考试指导委员会医药学类专业委员会组织了本教材的审稿工作。天津医科大学娄建石教授主审，第三军医大学李晓辉教授参审，提出修改意见。

全国高等教育自学考试指导委员会医药学类专业委员会最后审定通过了本教材。

全国高等教育自学考试指导委员会
医药学类专业委员会
2013 年 1 月